JN268967

トリガーポイントと筋筋膜療法マニュアル

著：Dimitrios Kostopoulos and Konstantine Rizopoulos
訳：川喜田健司（明治国際医療大学生理学教室教授）

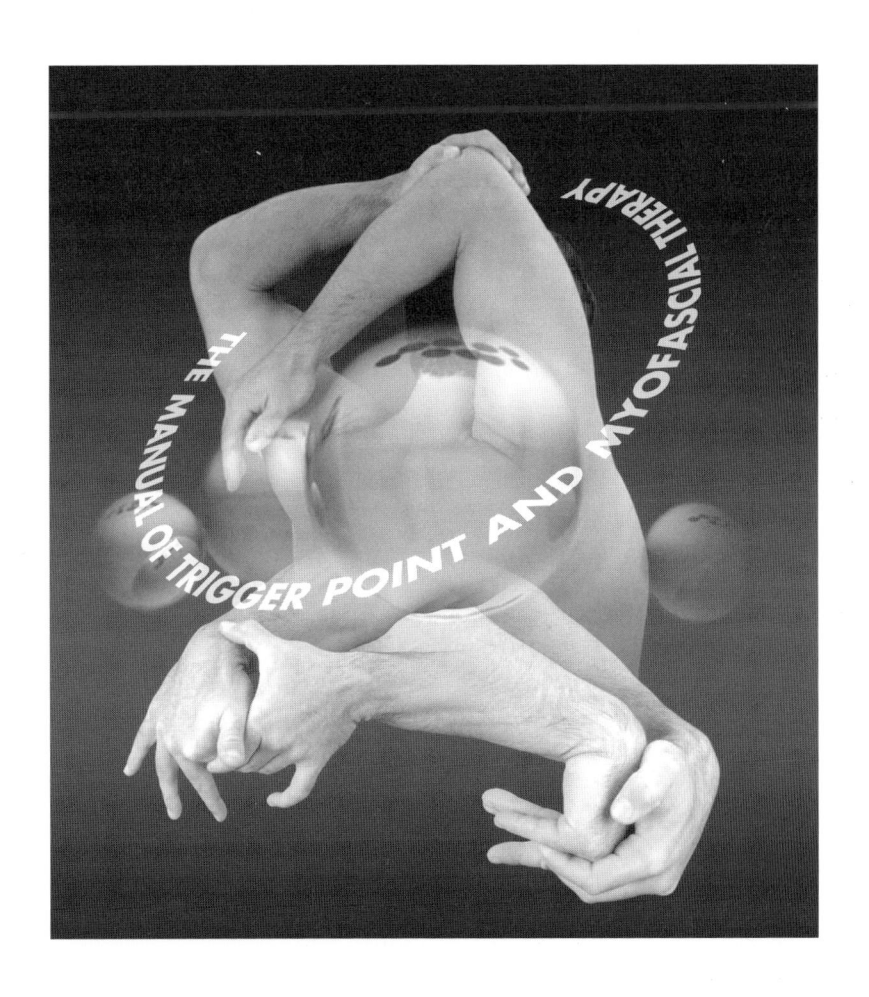

THE MANUAL OF TRIGGER POINT AND MYOFASCIAL THERAPY

医道の日本社

THE MANUAL OF TRIGGER POINT AND MYOFASCIAL THERAPY by Dimitrios Kostopoulos & Konstantine Rizopoulos
Copyright©2001 by SLACK Incorporated
Japanese translation rights arranged with John Scott & Company through Japan UNI Agency, Inc.,Tokyo. Japanese edition copyright©2002 by Ido-no-Nippon-Sha, Inc. Tokyo, All rights reserved.

はじめに

　徒手療法において最も魅力的なことは、他の療法と同様に、その治療によって、疼痛患者の顔が、辛くて不快な感じから、気持ちよさそうな、リラックスした、希望に輝く感じに変わることである。
- 疼痛は痛覚受容器を持つすべての動物が経験する恐怖である。
- 疼痛は生きることに敵対するものである。
- 疼痛は患者が医師を訪ねる最初の理由である。
- 疼痛は人々の生活における4つの領域（身体、情緒、知能および社会）すべてに影響を及ぼしている。

正確な診断

　生存本能はすべての生物が共通に持っている。疼痛は生存に敵対するので、人々は疼痛を避け、和らげるための仕組みや方法を考え出そうとする。しかし、疼痛との戦いに疲れ、その望みが持てなくなった人々は、疼痛とともに生きることを学ぶのである。

　疼痛や筋骨格系機能障害についての診断、治療に携わる医療従事者の職業にはいろいろあるが、病的な状態を効果的に治療するには、まず的確な診断が欠かせない。ところが、医学の進歩にもかかわらず、特に"ハイテク"といわれる診断装置が用いられる分野では、臨床家にとって的確な診断を下すことが大変困難な場合がある。それは、身体的、体性－内臓的、体性－情動的な疼痛や機能障害の主な原因として、筋筋膜トリガーポイントの可能性があるからである。

　骨格筋は全体重の40%を占めているにもかかわらず[1]、多くの医学教育施設において、筋骨格系については最低限のことしか教えられていない。このことが、筋筋膜性疼痛に対して多くの誤った診断が行われている現状の説明になるかもしれない。理学療法士らは筋骨格系について詳しく勉強するが、筋筋膜トリガーポイント症候群に関する問題を扱った臨床カリキュラムはほとんどない。

　多くの場合、臨床家は自分が臨床に従事するようになって初めてこの症候群に出合う場合が多い。そしてそれは、従来の診断や治療で患者の問題が解決できない場合が大半なのである。

適切な治療

　筋筋膜性の障害という的確な診断がついて初めて、適切で有効な治療への挑戦が始まる。この課題について授業や講演の中でわれわれが繰り返し学生に話すことは、2人の医師に診てもらった患者の例である。2人の医師はともに、筋筋膜性の疼痛や機能障害に詳しかったが、1人は患者の問題解決に成功し、もう1人は失敗した。その患者というのは、2個の腰椎が融合した55歳の女性患者だった。この

とき、患者は腰部、鼠径部および大腿前部の激しい疼痛で苦しんでおり、医師の1人は、腰部の数カ所（腰部傍脊柱筋）にボツリヌス毒素Aを注射することを勧めた。この処置は実際よく効くかもしれないが、かなり侵襲的な治療だと思われる。特に侵襲的治療の場合は事前に正しい筋を探り出すことが絶対必要である。もう1人の医師はわれわれに検査させた。その結果、関連痛パターンだけでなく他の検査所見や運動の生体力学的分析などから、患者の腸腰筋に活動性筋筋膜トリガーポイントがあることが判明した。そこで、その腸腰筋へ一連の治療を施すことになり、その結果、症状は完全に消失し、腰椎や骨盤領域の機能が回復した。

筋筋膜トリガーポイント症候群に対する治療は的確な診断をすることよりもずっと難しく、治療は常に首尾一貫していなければならない。治療を成功させるには、治療の方法、手の添え方、針の操作法（適応とされる場合）、筋筋膜ストレッチの姿勢、ストレッチの程度など、すべてが重要である。小さいと思える治療ミスも、患者には数倍のマイナス効果となって現れる。「ほんの1〜2mmストレッチしすぎても、望んだ結果は得られず、症状を悪化させる可能性がある」とIngberは言っている[2]。ここで強調しておきたいのは、臨床家は診断にも治療にも正確を期すべきだということである。

研究

ここ数年、筋筋膜トリガーポイント症候群の研究は長足の進歩が見られる。組織病理学や電気生理学分野の研究により、筋筋膜トリガーポイント症候群の病因論や病態生理学に関する重要なエビデンスが提示された。神経科学分野の研究も関連痛パターンに関する課題にいくつかの答えが出された。信頼性に関する臨床研究によって、われわれは臨床家として自らが行う治療法の正しさに大きな自信が持てるようになった。

しかしその一方で、残念ながら、治療に呪術的な態度をとって筋筋膜治療の分野に悪影響を与えている人たちがいる。彼らは何ら科学的証拠も、特別な治療計画もなく、自分たちの治療法がどんな症状にでも効く万能薬だと言うのである。

われわれは「ただ信じなさい」という態度は決してとらない。われわれは、このテキストを通して、誰でもオープンに筋筋膜関連分野についての議論や科学的研究を行えるようにしている。この本は、関心のある人なら誰でも参加してほしいという呼びかけなのである。

Dimitrios Kostopoulos、PT, PhD
Konstantine Rizopoulos、PT, FABS

■文献
1. Silverthorn D. Human Physiology: An Integrated Approach. Upper Saddle Ridge, NJ: Prentice Hall; 1998.
2. Ingber R. Myofascial Pain in Lumbar Dysfunction. Philadelphia, Pa: Hanley & Belfus Inc; 1999.

推薦の辞

　筋骨格系の医療に携わる臨床家は、自分たちの知識や指導法を向上させるために常に進歩した新しい知見や分析を探し求めている。TravellならびにSimons両博士によって筋筋膜機能障害が初めて紹介されてからまだ20年は経っていないが、すでに新しい検査法や治療法の主要な対象になっている。ただし、筋の損傷が起こる場所やメカニズムがまだ完全に明らかにされているとは言えない。

　本書の著者は、筋骨格系機能障害がみられる患者の検査ならびに治療について、いくつかの貴重な洞察を行っている。その診断、検査に「損傷の生体力学」という概念を採り入れたことは臨床家に対する大きな貢献であり、この分野におけるこれからの研究の方向付けに有益だと思われる。KostopoulosとRizopoulos両氏の考え方に従った体系的な取り組みは、機能障害に陥った筋の治療にも生かされる。薬理学的な見方からすれば、筋筋膜機能障害に陥った1つの筋をストレッチして治療する範囲はごく限られていると言える。「ストレッチ陽性サイン」に気付かせながら、患者に副作用がある可能性について忠告するのはわかりやすいし、プラスの効果を生むには欠かせないことである。

　本書は筋筋膜性疼痛の理解に重要な進歩があったことを示している。著者たちの成功に対してお祝いを申し上げる。本書は常に増えつつある筋筋膜性疼痛に関する知識に大きな貢献をするばかりでなく、TravellとSimonsの著書『トリガーポイント・マニュアル』にも大きく寄与することになるだろう。

身体医学&リハビリテーション米国委員会委員
元身体医学&リハビリテーション米国アカデミー
筋筋膜性疼痛特別研究班議長
ニューヨーク、NY
Reuben S. Ingber、MD

この本を読むにあたって

　このマニュアルは、筋筋膜トリガーポイント症候群の診断と治療に関するテキストとして、また、この症候群の治療に関心がある臨床家のための参考書として書かれたものである。

　本書は2部構成である。第Ⅰ部では、筋筋膜トリガーポイントに関する理論および研究の現状と歴史について述べている。そこではその病態を理解するのに必要な筋と神経に関する基礎的生理学についても触れておいた。筋筋膜機能障害の病因論、臨床症状、理学的所見、診断基準については最新の研究結果を網羅したつもりである。また、治療法やテクニックについては、ステップ・バイ・ステップで進める方式をとった。インストラクターがこのテキストを使って教える際には、第Ⅰ部は1章ずつ着実に進めてもらいたい。各章の終わりに演習問題を用意したので、学生が自分の理解度やもっと勉強が必要な個所を知るのに役立つであろう。演習問題の答えは第Ⅰ部の終わりにまとめた。臨床家も自分の専門知識や技量に関係なく、第Ⅰ部に目を通してさまざまな治療法を十分に理解していただきたい。

　第Ⅱ部は身体の部位ごとに分けられ、それぞれに筋筋膜トリガーポイント症候群が現れる可能性が高い筋が含まれている。それらの筋は探しやすいように目次に挙げておいた。個々の筋については、説明文、図、写真を用いて2ページにまとめたので総合的な知識が得られるはずである。この形式は臨床家が患者を治療する際にも便利だと思う。それぞれの筋に関しては、付着部位（動作に関連した起始と停止）、トリガーポイントの位置、関連痛パターン、筋筋膜ストレッチの方法、ストレッチ陽性サイン、損傷の生体力学などについて述べ、臨床上の注意事項にも必要に応じて触れておいた。トリガーポイントの位置は図を用いて、関連痛パターンは写真で示した。また、筋筋膜トリガーポイントの触診法、筋筋膜ストレッチの方法、自宅でのストレッチの方法なども写真で示した。筋の起始や停止、関連ある解剖学的事項については多くの文献を参照した。筋筋膜トリガーポイントの位置ならびに関連痛パターンについても、著者の臨床経験ばかりではなく、多くの文献を参照した。

　注意：本書の写真に見られる施術者の姿勢の中には、テクニックを見やすくするためにとった不自然な姿勢があることをお断りしておく。

　さあ、それでは遅れないうちに魅力あふれるトリガーポイント、筋筋膜療法の世界に飛び込んでください！

Contents

はじめに　Ⅲ

推薦の辞　Ⅴ

この本を読むにあたって　Ⅵ

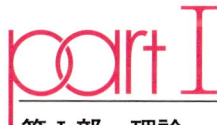

part Ⅰ
第Ⅰ部　理論

Chapter 1　筋筋膜トリガーポイント：歴史／**3**

Chapter 2　鍼療法とトリガーポイント療法／**7**

Chapter 3　筋―神経生理学と筋収縮／**11**

Chapter 4　筋筋膜トリガーポイントの発生病理／**19**

Chapter 5　臨床症状および身体所見／**25**

Chapter 6　関連痛パターンのメカニズム／**31**

Chapter 7　筋筋膜トリガーポイントの分類／**33**

Chapter 8　損傷の生体力学／**35**

Chapter 9　筋筋膜トリガーポイント症候群の診断／**37**

Chapter 10　筋筋膜異常の治療／**41**

Chapter 11　筋筋膜トリガーポイントの持続要因／**49**

Chapter 12　トリガーポイント針刺入法／**51**

Chapter 13　トリガーポイント筋筋膜治療の禁忌／**53**

Chapter 14　第Ⅰ部の演習問題の解答／**55**

part II

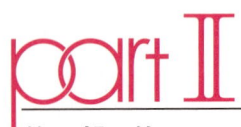

第II部 筋

頚椎部／59
胸鎖乳突筋／60　斜角筋／62　頚長筋／64　顎二腹筋／66　項筋／68
頭板状筋および頚板状筋／70　上部僧帽筋／72　肩甲挙筋／74

肩部／77
広背筋／78　大円筋／80　肩甲下筋／82　棘上筋／84　棘下筋／86
大胸筋／88　小胸筋／90　三角筋／92　鎖骨下筋／94　胸骨筋／96

上肢部／99
上腕二頭筋／100　上腕三頭筋／102　腕橈骨筋／104　回外筋／106　円回内筋／108
尺側手根屈筋／110　橈側手根屈筋／112　橈側手根伸筋（長頭および短頭）／114
尺側手根伸筋／116　総指伸筋／118　固有示指伸筋／120　短母指外転筋／122
短母指屈筋／124　母指内転筋／126　母指対立筋／128

腹部／131
腹直筋／132　横隔膜／134

胸・腰椎部／137
大菱形筋／138　中部ならびに下部僧帽筋／140　胸腸肋筋／142　腰腸肋筋／144

腰椎部／147
腰方形筋／148　腸腰筋／150　大殿筋／152　中殿筋／154　小殿筋／156　梨状筋／158

下肢部／161
大内転筋／162　恥骨筋／164　大腿筋膜張筋／166　大腿直筋／168　内側広筋／170
外側広筋／172　中間広筋／174　大腿二頭筋（長頭および短頭）／176
半腱様筋および半膜様筋／178　膝窩筋／180　腓腹筋／182　ヒラメ筋／184
前脛骨筋／186　後脛骨筋／188　長腓骨筋／190　短腓骨筋／192　第3腓骨筋／194
短指伸筋／196　短母指屈筋／198　短指屈筋／200　足底方形筋／202　母指内転筋／204

謝辞／206
著者について／207
訳者あとがき／208
INDEX／210

カバーデザイン・本文レイアウト；有限会社ナノネット

part I

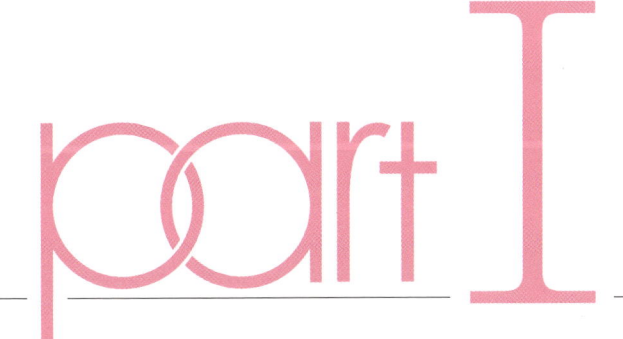

第I部　理論

Chapter 1

筋筋膜トリガーポイント：歴史

人類の進化の歴史を振り返ると、筋筋膜トリガーポイントがヒトの起源と同時に発生したことに思い至るであろう。筋の微小な損傷と筋筋膜トリガーポイントの存在は重力との戦いの結果であるとも言える。疼痛を和らげるために筋肉の痛い部位をマッサージするのは、人類共通の行為で、何千年もの間行われてきたのである。

筋筋膜トリガーポイント症候群の歴史的経緯を十分に理解するためには、用語の定義を広げ、本質的には同じ病態を表すさまざまな用語の意味を見直すことが必要である。身体で皮膚が敏感になっている部位、また圧痛部位に関する最も古い記録は、中国の伝統医学や鍼についての書物であり、少し時代が経つと日本の鍼の文献が現れる[1-3]。同様に、徒手による医療介入についての古い記録はヒポクラテスの時代（400BC）にまでさかのぼることができる[4]。

Froriep[5]は、19世紀の初頭に、触れると痛い索状また帯状の硬結を疼痛が生じる筋に認めている。Lewit[6]によれば、Gowersが1904年に結合織炎（fibrositis）という用語を使ったという。このほか、筋線維症（myofibrosis）、筋痛（myalgia）、筋硬症（myogelosis）、筋肉リウマチ（muscular rheumatism）などと、同じようなタイプの現象を記述する用語が作られた。1938年には、Kellgren[7]が身体のさまざまな筋に高張食塩水を注射すると特徴ある関連痛のパターンが現れることを報告した。1950年代の中頃には、Nimmo[8]がカイロプラクティックの業界に、軟部組織原理とトリガーポイントへの治療を導入した。彼は骨への施術から、骨を動かす筋を施術する方式へ変更するという、（カイロ業界にとっては）過激な概念の飛躍を行った。

Travell、Gorell、Steindler、Rinzzlerら[9,10]によって、筋筋膜性疼痛が生じる原因になる腰椎内の筋筋膜トリガー領域の記述が始まる1940年終わり頃までは、"筋筋膜性"（myofascial）という言葉は医学文献になかった。1952年、Travellは筋生検の際に、棘下筋の関連痛パターンを観察し、それ以後、筋筋膜性という言葉を用いるようになった。

1983年、TravellとSimonsは『筋筋膜性疼痛と機能障害：トリガーポイント・マニュアル』[12]という表題で、初めて彼らのトリガーポイントの徒手療法に関する書物を出版した。この本は、筋筋膜トリガーポイント症候群に関する分野で最初の包括的なもので、特定のトリガーポイント、関連痛パターン、症状を長引かせる要因などを明らかにするとともに、トリガーポイントの病態生理学に関する広範な文献が記載されていた。TravellとSimonsは筋筋膜トリガーポイント症候群の分野のパイオニアとみなされており、筋筋膜機能障害に対する治療法だけでなく、簡明な診断法や検査基準についても論説を発表している[13-18]。

同じ頃、リハビリ医療の先駆者であるチェコスロバキア共和国出身のJanda[19,20]とLewit[6,21,22]が、筋筋膜トリガーポイントに対する代替治療法を案出したばかりでなく、等尺性収縮後リラクゼーションのような手技を案出し、筋力の不均衡に関する原理の構築に大きく貢献した。

1990年代の初めにHubbardら[23,24]は、筋筋膜トリガーポイントで見られる筋電図活動の特徴につ

いて報告した。一方では、SimonsとHong[25-27]が筋筋膜トリガーポイントの病態生理学についていくつかの結論に達した。Simonsらは最新版の『トリガーポイント・マニュアル』[10]の中で、筋筋膜トリガーポイント現象に関する最も包括的なレビューを行い、活動性ならびに潜在性トリガーポイントを同定する際に最も重要な必須基準と確認基準を明らかにした。筋筋膜トリガーポイントの特徴および確実な同定法に関して、もう1つの大変重要なステップが、Gerwinら[28]による研究である。彼らは筋筋膜トリガーポイントの同定基準には高い評価者間信頼性があることを明らかにした。

われわれの貢献

われわれは、さまざまな概念を発展させることで、筋筋膜トリガーポイント症候群の関係分野に貢献をしてきた。それらの概念には、次のようなものがある。

損傷の生体力学[29, 30]：筋筋膜トリガーポイント症候群の診断の際に大変重要であり、特に、治療すべき筋を探し出して確定する際に重要な概念である。言い換えると、その損傷の原因になった特異的メカニズムを考慮するということである。それには、力の加わった方向、そのときの身体の相対的な位置関係、そのほか後の章で詳しく言及するさまざまな要因が含まれる。

統合モデルおよび神経・筋膜統合：診断法と治療法をモデル化することによって、筋筋膜トリガーポイント症候群の諸原理と身体の他の重要な器官系とを関連づけて考えられるようになった。トリガーポイントを筋の中の隔離された存在として見るのではなく、常に身体の他の部分と影響し合う、動的な病理学的生体の一部として見るべきである。筋筋膜トリガーポイントの発生や持続には神経系が大きな役割を果たしている。同時に、筋筋膜トリガーポイントも運動の際の生体力学的順応と代償メカニズム、あるいは神経・筋膜統合への直接的な影響などを通して、神経系に影響を与えている可能性がある。

ストレッチ陽性サイン（positive stretching sign：PSS）[30]：PSSは、その筋をどの程度までストレッチするのが適当であるか、施術中の臨床家に知らせるために発せられる疼痛と言える。PSSの概念はIngberによって紹介されたものであるが、われわれの研究によって、個々の筋について、より確固たるものになった。

筋筋膜トリガーポイントはこれからもいろいろな書物で話題にされるであろうが、今後の研究によって、その成因や病理的機序が明らかになり、診断法も開発されてより客観的で正確なものになるであろう。しかし、それと同時に、筋筋膜トリガーポイント症候群を中枢神経系の機能や病理と関連させた研究が必要であろう。それによって、身体を単なる部品の寄せ集めではなく、まとまって機能している総合体として見る、統合的かつ包括的な治療が可能になる。

Bonica[35-38]は「急性の疼痛は痛みの源が末梢の構造にあり、見つけやすく治療しやすい。一方、慢性疼痛症候群[39]は、大脳皮質[35-38, 40-43]特に頭頂葉の機能障害の結果である」と述べている。慢性疼痛症候群には末梢的な要素もあるので、臨床家は患者の大脳皮質に疼痛のパターンが発生するのを防ぎ、遅らせる役割を担っている[44, 45]。いったん疼痛パターンが大脳皮質に焼き付くと、それを変えることはきわめて困難である（209ページの訳注1参照）。

トリガーポイント筋筋膜療法は、そのような末梢の疼痛に対する有望な対処法、あるいは解決法を提供しているのである。

●演習問題

1. 筋筋膜トリガーポイント症候群という言葉を初めて使ったのはGowersである。
   正　　誤
2. 関連痛パターンおよび持続要因という観点を初めて提案したのはTravellとSimonsである。

正　　誤
3．筋筋膜トリガーポイントの治療法に関してLewitが提唱したのは何というテクニックか？

■文献
1. Ellis A, Wiseman N, Boss K. *Fundamentals of Chinese Acupuncture*. Brookline, Mass: Paradigm Publications; 1991.
2. O'Connor J, Bensky D. *Acupuncture: A Comprehensive Text. Shanghai College Of Traditional Medicine*. Seattle, Wash: Eastland Press, Inc; 1981.
3. Serizawa K. *Tsubo Vital Points for Oriental Therapy*. Tokyo: Japan Publications; 1976.
4. Schoitz EH. Manipulation treatment of the spinal column from the medical-historical standpoint. *Journal of the Norwegian Medical Association*. 1958; 78: 359-372.
5. Froriep R. *Ein Beitrag Zur Pathologie Und Therapie Des Rheumatismus*. Weimar, Germany: 1843.
6. Lewit K. *Manipulative Therapy in Rehabilitation of the Locomotor System*. Oxford, England: Butterworth-Heinemann; 1999.
7. Kellgren HJ. Observations on referred pain arising from muscle. *Clin Sci*. 1938; 3: 175-190.
8. Cohen JH, Gibbons RW. Raymond L. Nimmo and the evolution of trigger point therapy, 1929-1986. *J Manipulative Physiol Ther*. 1998; 21: 167-72.
9. Travell JG, Rinzler S, Herman M. Pain and disability of the shoulder and arm: treatment by intramuscular infiltration with procaine hydrochloride. *JAMA*. 1942; 120: 417-422.
10. Travell JG, Simons DG, Simons LS. *Myofascial Pain and Dysfunction: The Trigger Point Manual—Upper Half of Body*. Baltimore, Md: Williams & Wilkins; 1999.
11. Travell JG, Rinzler S. The myofascial genesis of pain. *Postgrad Med*. 1952; 11: 425-434.
12. Travell JG, Simons DG. *Myofascial Pain and Dysfunction: The Trigger Point Manual*. Vol 1. Baltimore, Md: Williams & Wilkins; 1983.
13. Simons DG. Myofascial pain syndromes. *Arch Phys Med Rehabil*. 1984; 65: 561.
14. Simons DG. Myofascial pain syndromes: where are we? where are we going? *Arch Phys Med Rehabil*. 1988; 69: 207-12.
15. Simons DG, Travell JG. Myofascial origins of low back pain. 1. Principles of diagnosis and treatment. *Postgrad Med*. 1983; 73: 66, 68-70.
16. Simons DG, Travell JG. Myofascial origins of low back pain. 2. Torso muscles. *Postgrad Med*. 1983; 73: 81-92.
17. Simons DG, Travell JG. Myofascial origins of low back pain. 3. Pelvic and lower extremity muscles. *Postgrad Med*. 1983; 73: 99-105, 108.
18. Travell JG, Simons DG. *Myofascial Pain and Dysfunction: The Trigger Point Manual—The Lower Extremities*. Media, Pa: Williams & Wilkins; 1983.
19. Janda V. Muscle strength in relation to muscle length, pain and muscle imbalance. *International Perspectives in Physical Therapy*. New York: Churchill Livingstone; 1993; 8: 83-91.
20. Twomey L, Janda V. *Physical Therapy of the Low Back: Muscles and Motor Control in Low Back Pain: Assessment and Management*. New York: Churchill Livingstone; 253-278.
21. Lewit K. The needle effect in the relief of myofascial pain. *Pain*. 1979; 6: 83-90.
22. Lewit K, Simons DG. Myofascial pain: relief by postisometric relaxation. *Arch Phys Med Rehabil*. 1984; 65: 452-6.
23. Hubbard DR, Berkoff GM. Myofascial trigger points show spontaneous needle EMG activity. *Spine*. 1993; 18: 1803-7.
24. McNulty WH, Gevirtz RN, Hubbard DR, Berkoff GM. Needle electromyographic evaluation of trigger point response to a psychological stressor. *Psychophysiology*. 1994; 31: 313-6.
25. Hong CZ. Pathophysiology of myofascial trigger point. *J Formos Med Assoc*. 1996; 95: 93-104.
26. Hong CZ, Kuan TS, Chen JT, Chen SM. Referred pain elicited by palpation and by needling of myofascial trigger points: a comparison. *Arch Phys Med Rehabil*. 1997; 78: 957-60.
27. Hong CZ, Simons DG. Pathophysiologic and electrophysiologic mechanisms of myofascial trigger points. *Arch Phys Med Rehabil*. 1998; 79: 863-72.
28. Gerwin R, Shannon S. Interexaminer reliability and myofascial trigger points. *Arch Phys Med Rehabil*. 2000; 81: 1257-8.
29. Kostopoulos D, Rizopoulos K. Trigger point and myofascial therapy. *Advance for Physical Therapists*. 1998; 6(15): 25-28.
30. Kostopoulos D, Rizopoulos K, Brown A. Shin splint pain: the runner's nemesis. *Advance for Physical Therapists*. 1999; 10(11): 33-34.

31. Ingber RS. Iliopsoas myofascial dysfunction: a treatable cause of "failed" low back syndrome. *Arch Phys Med Rehabil.* 1989; 70: 382-6.
32. Ingber RS. Shoulder impingement in tennis/racquetball players treated with subscapularis myofascial treatments. *Arch Phys Med Rehabil.* 2000; 81: 679-82.
33. Ingber R. Personal communication; 1991.
34. Ingber R. *Myofascial Pain in Lumbar Dysfunction.* Philadelphia, Pa: Hanley & Belfus Inc; 1999.
35. Bonica JJ. Current concepts of the pain process. *Northwest Med.* 1970; 69: 661-4.
36. Bonica JJ. Neurophysiologic and pathologic aspects of acute and chronic pain. *Arch Surg.* 1977; 112: 750-61.
37. Bonica JJ. Pain: introduction. *Res Publ Assoc Res Nerv Ment Dis.* 1980; 58: 1-17.
38. Bonica JJ. Pain. *Triangle.* 1981; 20: 1-6.
39. Pilowsky I, Chapman CR, Bonica JJ. Pain, depression, and illness behavior in a pain clinic population. *Pain.* 1977;4:183-92.
40. Bonica JJ. Pain—basic principles of management. *Northwest Med.* 1970; 69: 567-8.
41. Bonica JJ. Neurophysiological and structural aspects of acute and chronic pain. *Recenti Prog Med.* 1976; 61: 450-75.
42. Bonica JJ. Basic principles in managing chronic pain. *Arch Surg.* 1977; 112: 783-8.
43. Bonica JJ. History of pain concepts and pain therapy. *Mt Sinai J Med.* 1991;58:191-202.
44. Janda V. Personal communication; 2000.
45. Janda V, Va'Vrota M. Sensory motor stimulation. In: Liebenson C. *Rehabilitation of the Spine.* Baltimore, Md: Williams & Wilkins; 1996: 319-328.

Chapter 2

鍼療法とトリガーポイント療法

　鍼療法とトリガーポイント療法が明確に異なることを明らかにすることは、医療従事者や一般の人々にとって、必要かつ有益と思われる。しかし困ったことに、多くの鍼師がツボの定義を改変して、トリガーポイントにも当てはめている。このことは、治療法の適切さに関して混乱をもたらす。すなわち、患者が自分の病態を治すのに適した治療法や施術者を選ぶ際に悪影響を及ぼすのである。Belgrade[1-3]は「圧痛部位は鍼療法のツボであり、治療に使うことができる」という説を支持している。言い換えれば、彼はトリガーポイントの定義に用いられている主要な基準の1つを、鍼のツボの定義にも採用しているのである。さらに、筋筋膜トリガーポイント療法の主要な手技の1つであるトリガーポイント針刺入法（dry needling）[4-6]に鍼治療の鍼を用いるとなると問題はますます混乱する。そこで、鍼療法のツボと筋筋膜トリガーポイントの違いをはっきりさせる必要がある。

　鍼治療は2000年以上行われてきた中国医療の伝統的体系の1つであり[7]、古代中国の人たちは、身体の器官や筋肉の機能が損なわれたとき、皮膚に圧痛領域が出現することにある程度気付いていた。また、同じような障害によって、同じように圧痛領域が現れることを観察していた。しかも、圧痛領域は常にその器官と筋機能が通常の状態から外れている程度に応じて変化するので、そのときに各内臓器官や筋とその機能との関係が観察、理解されたのである[7-9]。

　鍼治療は北京へ派遣されたイエズス会の宣教師たちによって17世紀に西洋へ伝えられた。1940年代には、フランスの中国学者で外交官でもあったSoulie de Morantが鍼治療についての大著を出版している[8]。鍼治療が初めて米国に導入されたのは1960年代後半で、その頃から西洋の有資格鍼師は主として疼痛その他の病態の寛解に鍼治療を利用してきた。Melzackら[10]は、疼痛の治療に関して、トリガーポイントと鍼治療のツボとの間に71％の一致が見られたと報告しており、トリガーポイントと鍼治療のツボは同じ神経的メカニズムであろうと考えていた。しかし、トリガーポイント現象は機能障害に陥った運動終板付近で起こるいう新しい発見[11,12]によって、この議論に終止符が打たれた（209ページの訳注2参照）。

　その後、Melzackは鍼療法とトリガーポイント針刺入法は明確に異なった治療法と論文で述べている[13]。ツボとトリガーポイントの位置が類似しているとはいえ、客観的な臨床家や研究者は明確な相違を認めるべきである。これらの相違は、オーバーラップする点はあっても、ツボとトリガーポイントは2つの全く異なった臨床的実体であることを示している[5,14]。

　ツボとトリガーポイントの間には根本的に病態生理学的な相違がある。古典的、正統的な鍼治療のツボは、古代中国の書物による定義に従っていて、経絡に沿った明確な点であるとされている[9]。例外は奇経および阿是穴である。それに対して、筋筋膜トリガーポイントは身体のあらゆる筋の筋腹に現れる可能性があり、その病態生理学的メカニズムは終板の機能障害によって起こるという証拠がある[12]。

　前述のように、臨床ではトリガーポイントへの針刺入は筋筋膜性トリガーポイント疼痛症候群の

表2-1　トリガーポイント針刺入法と鍼との相違点

	トリガーポイント針刺入法	鍼
病態生理学的メカニズム	いずれの筋にも見つかる可能性があり、機能障害に陥った終板付近に生じる[12]	特定の経絡の特定の場所にある（奇経と阿是穴を除く）[8,9]
臨床への適用	筋筋膜トリガーポイントが原因の筋筋膜トリガーポイント疼痛症候群の検査や治療に用いられる[14-17]	内臓や全身性の機能障害を含むいくつかの病態の診断や治療に用いられる[7,8,18,19]
生理学的反応	鎮痛はトリガーポイントを不活性化することで得られ、その筋の侵害受容の焦点を解消する[12]	鎮痛はエンドルフィンの放出で得られ[2]、生体エネルギー・レベルのバランスが戻る[7]
施術場所の特定	索状硬結、結節性、運動制限、関連痛、局所単収縮反応など必要とされる基準により同定される[12]	ツボの選択は経絡理論によってあらかじめ決まっている（奇経と阿是穴は除く）[7-9]
針刺入のテクニック	1本の針をトリガーポイントに刺入して、局所単収縮反応を起こさせる[4,20]	一般には複数の鍼が必要とされる[8,9]
追加治療	筋筋膜ストレッチ運動が絶対必要で、それにより当該筋の長さ、ならびに筋と関節との力学関係を正常に戻す[14,21]	ストレッチなど類似の運動などは必要とされていない
臨床家に必要な事項	医師ならびに理学療法士に、施術領域の解剖学的知識、筋と関節の運動生理学および生体力学、トリガーポイント診断技術、針の操作テクニックなどが必要	免許を取得した鍼師に、経絡理論、陰陽理論を含む鍼治療診断体系全般の知識が必要

治療として大変効果がある。たとえ、この治療の際に鍼治療に用いる鍼を刺入したとしても、その原理も意味も鍼治療とははっきり異なっている[5,14]。これら2つの療法は大きく異なるので、その臨床適用に際しては異なった訓練を受ける必要があることを理解することが大切である。トリガーポイント針刺入法は正規に訓練を受けた医師および理学療法士（州法や規則で認められている場合）が行う。トリガーポイント針刺入法と鍼療法とのいくつかの相違点を表2-1に示した（209ページの訳注3参照）。

●演習問題

1．筋筋膜トリガーポイント療法は鍼治療と全く同じである。
　正　　誤

2．Belgradeは「触れると痛い所は鍼治療のツボなので、治療に使える」という説を支持している。
　正　　誤

3．Melzackらは、疼痛の治療に関して、トリガーポイントと鍼のツボとの間に＿＿＿％の相関関係を見出した。

4．Melzackの論旨は、トリガーポイントと鍼治療のツボとは同じ神経的メカニズムをもつも

のであろうというものであった。

　　　正　　　誤

5．鍼治療とトリガーポイント針刺入法の2つは、明らかに異なったテクニックである。

　　　正　　　誤

6．古典的、正統的な鍼治療のツボは、古代中国の書物による定義に従っていて、経絡に沿った明確な点であるとされている。

　　　正　　　誤

7．筋筋膜トリガーポイントは腱にだけ現れる可能性があり、その病態生理学的メカニズムは終板の機能障害によって起こるという証拠がある。

　　　正　　　誤

■文献

1. Belgrade MJ. In response to the position paper of the NCAHF on acupuncture. *Clin J Pain*. 1992; 8: 183-4.
2. Belgrade MJ. Two decades after ping-pong diplomacy: is there a role for acupuncture in American pain medicine? *APS J*. 1994; 3(2): 73-83.
3. Lucente MM Jr, Belgrade MJ. Acupuncture and the law: a rebuttal. *N Engl J Med*. 1982; 306: 1115-6.
4. Hong CZ. Lidocaine injection versus dry needling to myofascial trigger point. The importance of the local twitch response. *Am J Phys Med Rehabil*. 1994; 73: 256-63.
5. Kostopoulos D, Rizopoulos K. Trigger point needling: PTs respond to education department's ruling on dry needling of trigger points. *Empire State Physical Therapy*. 1991: 12-13.
6. Lewit K. The needle effect in the relief of myofascial pain. *Pain*. 1979; 6: 83-90.
7. Ellis A, Wiseman N, Boss K. *Fundamentals of Chinese Acupuncture*. Brookline, Mass: Paradigm Publications; 1991.
8. O'Connor J, Bensky D. *Acupuncture: A Comprehensive Text. Shanghai College Of Traditional Medicine*. Seattle, Wash: Eastland Press, Inc; 1981.
9. Stux G, Pomeranz B. *Acupuncture Textbook and Atlas*. New York: Springer-Verlag; 1987.
10. Melzack R, Stillwell DM, Fox EJ. Trigger points and acupuncture points for pain: correlations and implications. *Pain*. 1977; 3: 3-23.
11. Hong CZ, Simons DG. Pathophysiologic and electrophysiologic mechanisms of myofascial trigger points. *Arch Phys Med Rehabil*. 1998; 79: 863-72.
12. Travell JG, Simons DG, Simons LS. *Myofascial Pain and Dysfunction: The Trigger Point Manual —Upper Half of Body*. Baltimore, Md: Williams & Wilkins; 1999.
13. Melzack R. Myofascial trigger points: relation to acupuncture and mechanisms of pain. *Arch Phys Med Rehabil*. 1981; 62: 114-7.
14. Kostopoulos D, Rizopoulos K. Trigger point and myofascial therapy. *Advance for Physical Therapists*. 1998: 25-28.
15. Simons DG. Examining for myofascial trigger points. *Arch Phys Med Rehabil*. 1993; 74: 676-7.
16. Talaat AM, el-Dibany MM, el-Garf A. Physical therapy in the management of myofascial pain dysfunction syndrome. *Ann Otol Rhinol Laryngol*. 1986; 95: 225-8.
17. Travell JG, Rinzler S. The myofascial genesis of pain. *Postgrad Med*. 1952; 11: 425-434.
18. Dumitru D. *Electrodiagnostic Medicine*. Philadelphia, Pa: Hanley & Belfus Inc; 1995.
19. Serizawa K. *Tsubo Vital Points for Oriental Therapy*. Tokyo: Japan Publications; 1976.
20. Fricton JR, Auvinen MD, Dykstra D, Schiffman E. Myofascial pain syndrome: electromyographic changes associated with local twitch response. *Arch Phys Med Rehabil*. 1985; 66: 314-7.
21. Kostopoulos D, Rizopoulos K, Brown A. Shin splint pain: the runner's nemesis. *Advance for Physical Therapists*. 1999: 33-34.

Chapter 3

筋－神経生理学と筋収縮

●筋

　骨格筋は筋細胞（筋線維）の集合体である。筋線維の数はその筋の大きさによって、数百から数千個の幅がある。筋全体は結合組織である筋膜組織で包まれ保護されているが、その筋膜は個々の筋線維や腱、骨、神経、脈管、血管を包む結合組織と連続している（図3-1）。筋は数個の筋束に分かれていて、各筋束は約100個の筋線維を含んでいる。筋線維の直径は50～100μm、長さは2～6cmで、1000～2000本の筋原線維からなり、その筋原線維はさらに鎖状に連なった筋節からできている。また、個々の筋原線維は数種類の蛋白質で構成されている（図3-2）。

●収縮蛋白質

　アクチン[2,3]は筋線維の細いフィラメントを構成している蛋白質である。Gアクチン（球状アクチン）の単分子が重合してFアクチン（線維状アクチン）の長い鎖になり、さらに2本のFアクチン重合体が2重らせん状の糸となって細いフィラメントを作る。

　ミオシン[2,3]は1本の尾に2個の頭がついており、その尾部から1本の腕が突き出た形をした蛋白質である。1本のミオシン・フィラメントは、このような2つの頭に1本の尾を持った分子が200～250個集まって太いフィラメントを作っている[1]。ミオシンヘッドはそれぞれ2個の結合部位を持ち、ヌクレオチド結合部位ではATP（アデノシン3リン酸）あるいはADP（アデノシン2リン酸）と、もう1つの結合部位ではアクチンと結合する。

●調節蛋白質

　トロポミオシン[2,3]はアクチン・フィラメントを包んでいる長い蛋白質の重合体である。トロポミオシンには"オン―オフ"のスイッチがあって、トロポニンによって制御されている。トロポミオシンが"オフ"の位置にあるときには、ミオシン―アクチン結合部位が部分的にブロックされていて、筋収縮の際の"首振り運動"が進行できない（首振り運動とは細いフィラメントが筋節のM帯の方へ移動することである）。トロポミオシンが"オン"の位置にあるときには、ミオシン―アクチン結合部位のブロックが解かれて、アクチン・フィラメントとミオシン・フィラメントとの間に相互作用が起こり、"首振り運動"が進行する。

　トロポニン[2,3]はトロポニンⅠ、T、およびCと呼ばれる3種類の球状蛋白質からなり、トロポミオシン・フィラメント上に一定の間隔で付着している。トロポニンⅠはアクチンと強く結合する働きがあり、トロポニンTはトロポミオシンに付着している。トロポニンCはCa^{2+}と結合してトロポミオシン分子に配位変化による変形を起こさせる。これがトロポミオシンのスイッチを"オン"にしたことになり、アクチンとミオシンのフィラメントの間に相互作用が始まる。

●付属蛋白質

　タイチン[1,2]は弾力性のある大型の蛋白質分子で、収縮性のフィラメントの位置を安定させるとともに、ストレッチされた筋が元の休止状態の長

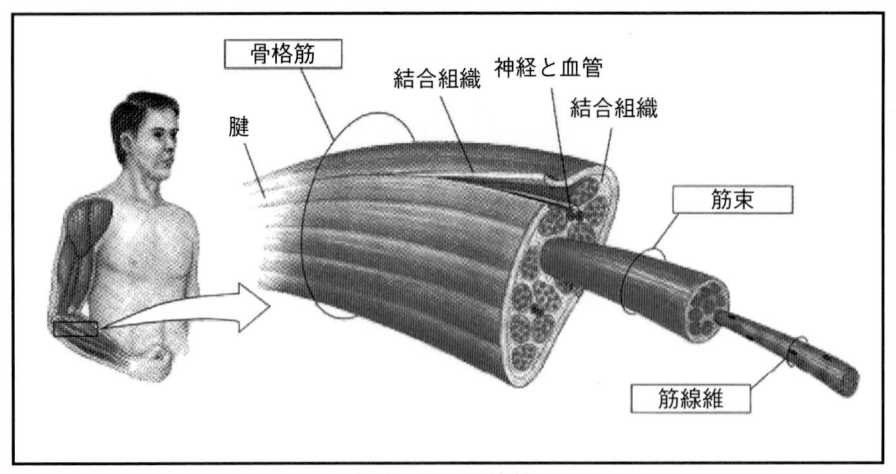

図 3-1　骨格筋
(HUMAN PHYSIOLOGY: AN INTEGRATED APPROACH by Silverthorn, ©Reprinted by permission of Pearson Education, Inc., Upper Saddle River, NJ.)

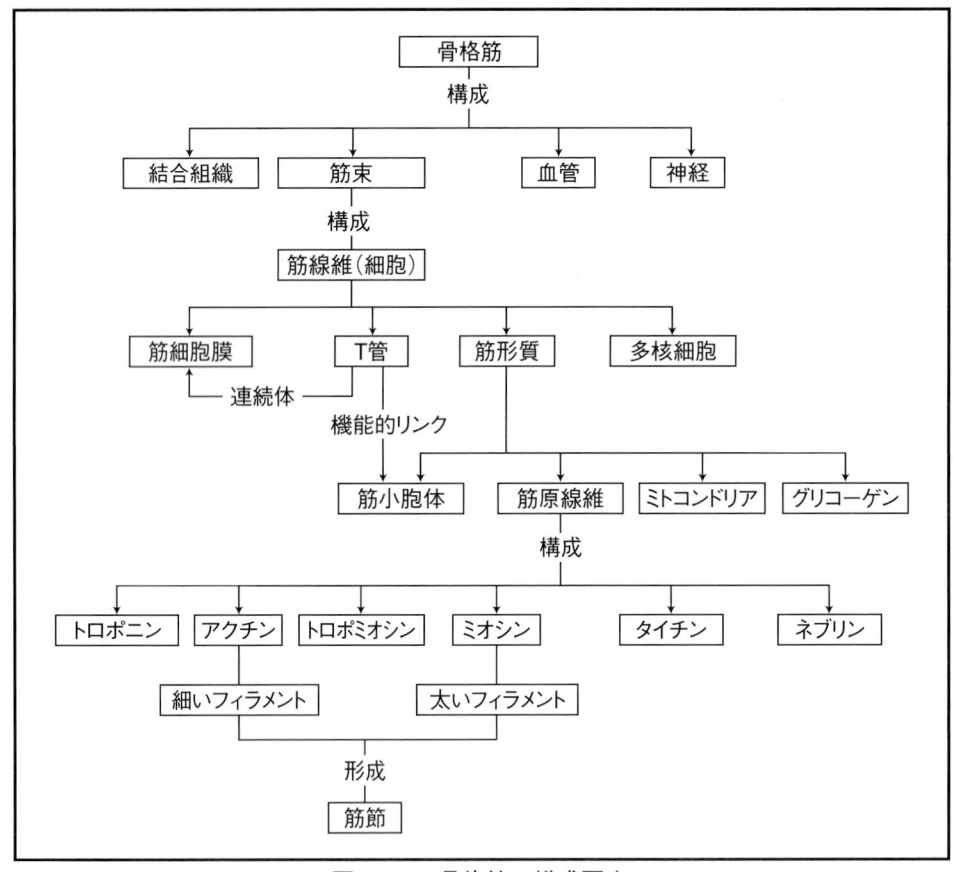

図 3-2　骨格筋の構成要素
(HUMAN PHYSIOLOGY: AN INTEGRATED APPROACH by Silverthorn, ©Reprinted by permission of Pearson Education, Inc., Upper Saddle River, NJ.)

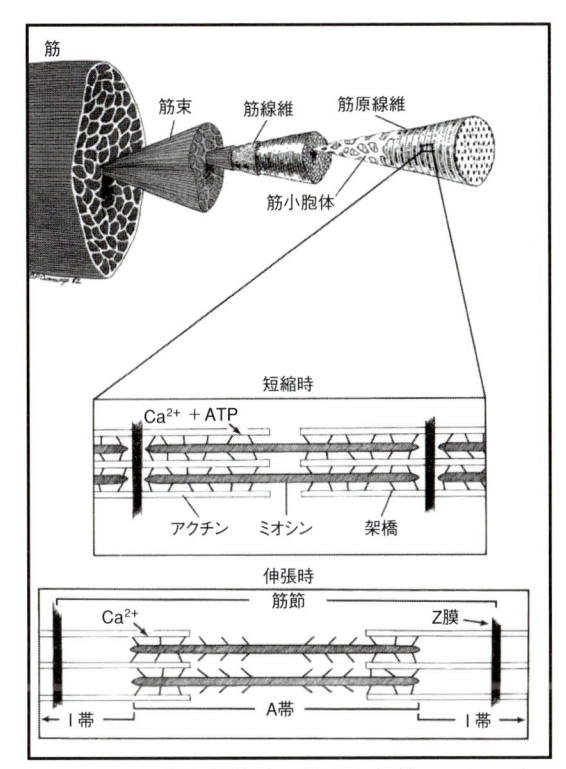

図3-3　正常な骨格筋の構造と収縮のメカニズム
(Travell JG, Simons DG, Simons LS. Myofascial Pain and Dysfunction: The Trigger Point Manual−Upper Half of Body. Baltimore, Md: Lippincott, Williams & Wilkins; 1999 より転載)

さに戻るのを助ける。
　ネブリン[1,2]は弾力性のない大型の蛋白質分子で筋節構造（次の項を参照）の枠組みを保持するのに役立っているが、特にアクチン・フィラメントを適正に配列する役割をもつ。

筋節

　1本の筋原線維は、筋節と呼ばれる円柱状の単位が繰り返し縦につながってできている（図3-3）。個々の筋節は、細いフィラメントと太いフィラメントが互いに手の指を組んだような構造になっていて、交互に明暗の帯が並び、特徴的な縞模様を見せる。筋節はZ膜でつながっているが、そのZ膜は蛋白質でできていて、そこに細いフィラメントが固定されている。1個の筋節には両端の2枚のZ膜と、その間に挟まれた細いフィラメントが含まれる。筋節は骨格筋の長さに関わる機

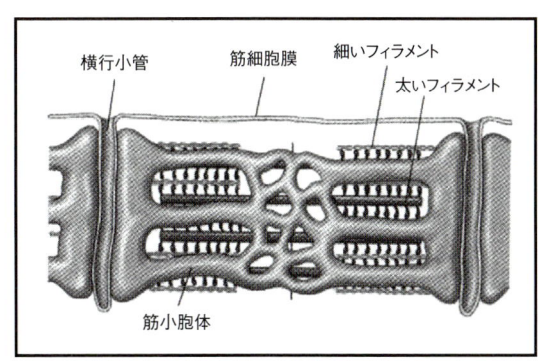

図3-4　筋小胞体と横行小管
筋線維は筋小胞体に包まれている。横行細管系は筋小胞体と密接に関連している(HUMAN PHYSIOLOGY: AN INTEGRATED APPROACH by Silverthorn, © Reprinted by permission of Pearson Education, Inc., Upper Saddle River, NJ.)

能的な単位でもある。筋節の長さの生理学的な範囲は1.5〜3.5μmである。したがって、休止状態にある長さ4cmの筋線維は2万個の筋節が連なっている[2]。明帯は細いアクチン・フィラメントだけからなっていて、I帯とも呼ばれる。また、筋節で太いミオシン・フィラメントが占めている部分はA帯（暗帯）と呼ばれる。筋節にA帯だけがある状態は、筋が最大限に収縮していることを意味している。すなわち2種類の筋フィラメントは完全にオーバラップしている。

筋小胞体

　筋小胞体[2,3]（図3-4）は、筋全体に張り巡らされた管状のネットワークである。その縦に走る管の末端は筋節の両端で比較的大型の終末槽として終わっている。2つの終末槽と1つの横行小管で三連構造になっている[1]。この3つの構造物は互いに密接に関連をもっているが、互いを結びつけているメカニズムは、まだわかっていない。三連構造は収縮に必要な力を生み出す筋フィラメントに密着した位置にあり（図3-5）、横行小管は活動電位を筋の中へ深く誘導する上で重要な働きをする。筋小胞体の役割は筋収縮に必要なCa^{2+}を貯えることである。

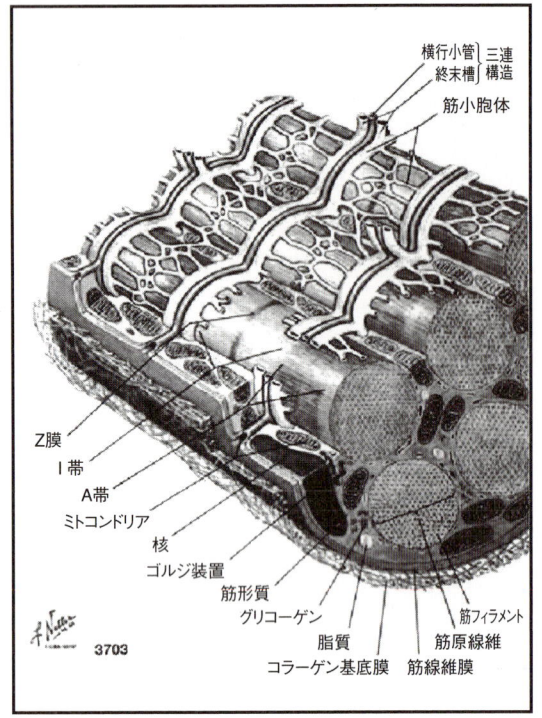

図3-5 三連構造
2つの終末槽と1つの横行小管で構成されている
(©1994. ICON Learning Systems, LLC, a subsidiary of Havas MediMedia USA Inc. Reprinted with permission from ICON Learning Systems, LLC, illus-trated by Frank H. Netter, MD. All rights reserved)

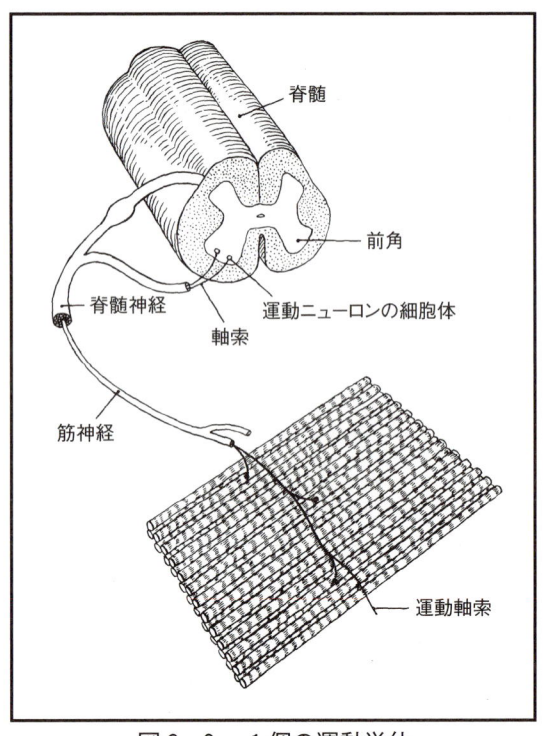

図3-6 1個の運動単位
1個のα運動ニューロン、その軸索、終板、そのα運動ニューロンが支配する筋線維で構成されている
(Travell JG, Simons DG, Simons LS. Myofascial Pain and Dysfunction: The Trigger Point Manual – Upper Half of Body. Baltimore, Md: Lippincott, Williams & Wilkins; 1999より転載)

神経系

　運動神経系の主要な仕事は、すべての筋の収縮関連要素の働きを同時に調節し、協調させて、骨格に適切な張力を加えて、思うように動かすことである[2]。運動ニューロンは運動神経の機能的な単位とされている[4]。運動ニューロンの細胞体は脊髄腹側にある運動神経核に集まっている。運動ニューロンの軸索は前根を通って脊髄を出た後（あるいは脳幹から脳神経として出た後）、細かく枝分かれして末梢神経となって筋の中に入り、その筋をコントロールする。太い有髄の軸索は筋線維に達すると複数に枝分かれし、しばらく線維の表面を走った後、末端部に達する。単一筋線維上の神経末端部が接触している部分は終板（endplate）と呼ばれている。

　1個のα運動ニューロンに属する細胞体、軸索、終板、さらに、それによって支配されている筋線維の全体が1個の運動単位（motor unit）を構成する[4]（図3-6）。正常な筋の98％においては、1本の筋線維は1個の終板、言い換えれば1個の運動ニューロンによって支配されている。ただし、縫工筋のような長い筋には例外が見られる[4]。一方、1個の運動単位に数百個の筋線維が含まれることがあり、大まかな運動に関与する大型の筋では支配比（1本の神経が支配する筋線維の数）が高い[4]。外眼筋のように精妙な動きを必要とする筋では、支配比は大変低く、1対1のこともある。

　神経軸索の末端は筋線維に直接接触しておらず、シナプス間隙と呼ばれる約50〜75nmの隙間がある。1本の軸索の末端部は、神経細管、神経フィラメント、ミトコンドリアおよびシナプス小胞からできている。そのシナプス小胞内には神経伝達物質であるアセチルコリン（ACh）を含ん

筋収縮のメカニズム

1900年代の初めに、科学者たちが筋の収縮と弛緩の特性について観察したときには、筋は収縮で丸くなり、弛緩で元の長さに戻るような分子で構成されていると考えていた。しかし、1954年にHuxleyとNiedeigerkeが「収縮に関するフィラメント滑走説」[2]を提案した。その説は、収縮中の筋では、太いフィラメント上のミオシンヘッドと、隣り合った細いアクチン・フィラメント上の結合部位との間で起こる相互作用によって、細いフィラメントの間に太いフィラメントが滑り込むというものである[2]。1つの活動電位が発生すると、それが有髄神経を100m/秒ほどの速度で跳躍伝導（ランビエの絞輪を次から次へとジャンプする）していく[4,7]。そして、その活動電位が無髄の細い軸索の終末に近づくと速度が落ちて10〜20m/秒になる。続いて、活動電位が軸索の末端を脱分極すると、Na^+およびCa^{2+}の伝導性が高まり、活性領域にある電位依存性のCa^{2+}チャネルが開いてCa^{2+}が軸索の末端の中へ入る。そのCa^{2+}がAChの小胞と前シナプス膜との融合を促進してシナプス間隙に大量のAChを放出させる（図3-7）。AChはニコチン性コリン受容体と結びついてNa^+およびK^+が筋細胞膜を通過させるようになる。Na^+の流入量はK^+の流出量よりもずっと大きいので終板部において膜内外の電位が逆転し（終板電位）、隣接の筋細胞膜が脱分極される。その活動電位が膜から横行小管へと伝わって筋小胞体からのCa^{2+}放出が起こる。細胞内のCa^{2+}レベルが高まると、Ca^{2+}はトロポニンと結びつく。そのことが結合しているトロポミオシン分子を変形させる結果、ミオシン結合部位のカバーがはずれて"首振り運動"が進行し、完了すると次のアクチン分子へと移動する（図3-8、図3-9）。

その経過は次の通りである[2]。

- 筋が休止状態にあるときには、トロポニン分子とCa^{2+}は結合していない。したがってトロポ

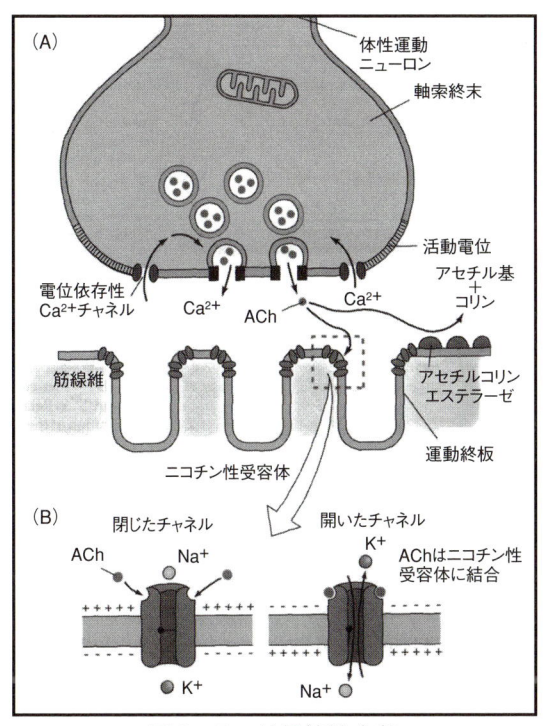

図3-7　神経筋接合部

（A）活動電位が軸索末端部にある電位依存性Ca^{2+}チャネルを開く。Caイオンが末端に入り、シナプス小胞体を細胞外へ排出する働きの引き金を引く。シナプス間隙にあるAChは運動終板上のニコチン性受容体と結合するか、AChEによりアセチル基とコリンとに代謝される

（B）ニコチン性コリン作働性受容体が2個のACh分子と結合すると、非特異的な一価陽イオン・チャネルが開き、Na^+の流入量がK^+の流出量より多いので、筋線維は脱分極する（HUMAN PHYSIOLOGY: AN INTEGRATED APPROACH by Silverthorn, ⓒReprinted by permission of Pearson Education, Inc., Upper Saddle River, NJ.）

でいる。休止中は、神経筋接合部内でシナプス小胞からAChの自発的でランダムな放出が起こっている。この放出は終板内の休止期におけるCa^{2+}レベルの結果であり、ミトコンドリアの働きに関連している[4,5]。ただし、アセチルコリン・エステラーゼ（AChE）があるので、放出されたAChの大部分はコリンと酢酸エステルに加水分解される。残った少量のAChは受容体と結合して、シナプス後膜に小さな脱分極を起こし、微小終板電位として電気生理学的に記録される[4,6]（図3-7）。

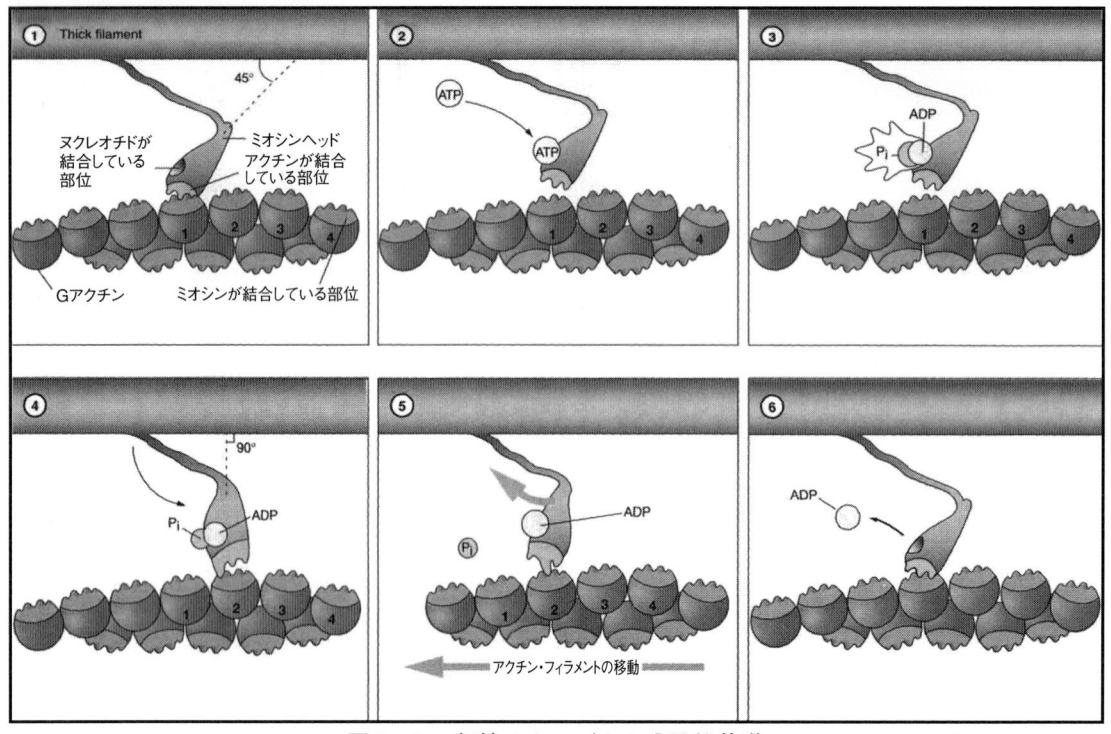

図3-8　収縮メカニズムの分子的基礎
(HUMAN PHYSIOLOGY: AN INTEGRATED APPROACH by Silverthorn, ⓒReprinted by permission of Pearson Education, Inc., Upper Saddle River, NJ.)

ミオシンはアクチンとミオシンの間にごく部分的な作用しか許されない。ADPと結合したミオシンヘッドはいわゆる"撃鉄を起こした"状態にある。

- 活動電位があるところへ筋小胞体からCa^{2+}が放出されると、Ca^{2+}はトロポニンに結合してトロポミオシン分子の変形を誘起する。この変形によってアクチン結合部位が露出し、そこへミオシンヘッドが結合して、アクチンとミオシン・フィラメントとの間に"連結橋"(cross bridge)が形成される。このとき、ミオシンヘッドは90度の位置になっている。
- ミオシンヘッドが45度にまで回転して、アクチン・フィラメントとミオシン・フィラメントの間の滑走を促進する。これによって筋線維の収縮が起こる。このとき、ADPがミオシンから離れる。
- "連結橋"の働きによる"首振り運動"が終わると、ATPの新しい分子がミオシンヘッドにあるヌクレオチド結合部位に結びつく。
- ATPは加水分解されてADPと無機リン酸になる。このとき放出される化学エネルギーによってミオシンヘッドが新しい結合部位に移り、再び撃鉄を起こした状態になる。こうして次の"首振り運動"へと移る。

以上の過程が筋の収縮している間連続して繰り返される。正常な筋では遊離したCa^{2+}はただちに筋小胞体内へと回収される。Ca^{2+}がなくなれば、収縮活動は終息して、筋は弛緩する。この弛緩過程のエネルギー源としてATPの存在は欠かせない。死亡によってATPの供給が止まると、筋は硬くなって死後硬直の状態になる。この状態の筋では、動かない"連結橋"が形成されている。

●演習問題

1．アクチンとミオシンは調節蛋白質である。

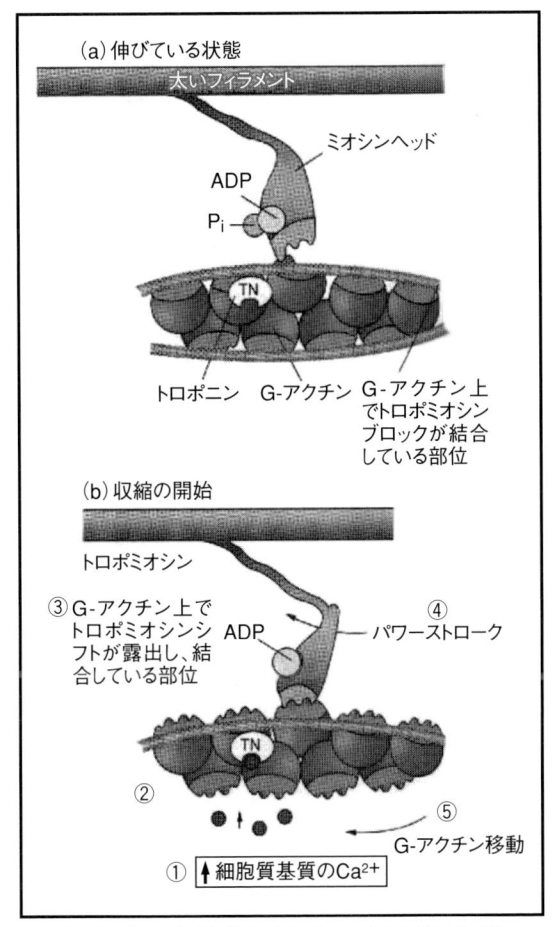

図3-9 トロポミオシンとトロポニンの調節的役割

(HUMAN PHYSIOLOGY: AN INTEGRATED APPROACH by Silverthorn, ©Reprinted by permission of Pearson Education, Inc., Upper Saddle River, NJ.)

正　　誤

2．1本のミオシン・フィラメントには2つの頭に1本の尾をもった分子が200～250個含まれ、それらがつながって太いフィラメントを形成している。
　　正　　誤

3．タイチンとネブリンは_____蛋白質だと考えられている。
　　収縮　　調節　　付属

4．ネブリンは筋節構造の枠組みを維持するのに役立っている。特にアクチン・フィラメントを適切に配置する役割をもつ。
　　正　　誤

5．筋節は骨格筋の長さに関わる機能的単位だと考えられている。
　　正　　誤

6．明帯は_____フィラメントだけからなっていて、I帯とも呼ばれる。

7．筋節で、太いミオシン・フィラメントが占める部分はA帯と呼ばれる。
　　正　　誤

8．A帯だけがあって、I帯が欠けているのは筋線維が最大に伸びていることを示している。
　　正　　誤

9．2個の終末槽と1本の横行小管とで1つの_____を構成する。

10．筋小胞体の主要な役割は筋の収縮に必要なカリウム（K）を貯えることである。
　　正　　誤

11．単一筋線維上にあって、1個の神経末端部に接触している部分は_____と呼ばれている。

12．α運動ニューロンに属する細胞体、その軸索、終板さらに、それによって支配されている筋線維の全体が1個の_____を構成する。

13．HuxleyとNiedeigerkeが「収縮に関するフィラメント滑走説」を提案した。
　　正　　誤

14．軸索末端部内にCa^{2+}が存在することがACh小胞体と前シナプス膜との融合を促進し、シナプス間隙内に電気的インパルスを放つ。
　　正　　誤

15．ATPは筋収縮のエネルギー源として用いられる。
　　正　　誤

■文献

1. Silverthorn D. Human Physiology: An Integrated Approach. Upper Saddle River, NJ: Prentice Hall; 1998.
2. Kandel E, Schartz J, Jessell TM. Principles of Neural Science. 4th ed. New York: McGraw-Hill;

2000.
3. Fawcett D. *A Textbook of Histology*. Philadelphia, Pa: WB Saunders; 1986.
4. Dumitru D. *Electrodiagnostic Medicine*. Philadelphia, Pa: Hanley & Belfus Inc; 1995.
5. Alnaes E, Rahamimoff R. On the role of mitochondria in transmitter release from motor nerve terminals. *J Physiol.* 1975; 285-306.
6. Fatt P, Katz B. Spontaneous subthreshold activity of motor nerve endings. *J Physiol.* 1952; 109-128.
7. Kimura J. *Electrodiagnosis in Diseases of Nerve and Muscle*. Philadelphia, Pa: FA Davis; 1989.

Chapter 4

筋筋膜トリガーポイントの発生病理

筋筋膜トリガーポイントの一様性を強調し、またより良く理解してもらうために、われわれはTravellとSimonsのトリガーポイントの定義を用いる。

定義

TravellとSimons[1,2]は筋筋膜トリガーポイントを次のように定義している。「骨格筋にある刺激に過敏な場所に認められる索状硬結中に触知できる過敏な小結節と関連がある。その場所は圧すると痛く、特有な関連痛や関連性の過敏、運動機能障害あるいは自律神経症状が生じる」。筋筋膜トリガーポイントは筋の柔軟性を減じ、筋力を低下させ、固有受容を混乱させる。トリガーポイントでも他のタイプのもの、すなわち皮膚、筋膜、靱帯、骨膜などのトリガーポイントは本書の対象外とする。

トリガーポイントの病態生理学

筋筋膜トリガーポイントの発生病理および病態生理学に関しては種々の仮説がある。最も重要なものを以下に4つ挙げる。

●筋紡錘仮説

この説はHubbardとBerkoffによって紹介された。それによると、トリガーポイント近傍で検出される異常な電気信号、自発的電気活動やスパイクの発生の原因は筋紡錘の異常にある。したがって、1個の異常筋紡錘がトリガーポイントの発生病理に重要な役割を果たしている可能性がある。しっかりとした最近の研究[4,5]によっても、これらの異常な電気信号は、多少は終板ゾーンからのものも含まれるが、トリガーポイント近傍からだけ検出されている。しかし、筋紡錘は筋全体に分布しており（図4-1）、異常な筋電図（EMG）活動が見られない領域にも存在していることが、この仮説の弱点になっている。臨床で筋筋膜トリガーポイントに有効な治療法の1つとしてボツリヌス毒素Aの注射がある[6-9]。この毒素は注射を受けた筋紡錘を含む筋の細胞を除神経することで神経筋接合部に直接作用する。この点からみて、筋筋膜トリガーポイントの病態生理学的メカニズムには異常な終板、神経筋接合部、あるいは異常なシナプス後膜の働きが関与していることは間違いない。

われわれは、筋紡錘が当該筋に持続的な混乱やスパズムを生じることによって、その筋のトリガーポイントの持続に関与していると信じている（図4-2）。さらに、筋膜に異常のある単一または複数の筋のある領域で筋力の不均衡が起こることによって、顕著なトリガーポイントがない近隣の筋でスパズムが生じる原因は、筋紡錘の可能性がある。筋力の不均衡は関節に力学的な異常をきたし、活動電位の異常な発火や筋の異常な収縮速度により身体に不自然な代償性の運動を行わせる。この一連の過程は、錘内線維に影響を及ぼし、その感度がより高いレベルにセットされて、筋紡錘の正常な機能が障害される[10,11]。これが筋の緊張が高まっている感覚の原因であろう[10]。緊張―対向緊張療法や等尺性収縮後リラクゼーションと

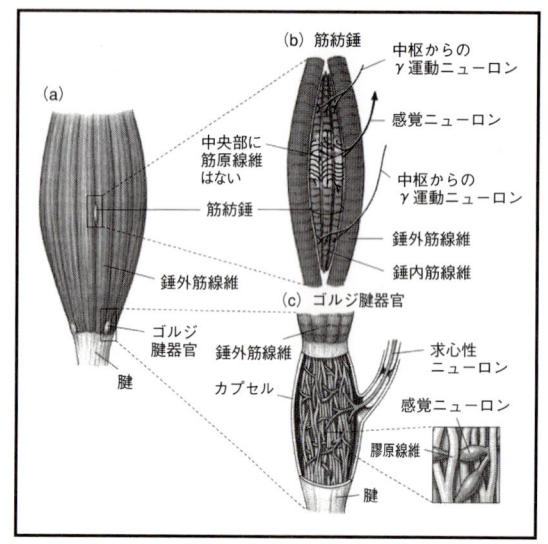

図4-1 筋の感覚受容器
筋紡錘(b)の中央部には筋原線維がないため収縮しない。中央部は感覚神経の終末が包んでいて、そこが引き伸ばされると活動電位が発生する。両端部には筋原線維があって、γ運動ニューロンが伝える命令に応じて収縮する（HUMAN PHYSIOLOGY: AN INTEGRATED APPROACH by Silverthorn, ⓒReprinted by permission of Pearson Education, Inc., Upper Saddle River, NJ.）

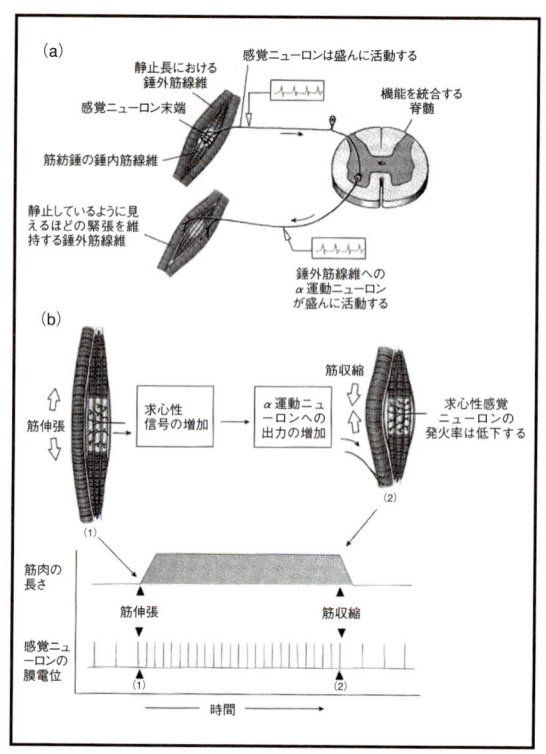

図4-2 筋紡錘の働き
(a) 筋が休止しているとき、筋紡錘はわずかに伸張されており、そこから出る感覚ニューロンは緊張性の活動をしている。この反射性の緊張活動の結果として、その筋は休止時もある程度の緊張が維持されている
(b) 筋が引き伸ばされると、そこにある筋紡錘も引き伸ばされる。この伸張が筋紡錘の求心性ニューロンの発火率を高め、筋の収縮が起こる。収縮は筋紡錘の伸張を緩めるので、それが負のフィードバックとして働いてその反射を減弱させる
（HUMAN PHYSIOLOGY: AN INTEGRATED APPROACH by Silverthorn, ⓒReprinted by permission of Pearson Education, Inc., Upper Saddle River, NJ.）

呼ばれている治療法は、筋紡錘のメカニズムを"セットし直す"もので、筋筋膜トリガーポイントに対する治療法の重要な部分として利用できる。

●ニューロパチー仮説

この説はGunnによって紹介された[12-14]。彼によれば、その筋に分布している神経が病的な状態に陥ることが、圧痛や筋筋膜トリガーポイント発生の原因になり得るという。われわれも、近傍また遠隔部に生じたニューロパチー（神経障害）の状態が神経筋接合部および終板に影響を与えることで、筋筋膜トリガーポイント発生病理の主な要因の1つになり得ると考える。

●瘢痕組織仮説

激しい損傷を受けた後にできる瘢痕の近くに瘢痕線維性組織が見られるという組織学的研究に基づく仮説である。筋筋膜トリガーポイント症候群が解消されないで慢性化すると瘢痕組織が形成されることがある。しかし、組織学的にトリガーポイント領域あるいは索状硬結領域に常に瘢痕組織が見つかるというわけではない[15]。

●終板機能障害およびエネルギー危機仮説

この説はSimonsによって提出されたもので[1,16]、トリガーポイントの発生に関しては最も新しく、よく研究された理論である。ここではトリガーポイントの発生病理について、彼の説にわれわれ独自の解釈を加えたものを示すことにする。

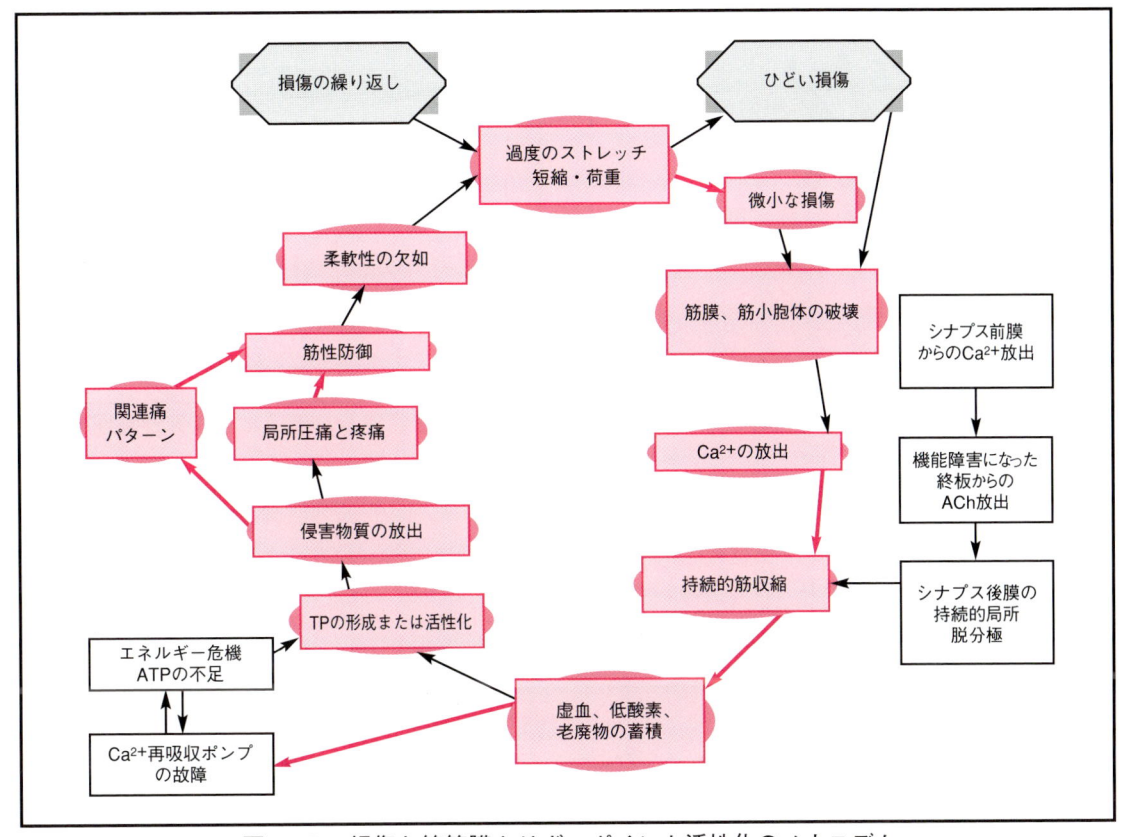

図4-3 損傷と筋筋膜トリガーポイント活性化のメカニズム

損傷のメカニズム

　筋の過度の伸張、短縮、負荷などは、それが長引いたとき特に微小な損傷を生じやすい。このようなとき、筋の細胞膜（筋鞘）が裂けて筋線維の一部が破壊されている可能性がある（図4-3）[10]。
　微小な損傷は次のような動作の結果である可能性がある。
繰り返し動作：繰り返し無理な動作をした人には筋筋膜トリガーポイントがよく見られる。
急激な動き：スポーツ外傷、突然の転倒、自動車事故などがこの範疇に入る。
ストレスのかかる体位：姿勢や骨格の非対称性、長時間の不自然な姿勢などは微小な損傷の原因になる可能性がある。
　微小な損傷は筋小胞体の破壊をもたらす結果、損傷部位周辺に豊富にCa^{2+}が放出される。このCa^{2+}が存在することで筋フィラメント間に連続的な相互作用が起こり、自発的、継続的な活動電位がなくても筋収縮が続く。その損傷が修復可能な場合は、異常は一時的なものに終わる。循環血液量が十分なときは、身体の治癒メカニズムによって損傷部からCa^{2+}が運び去られ、筋は休止状態に戻る。ただしSimonsとHongによれば[1,16]、局所的に終板に機能障害があるとシナプス間隙で過剰なAChの放出が続く結果、絶えず接合部後膜の脱分極が起こるので、シナプス間隙にAChEがあっても放出される大量のAChを分解しきれない。
　シナプス前膜の過剰興奮と無秩序性が、正常なときに比べてより高頻度に電位依存性Ca^{2+}チャネルを開く。それと同時に、筋小胞体の破壊によって大量の遊離Ca^{2+}がシナプス間隙に放出されて、それがシナプス前膜に取り込まれ、シナプス小胞体がシナプス前膜に融合してAChがシナプス間隙に放出されるのを促す。その結果、筋節では

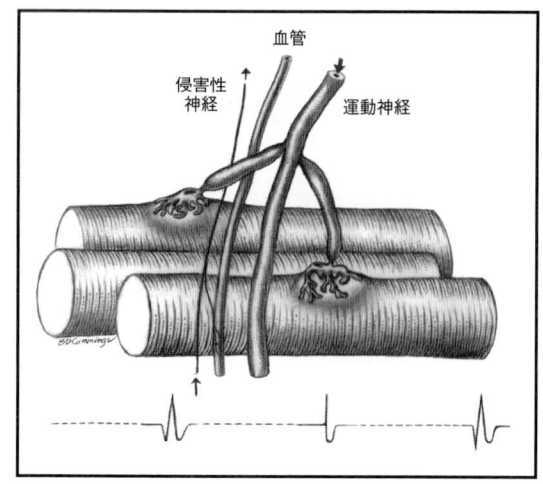

図4-4 哺乳類の運動神経終板

この終板の近くに血管、侵害受容器からの軸索が見られることに注目。この軸索がその領域に放出される種々の感作性物質に刺激されて発する求心性侵害情報を伝えるものと思われる（Salpeter MM. The Vertebrate Neuromuscular Junction. New York: Alan R Liss, Inc; 1987より転載）

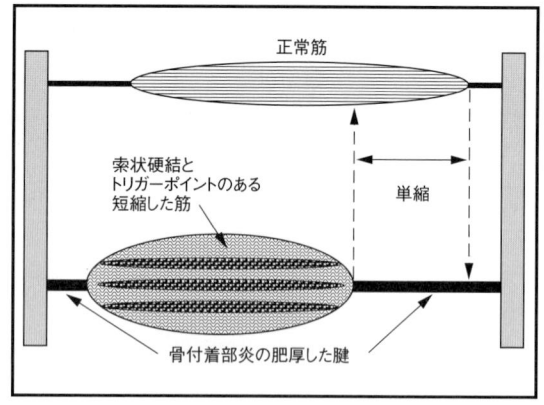

図4-5 筋筋膜トリガーポイントが存在する筋の収縮

（Gunn C. Treating Myofascial Pain: Intramuscular Stimulation (IMS) for Myofascial Pain Syndromes of Neuropathic Origin. Seattle, Wash: University of Washington; 1989より転載）

最大限に収縮した状態が続くことになる。このような筋収縮が持続すると、代謝に対する要求が高まるにもかかわらずその領域に分布する毛細血管は収縮した状態にある。筋が最大時の30〜50％収縮すれば循環障害に陥る[1]。毛細血管は酸素を供給するが、同時にそれは筋にエネルギーを供給することでもある。したがって、その局所の筋は阻血状態になり、代謝老廃物の蓄積が始まる。Simonsは「代謝要求の増大と供給が阻害されることと相まって、局所的ではあるが厳しいエネルギー危機がもたらされる」[1, 18〜21]と表現している。通常は、このような状態は筋小胞体が周辺の余分なCa^{2+}を吸収することで回復可能であるが、エネルギー源の不足のため、Ca^{2+}を筋小胞体内へ汲み入れるCaポンプに必要なATPの供給が十分行えない。こうして、ますます多くのCa^{2+}が筋中に遊離して悪循環が生じる。最終的には、その筋に組織学的変化が起こり、トリガーポイントの形成、あるいは以前は活動していたが今は休止中のトリガーポイントを再び活性化させることになる。

激しい局所的な酸素不足および組織のエネルギー危機が筋の侵害受容器を感作する物質の放出へと導き疼痛発生の原因になる（図4-4）。すなわち、ブラジキニン（血漿蛋白質から遊離する）、プロスタグランジン（内皮細胞から合成される）、およびヒスタミン（マスト細胞から放出される）が放出されることが感作の原因なのである[22]。

さらに、このように触ると痛い、侵害刺激に敏感な局所ができるばかりでなく、そこから離れたところにも関連痛パターンが現れることがある。また、筋節の短縮が筋全体の長さを減少させるとともに（図4-5）、疼痛をかばおうとする動作と相まって、ますます筋の柔軟性を失わせ、関節の正常な運動力学に影響するようになる。罹患筋ばかりでなく、その近隣の構造もともに傷害が重なれば、ますます脆弱化して大きな損傷となる。このことから見ても、筋筋膜トリガーポイント症候群（微小な損傷である可能性あり）といえる初期症状の人が治療を受けないと、将来、より重度な損傷になる素地をもつことになるのは明らかである。

スポーツ外傷の多くはそれ以前に筋筋膜に問題のあった筋が重ねて傷害を受けた結果である。たとえば、ある野球の投手がいて、肩甲下筋と棘下筋が硬くなり、そこにトリガーポイントができた結果、肩に軽度あるいは中程度の疼痛があったと

する。彼が肩の適切な治療を受けることを軽視してすぐに正常な動きを取り戻さないと、その傷がこの後肩甲下筋の短縮性の損傷に、棘下筋では伸張性の損傷に発展する可能性があり、筋が断裂することもあり得る。

●演習問題

1. 筋筋膜トリガーポイントの存在は、筋の柔軟性には関係がない。
   正　誤

2. 筋紡錘仮説によれば、トリガーポイントの近傍で検出される自発性電気活動やスパイクなどの異常な電気生理学的シグナルの原因は異常な筋紡錘であるという。
   正　誤

3. 病的神経仮説はHubbardにより紹介された。
   正　誤

4. このテキストによれば、微小な損傷は＿＿＿＿＿＿＿＿＿＿、＿＿＿＿＿＿＿＿＿、および＿＿＿＿＿＿＿＿の結果である可能性がある。

5. SimonsとHongによれば、機能障害に陥った終板はシナプス間隙に持続して過剰なAChを放出し、接合部後膜を持続的に脱分極する。
   正　誤

6. 筋紡錘仮説の問題点の1つは：
   A．トリガーポイントの実体は過敏な結節状をしたものである。
   B．筋紡錘が筋の中に分布しているのに対して、トリガーポイントは通常終板領域、あるいはその近傍に見つかる。
   C．筋紡錘はボツリヌスA毒素の注射で不活化されるから、トリガーポイントの原因ではあり得ない。
   D．筋紡錘は異常な筋電図活動を見せる。

■文献

1. Travell JG, Simons DG, Simons LS. *Myofascial Pain and Dysfunction: The Trigger Point Manual—Upper Half of Body*. Baltimore, Md: Williams & Wilkins; 1999.
2. Travell JG, Simons DG. *Myofascial Pain and Dysfunction: The Trigger Point Manual*. Vol 1. Baltimore, Md: Williams & Wilkins; 1983.
3. Hubbard DR, Berkoff GM. Myofascial trigger points show spontaneous needle EMG activity. *Spine*. 1993; 18: 1803-7.
4. Simons D, Hong C, Simons LS. Nature of myofascial trigger points, active loci. *Journal of Musculoskeletal Pain*. 1995; 3 (1Suppl): 62.
5. Simons D, Hong C, Simons LS. Prevalence of spontaneous electrical activity at trigger spots and control sites in rabbit muscle. *Journal of Musculoskeletal Pain*. 1995; 3(1): 35-48.
6. Acquadro MA, Borodic GE. Treatment of myofascial pain with botulinum A toxin. *Anesthesiology*. 1994; 80: 705-6.
7. Cheshire WP, Abashian SW, Mann JD. Botulinum toxin in the treatment of myofascial pain syndrome. *Pain*. 1994;59:65-9.
8. Diaz JH, Gould HJ III. Management of post-thoracotomy pseudoangina and myofascial pain with botulinum toxin. *Anesthesiology*. 1999; 91: 877-9.
9. Porta M. A comparative trial of botulinum toxin type A and methylprednisolone for the treatment of myofascial pain syndrome and pain from chronic muscle spasm. *Pain*. 2000; 85: 101-5.
10. Bennett R. *Advances in Pain Research and Therapy: Myofascial Pain Syndromes and the Fibromyalgia Syndrome: A Comparative Analysis*. New York: Raven Press; 1990; 17: 43-65.
11. Dorko LB. Shallow dive: essays on the craft of manual care. *Ockham's Razor*. 20-21.
12. Gunn CC. Fibromyalgia—what have we created? (Wolfe 1993). *Pain*. 1995;60:349-50.
13. Gunn CC. Chronic pain: time for epidemiology. *J R Soc Med*. 1996; 89: 479-80.
14. Gunn C. *The Gunn Approach to the Treatment of Chronic Pain—Intramuscular Stimulation for Myofascial Pain of Radiculopathic Origin*. London: Churchill Livingstone; 1996.
15. Simons D, Stolov W. Microscopic features and transient contraction of palpable bands in canine muscle. *Am J Phys Med*. 1976; 55: 65-88.
16. Hong CZ, Simons DG. Pathophysiologic and electrophysiologic mechanisms of myofascial trigger points. *Arch Phys Med Rehabil*. 1998; 79: 863-72.
17. Pawl RP. Chronic neck syndromes: an update. *Compr Ther*. 1999;25:278-82.
18. Simons DG. Fibrositis/fibromyalgia: a form of myofascial trigger points? *Am J Med*. 1986;81:93-8.

19. Simons DG. Myofascial pain syndromes: where are we? where are we going? *Arch Phys Med Rehabil.* 1988; 69: 207-12.
20. Simons DG. Familial fibromyalgia and/or myofascial pain syndrome? *Arch Phys Med Rehabil.* 1990; 71: 258-9.
21. Simons DG. Reply to MI Weintraub. *Pain.* 1999; 80: 451-2.
22. Mense S, Simons D, Russell I. *Muscle Pain: Understanding its Nature, Diagnosis and Treatment.* Baltimore, Md: Lippincott Williams & Wilkins; 2001.

Chapter 5

臨床症状および身体所見

　筋筋膜トリガーポイントはさまざまな臨床症状を呈するが、臨床家は患者との問診で同定される。また患者の検査によって、いくつかの身体所見も見つけることができる。

臨床症状

●発症

　筋筋膜トリガーポイントの活動性には、ある程度微小な損傷が関係している。微小な損傷には必ずしも急激な動きは必要でない。それは持続的に繰り返される運動により生じる可能性もあり、ストレスの強い体位で（不自然な姿勢や機能、構造などの非対称）筋に過度の負荷をかけても生じる。多くの場合、患者は自身に機能障害が起こったときの原因を、それが急激な動きや不慣れな活動に関係していたときは指摘できる。そうでない場合は、患者は疼痛の発生だけに気付き、疼痛の原因として以前の損傷や過去の診断を挙げることもある。臨床家は病態に神経障害的な原因があるときには注意が必要である。中枢または末梢神経の圧迫が電気生理学的な変化をもたらしている場合は、筋筋膜トリガーポイントの活動性を促進する可能性がある。

●局所疼痛

　患者が最も頻繁に訴えるのは関連痛で、罹患筋の疼痛、灼熱感、圧痛のこともある。筋筋膜トリガーポイント周辺では、これまでにブラジキニン、プロスタグランジンE、セロトニン、ならびに高濃度の水素イオンなどの痛覚関連物質が見つけられており、その領域の侵害受容器が侵害刺激を伝えている（図4-4参照）。

●関連痛パターン

　筋筋膜トリガーポイントは、個々の筋に特徴的、特異なパターンをもった痛みを、近傍または遠隔部に関連痛として発生させる。トリガーポイントが活性化して遠位の関連領域に痛みを投影するのである。これが関連痛パターン（referred pain pattern＝RPP）と呼ばれている、治療を施すべき筋を特定する際の基準の1つである。ただし、治療すべき筋を特定する際にRPPを唯一の基準として用いると、治療を誤ることがあることも臨床家は理解しておく必要がある。診断の確定に関わる他の要素については、後の章で十分議論するつもりである。ごく稀に、RPPがトリガーポイントと同じ皮膚分節（dermatome）、筋節（myotome）

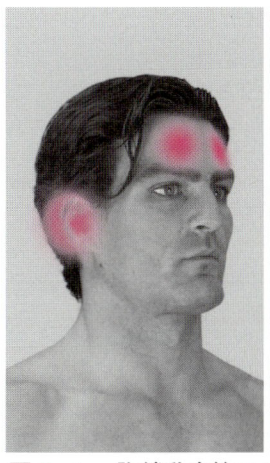

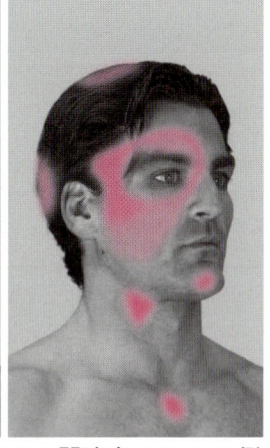

図5-1　胸鎖乳突筋における関連痛パターンの例
写真が示すようにトリガーポイントは離れた所にも痛みを発生する。パターンはこの筋独特のものである

あるいは骨節（scleratome）に現れることもあるが、一般的には分節的に発現するものではない（図5-1）。

●自律神経および固有感覚の障害

過剰な発汗、過剰な唾液分泌など、さまざまな自律神経性機能の障害が現れることもある。その他の自律神経性の現象としては、立毛反射（鳥肌）（図5-2）、あるいはトリガーポイント周辺の発赤などがある。固有感覚が乱されることもよくあり、重度で慢性の場合は、めまい、平衡感覚の欠如、耳鳴りなどが見られることもある。さらに、足の裏、深部の頸部伸筋および仙腸関節の固有受容器が障害されると、異常な固有感覚入力が生じることがある。収縮要素動員率（収縮に必要な運動単位が補充される時間）が低下して、神経筋機能に遅れを生じ、その筋がさらに新たな傷害を受ける危険にさらされることにもなる（図5-3）。

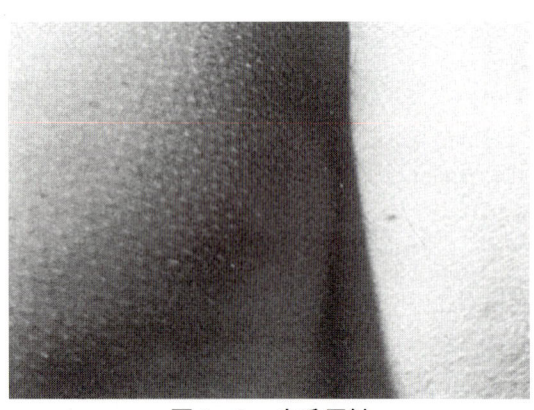

図5-2　立毛反射
自律神経障害の1つで、筋筋膜トリガーポイントの近くで見られることがある（Gunn C. Treating Myofascial Pain: Intramuscular Stimulation (IMS) for Myofascial Pain Syndromes of Neuropathic Origin. Seattle, Wash: University of Washington; 1989より転載）

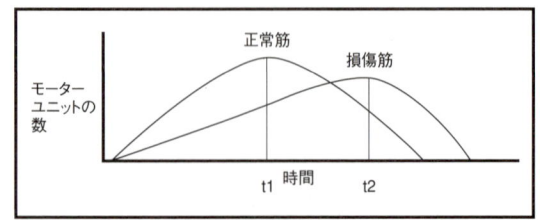

図5-3　収縮要素動員率が下がると運動単位の補充も遅れる

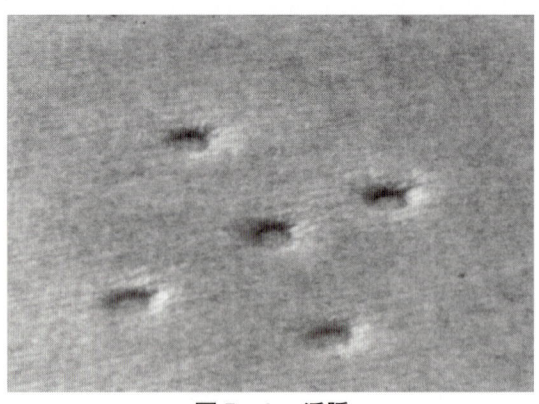

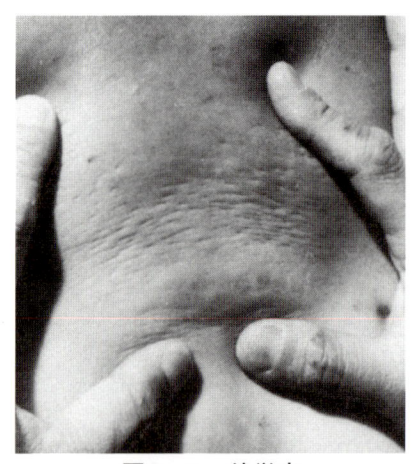

図5-4　浮腫
循環障害により、筋筋膜トリガーポイントの近くに生じることがある（Gunn C. Treating Myofascial Pain: Intramuscular Stimulation (IMS) for Myofascial Pain Syndromes of Neuropathic Origin. Seattle, Wash: University of Washington; 1989より転載）

図5-5　蜂巣炎
筋筋膜トリガーポイントの近くに生ずることがある（Gunn C. Treating Myofascial Pain: Intramuscular Stimulation (IMS) for Myofascial Pain Syndromes of Neuropathic Origin. Seattle, Wash: University of Washington; 1989より転載）

●浮腫と蜂巣炎

血液の循環が悪くなり、細胞の代謝産物が蓄積されると、その部分に局所的な浮腫が生じる。浮腫は"マッチ棒テスト"で簡単に見分けることができる。この簡単な道具を使ってできた皮膚の凹みが長く残るのは、浮腫があることを示している（図5-4）。蜂巣炎（cellulite）も珍しくはない（図5-5）。

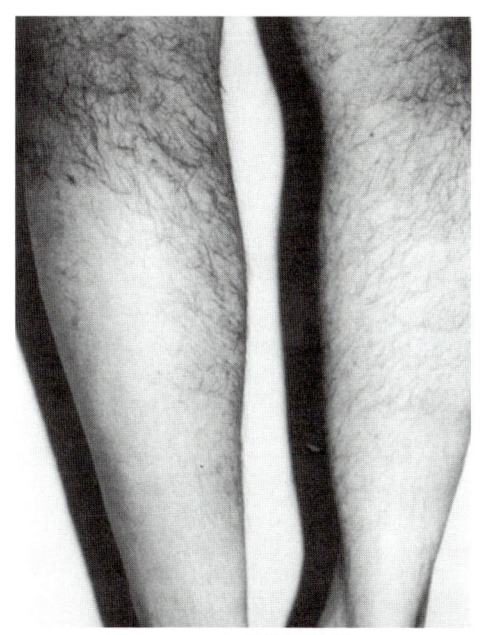

図5-6　皮膚分節性脱毛
筋筋膜トリガーポイントが傍脊柱筋にできている症例に見られることがある（Gunn C. Treating Myofascial Pain: Intramuscular Stimulation (IMS) for Myofascial Pain Syndromes of Neuropathic Origin. Seattle, Wash: University of Washington; 1989より転載）

●皮膚分節性の脱毛

Gunn[3]は筋筋膜トリガーポイントが傍脊柱筋にできていた症例において、脊椎レベルに合致した皮膚分節に脱毛が見られたと報告している（図5-6）。

●睡眠障害

患者はしばしば疼痛、しびれ感、灼熱感などで、眠れないと訴えることがある。そのような夜、たいてい患者は痛みの少ない一時的に楽な姿勢をとるものだが、それではかえって罹患筋を収縮させるばかりで、さらに筋筋膜トリガーポイントの活動性（過度の短縮からくる）と筋の柔軟性の欠如を助長することになる。

身体所見

●索状硬結

索状硬結には筋筋膜に異常をもった複数の筋線維が含まれている（図5-7）。これらの筋線維を横に擦ると、ロープに触れる感じがするが、そこには、過度に短縮した筋節と過度に伸張した筋節が含まれている。過度に短縮した筋節部は筋筋膜トリガーポイントの部位そのものであり、過度に伸張した部分は同じ筋線維の遠位部である。トリガーポイントが解消すれば、索状硬結も消失する。

●圧痛のある結節

索状硬結に触れると全体的にある種の痛みがあるが、指先がちょうど筋筋膜トリガーポイントの所にくると結節感があり、同時に激しい疼痛が発現する。その結節を徐々に強く圧していくと、RPPが発生し、時には患者が"そこが疼痛の源です"と認めることがある。

●患者の疼痛再現

筋筋膜トリガーポイントを阻血的に圧迫または、そこに針を刺入すると、その患者が主な症状として訴えていた疼痛と同じものと再確認できる感覚が現れることがある。この患者の疼痛再現の現象は、筋筋膜トリガーポイントの診断上最も重要な基準の1つである。

●局所単収縮反応

局所単収縮反応（local twitch response：LTR）は、筋筋膜に異常をもった複数の筋線維（索状硬結部）の局所的脱分極によって生じる（209ページの訳注4参照）。この反応は、索状硬結を指で瞬間的につまんで弾くか（図5-7）、針を刺すことで起こすことができる。LTRはその局所の代謝に変化をもたらすという治療的効果が得られる可能性もある。トリガーポイント針刺入法（dry needling technique）によって複数のLTRを誘発することができ、それは筋筋膜トリガーポイントの解消に効果がある。また、つまんで弾くことでLTRを誘発するのは、しつこいトリガーポイントを解消するのに有効と思われる。

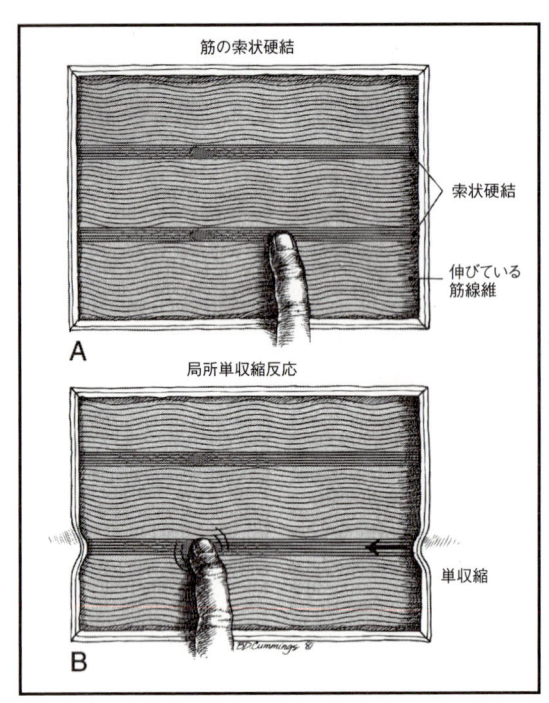

図5-7　索状硬結の触診
索状硬結中のトリガーポイント部分を指先で急に弾くと、しばしば局所単収縮反応が起こる
(Travell JG, Simons DG, Simons LS. Myofascial Pain and Dysfunction: The Trigger Point Manual−Upper Half of Body. Baltimore, Md: Lippincott, Williams & Wilkins; 1999 より転載)

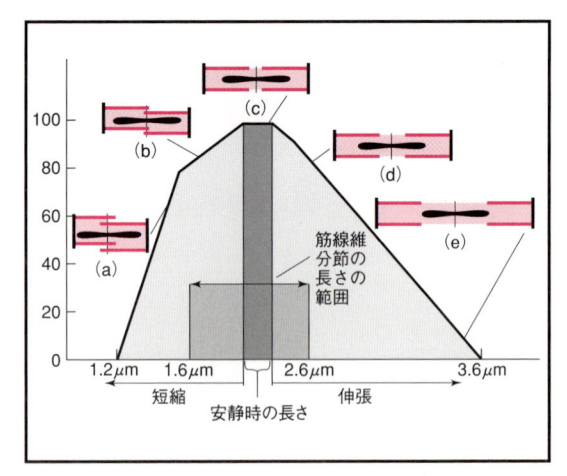

図5-8　収縮中の筋における長さ−張力関係
グラフは筋によって生じる張力を、収縮が始まる前である休息時の長さと比較して示してある。挿入された筋節の図は、各休息時における太いフィラメントと細いフィラメントの重なりの程度を示している。筋が伸びすぎていると、筋節中のフィラメントはほとんど重なりがないので、多くの連結橋を作れない（e）。もし、筋が短くなっている状態から収縮を始めると、ミオシン・フィラメントがすぐに両端のZ膜に突き当たってしまって十分縮めない（a）
(HUMAN PHYSIOLOGY: AN INTEGRATED APPROACH by Silverthorn, ⓒReprinted by permission of Pearson Education, Inc., Upper Saddle River, NJ.)

●可動域制限

索状硬結に異常な緊張や疼痛があるために、罹患筋には可動域の制限が見られるが、それは特に運動の終わりの領域で顕著である。また、筋の張りや凝りは普通に見られ、特に朝の起床時のように、長時間安静にしていた後に起こることが多い。

●筋力の低下

筋筋膜トリガーポイントをもつ患者には筋力の低下が普通に見られるが、その理由には諸説がある。一般に徒手筋力テストの結果は、同側の他の健常な筋、あるいは反対側の筋に比べて、0.5〜1レベル低い値が出る。筋の長さ−張力曲線（図5-8）を見ると、過度に短縮した筋節ではアクチンとミオシンのフィラメント間に形成される連結橋の数がいかに少ないかがわかるであろう。こうなると、その筋が出せるはずの張力は減退する。

筋筋膜トリガーポイント治療に続いて筋筋膜ストレッチ運動をすると、筋節が引き伸ばされて筋フィラメント間に形成可能な連結橋の数が増えることによって、筋力が改善されることは臨床で明らかにされている。筋筋膜に異常のある筋でスパズムが起こると、局所的な阻血をもたらし、エネルギー源の供給が減少する。このことは筋の作業能力に影響を与える。局所痛や関連痛による筋防御反応は、痛みの少ない動作をさせことになるので、結果的に筋の作業能力が低下するのである。筋筋膜トリガーポイントのある筋は健常な筋よりも早く疲れて疲弊することが知られている[1,2]。ある筋では抑制に働いて弱くなり、他の筋では興奮に働いて緊張が高まるという、筋力の不均衡が生まれる可能性がある。

●ストレッチ陽性サイン

ストレッチ陽性サイン（positive stretching

sign：PSS）とは、筋筋膜ストレッチの際に、力学的ないし神経由来として生じる関節の疼痛と定義することができる。活動性筋筋膜トリガーポイントをもつ筋では受動的および能動的なストレッチ運動が抑制されるが、それは運動の終わりの領域で顕著である。索状硬結の緊張が高まると抑制が働き、その筋は限度の長さまで伸張できなくなり、関節運動にも影響を及ぼす。その結果、関節の動きは代償的で異常なものに変わり、その関節に疼痛を発するのである。筋筋膜ストレッチ中にPSSが発生するのは、それ以上のストレッチは有害であることを知らせている。したがって、その筋を安静位に戻して、もう一度トリガーポイント治療（阻血性圧迫やその他の手技）を施せば、トリガーポイントの活性が弱まり、より大きな可動域が得られる。

　トリガーポイント治療と筋筋膜ストレッチとを交互に繰り返すのが、最も効果的な治療法と思われる。PSSは、どの程度の筋筋膜ストレッチがそのときの患者にとって適当であるかを臨床家に教えている。肩の打撲および肩甲下筋の活性筋筋膜トリガーポイントと診断された患者の治療を例にとれば、肩甲下筋に阻血性圧迫治療を施した後、適度な筋筋膜ストレッチをする。この症例では肩の外転動作が完全に回復することが望まれている。患者は、肩を外転すると、約70度のところで肩峰の先（打撲）に痛みが出ると訴える。このタイプの痛みはPSSであると言える。なぜなら、それがストレッチの動作時に出るからである。その痛みは明らかに力学的な原因によるものであり、筋筋膜に障害があって硬くなった肩甲下筋が、関節の動きを異常にしている。その肩甲下筋を弛緩する位置に戻し、さらにトリガーポイントに阻血性圧迫治療を施すと、ストレッチを繰り返しても痛みは起こらず、85度まで外転できるようになる。何回か阻血性圧迫治療とストレッチを繰り返すと、トリガーポイントの活性が低下して可動域がさらに広がることがわかる。PSSに注目せず、関節の痛みを無視してストレッチすると、治療になるどころか有害である。

　PSSを、局所的な筋の痛みや関連痛パターンによる痛みと混同してはならない。局所的な筋の痛みが出たときは、"スプレー＆ストレッチ"法を患者の耐えられる範囲で続けるのがよい。

●演習問題

1．微小な損傷は、急激な動作をした場合にだけ生ずる可能性がある。
　　正　　　誤

2．トリガーポイント部に局所痛があるのは、Ca^{2+}が存在するからである。
　　正　　　誤

3．筋筋膜トリガーポイントは、それぞれの筋に特徴的で特異なパターンをもった痛みを近く、あるいは遠くに生ずる。
　　正　　　誤

4．過度に伸張された筋節は筋筋膜トリガーポイントの所在を反映しているが、過度に短縮した筋節は同じ筋線維の離れた部分を反映している。
　　正　　　誤

5．患者の疼痛再現と関連痛パターンの定義は同じである。
　　正　　　誤

6．患者の疼痛再現と関連痛パターンは全く同じ領域に見られる。
　　正　　　誤

7．局所単収縮反応は、筋筋膜に異常がある筋線維の細胞膜が局所的に脱分極されることで生ずる。
　　正　　　誤

8．筋筋膜トリガーポイントの存在は、可動域、筋力および筋の柔軟性に影響しない。
　　正　　　誤

9．筋筋膜ストレッチ時に関節に出る、力学的あるいは神経由来の疼痛は、＿＿＿＿＿と呼ばれる。

10．トリガーポイント治療を施しているときに、

患者が痛みを訴えて、「この痛みは私がいつも感じているのと同じものだ」と言ったとすれば、次のどれに当たると思うか？
    A．ストレッチ陽性サイン
    B．患者の疼痛再現
    C．関連痛パターン
    D．いずれでもない
11. 腸腰筋に筋筋膜ストレッチを施しているとき、その腸腰筋の停止部にあたる大腿前部に軽い痛みを訴えた。著者の言うところに従うと、次のどれに当たるか？
    A．ストレッチ陽性サインなので、ストレッチを止めて、もっと指で圧迫した上で、ストレッチを繰り返す。
    B．患者の疼痛再現なので、直ちに治療を止める。
    C．筋のストレッチによる痛みなので、"スプレー＆ストレッチ"法を患者が耐えられる範囲で続ける。
    D．以上のいずれでもない。

■文献

1. Headley B. Assessing surface EMG. *Rehabilitation Management*. 1992; 5: 87-91.
2. Headley B. Evaluation and treatment of myofascial pain syndrome utilizing biofeedback. In: *Clinical EMG for Surface Recordings*. Nevada City, Nev: Clinical Resources; 1990: 235-254.
3. Gunn CC. *Treating Myofascial Pain: Intramuscular Stimulation (IMS) for Myofascial Pain Syndromes of Neuropathic Origin*. Seattle, Wash: University of Washington; 1989.

Chapter 6

関連痛パターンのメカニズム

　筋筋膜トリガーポイントの関連痛パターンの発生を明確に説明できる特殊なメカニズムは知られていないが、部分的なメカニズムであれば説明は可能である。

　疼痛刺激が大脳皮質の感覚野で知覚されるまでには、少なくとも次の4つのレベルにおいて変換されている。
①受容器で刺激を神経インパルスに変換
②脊髄レベルでの変換
③脊髄と皮質感覚野の間にある網様体（視床）での変換
④皮質感覚野での変換

　1969年、SelzerとSpencer[1, 2]は関連痛を説明するために、5つの仮説的メカニズムを提案した。
①一次求心性神経軸索の末梢での分枝：身体のある部分の神経終末が発した情報を、脳が他の部分が発したものと間違える。
②収束—投射：脊髄の1個の神経細胞が、内臓器官と皮膚または筋の両方から侵害刺激を受けているため、皮質感覚野はその侵害情報が内臓由来か、皮膚または筋由来から区別できず間違える。
③収束—促通：皮膚の求心性感覚神経の活動が弱く、脊髄視床路を興奮させるほどでないときでも、内臓からの強い異常な求心性活動によって促通され、痛みとして受け取られる。
④交感神経系の活動：交感神経線維が侵害性物質（プロスタグランジン）を放出し、トリガーポイントの一次求心性神経の終末を感作する（209ページの訳注5参照）。
⑤上脊髄性の収束またはイメージ投射：脊髄より上位の視床レベルにおける痛覚伝導路での収束。

　QuintnerとCohen[3]は、筋筋膜トリガーポイントが関連痛パターンを生じさせるという前提に疑問を投げかけた。彼らは、「すべての筋筋膜性疼痛症候群の現象は末梢神経起源の二次的痛覚過敏と考えた方がよりうまく説明できる」と唱えた。Simonsは、関連痛が発生するメカニズムの1つとして末梢における侵害受容器の感作が考えられるとして、Quintnerらの説を支持している[4]（209ページの訳注6参照）。活性局所（active loci）の近傍にブラジキニン、プロスタグランジンE、セロトニンが存在すれば、それらは感作作用によって関連痛のメカニズムに寄与する可能性がある。動物モデルとしてウサギを用いた最近の研究は、脊髄レベルにおけるさまざまな現象が関連痛パターンに関係している可能性があることを明らかにした[4, 5]。その研究では、筋からの1本の侵害受容線維の受容野を刺激すると、同じ肢に別の受容野が現れることを明らかにしている。侵害刺激に対する後角細胞の感受性が高まり、別の受容野が現れるのである。これらの研究は関連痛パターンメカニズムにおける脊髄の役割を示している。

　Hongら[5, 6]は、筋筋膜トリガーポイントに針を貫通させたときには、87.7%に関連痛が発生したが、指先で圧したり、つまんだときには53.9%にしか発生しなかったことを明らかにした。

●演習問題

1．活性局所の近傍にブラジキニン、プロスタグ

ランジンE、セロトニンが存在すれば、感作作用によって関連痛のメカニズムに寄与する可能性がある。

 正 誤

2．脊髄レベルにおけるさまざまな現象は関連痛パターンには関係ないことが研究で明らかになっている。

 正 誤

3．針の刺入よりも指で触れる方が関連痛パターンを生じやすい。

 正 誤

■文献

1. Selzer M, Spencer WA. Convergence of visceral and cutaneous afferent pathways in the lumbar spinal cord. *Brain Res.* 1969; 14(2): 331-348.
2. Selzer M, Spencer WA. Interactions between visceral and cutaneous afferents in the spinal cord: reciprocal primary afferent fiber depolarization. *Brain Res.* 1969; 14(2)349-366.
3. Quintner JL, Cohen ML. Referred pain of peripheral nerve origin: an alternative to the "myofascial pain" construct. *Clin J Pain.* 1994; 10: 243-51.
4. Travell JG, Simons DG, Simons LS. *Myofascial Pain and Dysfunction: The Trigger Point Manual—Upper Half of Body.* Baltimore, Md: Williams & Wilkins; 1999.
5. Hong CZ, Simons DG. Pathophysiologic and electrophysiologic mechanisms of myofascial trigger points. *Arch Phys Med Rehabil.* 1998; 79: 863-72.
6. Hong CZ, Kuan TS, Chen JT, Chen SM. Referred pain elicited by palpation and by needling of myofascial trigger points: a comparison. *Arch Phys Med Rehabil.* 1997; 78: 957-60.

Chapter 7

筋筋膜トリガーポイントの分類

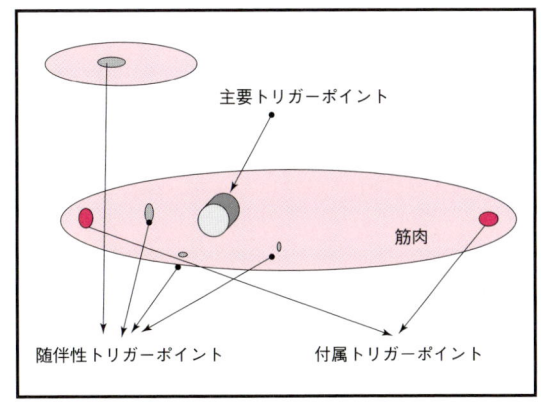

　筋筋膜トリガーポイントの分類法はいくつかあるが、ここでは文献や臨床現場で最も多く使われている分類に従った。

活動性トリガーポイント

　活動性（active）トリガーポイントは指で圧迫しなくても疼痛を発する。その特徴は①強い圧痛がある②阻血性圧迫の有無にかかわらず、その筋に特徴的な関連痛パターンが現れる③筋の柔軟性を損なう④筋力が低下する⑤圧迫あるいは針刺激によって局所単収縮反応が起こる。

潜在性トリガーポイント

　潜在性（latent）トリガーポイントは通常、サイレントで自発痛がない。しかし、圧痛はあり、阻血性圧迫により関連痛パターンが現れ、筋の柔軟性を損ね、筋力の低下をきたし、圧迫や針刺激によって局所単収縮反応が起こることもある。潜在性トリガーポイントは損傷が治ってもその筋に長年にわたり残存することがある。活動性トリガーポイントを治療せずに放置したり、誤った治療をすると、慢性化し潜在性になることがある。潜在性トリガーポイントは、微小な損傷やひどい外傷によって、再び活性化することがある。

随伴性トリガーポイント

　随伴性（satellite）トリガーポイント（図7-1）は、主要（main）トリガーポイントと同じ筋に、あるいは他の筋でも主要トリガーポイントの関連痛パターンが現れる筋、あるいは協力筋にできることがある。随伴性トリガーポイントは、それ自体を特に治療しなくても、主要トリガーポイントが解消されれば通常はなくなる。

　SimonsとTravell[1]は最近の著書の中で、中心（central）トリガーポイント、付属（attachment）トリガーポイントという区別をして、次のように定義している。

中心トリガーポイント

　中心トリガーポイントは、機能障害に陥った終板に密接に関係しており、筋線維の中央近くに位置している。

付属トリガーポイント

　付属トリガーポイント（図7-1）は、筋腱移行部または筋の骨付着部にできたトリガーポイン

図7-1　筋筋膜トリガーポイントの分類

トで、骨付着部炎と同じものである。中心トリガーポイントによってできた索状硬結に特有の緊張が解消されないと発症する。

●演習問題

1．活動性トリガーポイントは指で圧迫しなくても痛みがある。
    正　　　誤
2．潜在性トリガーポイントは普段から活動していて、自発痛がある。
    正　　　誤
3．潜在性トリガーポイントは筋の柔軟性に影響せず、凝り（muscle tightness）は生じない。
    正　　　誤
4．活動性トリガーポイントを治療しなかったり、誤った治療をしたりすると、慢性になり潜在化することがある。
    正　　　誤
5．潜在性トリガーポイントは微小な損傷（microtrauma）、あるいはひどい外傷（macrotrauma）によって再活動性されることがある。
    正　　　誤
6．機能障害に陥った終板と密接に関連し、筋線維の中央にできた筋筋膜トリガーポイントは＿＿＿＿＿＿トリガーポイントと定義されている。

■文献

1. Travell JG, Simons DG, Simons LS. *Myofascial Pain and Dysfunction: The Trigger Point Manual—Upper Half of Body*. Baltimore, Md: Williams & Wilkins; 1999.

Chapter 8

損傷の生体力学

　筋筋膜トリガーポイント症候群の診断を行い、治療すべき筋を正しく特定する際に重要なことは、損傷の生体力学を知ることである。個々の筋の損傷状況に合わせて、そのときに特異的なメカニズムを考慮しなければならない。

　機能障害の原因となっている筋の特定に関連痛パターンのみを基準にすると、結果を誤ることがある。いくつかの筋の間で関連痛パターンは互いに重なっているからである。患者の病歴を尋ね、的確な質問をしながら可能性のある損傷メカニズムを絞り込んでいくことが大変重要である。このプロセスが診断のパズルをつなぎ合わせるのを助け、演繹的な推理を経て、適切な治療法に関する正しい結論に到達するのである。

　確認事項を以下に挙げる。

- かかった外力の方向（外力による損傷である場合）
- 損傷したときの身体の相対的位置関係
- 外力が加わった後に続いた身体の特殊な動き
- 患者が通常とっていると思われる特有の姿勢（姿勢性の機能障害である場合）
- 習慣性または反復性運動の方向（反復運動による損傷の場合）
- 骨格が非対称の症例では、骨盤と脊柱の力学関係
- 足の動きに問題がある症例では、足の位置や機能に関する解剖学

　注意深い検査と観察から損傷の生体力学に関するヒントが得られると思われるが、次のような適切な質問をすることも必要である。

①「あなたが負傷したとき、どんな転び方をしたのか思い出して詳しく教えて下さい」
②「仕事であなたは手首をどう動かしたのか、そのときの変わった動きを思い出して再現して下さい」
③「あなたがテレビを見ているときの座り方を思い出して、詳しく教えて下さい」

　損傷の生体力学の判断が比較的単純な例は、スポーツ外傷や突然の転倒、自動車事故など、急激な動きの結果としての損傷である。これらのメカニズムで損傷した患者たちは、転んだときの特殊な状態や、損傷したときの身体の位置関係などを容易に思い出してくれる。しかし、損傷はいつも急激な動きの結果ばかりとは限らない。反復運動による損傷も、また、ストレスのかかる姿勢からくる損傷もよく見られる。肉体労働者、音楽家、運動選手などは反復運動を必要とする活動に従事している。職場も人間工学的に正しい設備がなされていないと、関節や筋にストレスがかかることになる。

　臨床家は常に患者に対して、その外傷の原因になった可能性のある反復運動を詳しく再現してみせるように説得する必要がある。その筋や関節にストレスがかかったときの位置関係も考慮に入れなければならない。姿勢や骨格の非対称、悪い姿勢、生体力学的に不自然な習慣性体位、長時間ストレスのかかる体位などは微小な損傷の原因となり、筋筋膜トリガーポイント症候群を惹き起こす。最後のカテゴリーに原因がある場合は、患者から損傷の生体力学に関する情報を聞き出すのが難しい。たいていの場合、患者は原因となった特定の体位や運動について意識していないからである。

●演習問題

1．関連痛パターンは筋筋膜機能障害の原因である筋を特定する唯一の基準である。
    正　　　誤
2．患者の病歴を聞き出し、適切な質問をすることは重要で、可能性のある損傷メカニズムを特定する手がかりになる。
    正　　　誤
3．姿勢や骨格の非対称、悪い姿勢、生体力学的に不自然な習慣性体位、長時間ストレスのかかる体位などは微小な損傷の原因となり、筋筋膜トリガーポイント症候群を惹き起こす。
    正　　　誤

Chapter 9

筋筋膜トリガーポイント症候群の診断

筋筋膜トリガーポイント症候群の診断にはいくつかの段階がある。多くの場合、患者にとって筋筋膜トリガーポイント症候群の診断はたいした問題ではないとされてきた。最初に診た家庭医、整形外科医、リウマチ専門医、歯科医、反射区療法師などが患者を筋筋膜トリガーポイント症候群と診断し、物療医やリハビリ専門医、理学療法士、作業療法士などに紹介して治療させる場合も多いだろうし、最初に診た医師が患者は筋筋膜トリガーポイント症候群ではないと診断して、患者の機能障害の原因が筋筋膜トリガーポイント症候群である可能性を見逃していることも多いと思われる。しかし、注意深く診察してみると、頚部神経根障害とされていた患者が、胸鎖乳突筋や斜角筋に関連した筋筋膜トリガーポイント症候群であったり、以前の診断では踵骨の骨棘が原因の炎症性疼痛とされていたものが、後脛骨筋、ヒラメ筋、足底方形筋に関連する筋筋膜トリガーポイント症候群とされることもよくある。したがって、患者を筋筋膜トリガーポイント症候群の観点からよく診て、その筋筋膜症状が他の疾病からくる二次的なものか、その逆に、その筋筋膜トリガーポイント症候群が主要な原因なのかを判断することが重要である。後者の場合は、筋筋膜トリガーポイント症候群という診断結果を優先して治療すべきである。

診断用語

筋筋膜症状の診断に用いられる用語にはいろいろある。筋筋膜機能障害（myofascial dysfunction）、筋筋膜症候群（myofascial syndrome）、局所性筋筋膜症候群（regional myofascial syndrome）、筋筋膜性疼痛症候群（myofascial pain syndrome）など、一貫性のないあいまいな表現が用いられてきたため、用語に明確な定義を与えたり、これらの用語が表す内容について合意を得ることは困難であった。しかし、われわれとしては、筋筋膜トリガーポイントによって惹き起こされる症状を表す用語として最もわかりやすいのは、「筋筋膜トリガーポイント症候群」（本書でもこれを用いている）と考える。この用語はSimonsによって紹介されたもので、今後も臨床家や研究者が一貫して使い続けてほしいと願っている。われわれは、腸腰筋筋膜トリガーポイント症候群、棘下筋筋膜トリガーポイント症候群というように、その筋筋膜が損傷された筋の名前に続けて使うことにする。

活動性および潜在性トリガーポイントの推奨される同定基準

筋筋膜トリガーポイントを正確に同定する基準に関して、それら基準の妥当性、評価者間の信頼性についてこれまで多くの検討がなされている[1-7]。Hsiehら[4]は、筋筋膜トリガーポイントを触診によって同定した結果では、評価者間の信頼性は低かったと報告している。しかし、彼らのデータやκ値の意味に対する解釈には強い疑問がもたれている[2]。Gerwinら[2,3]は、系統的かつ詳細な研究によって、いくつかの項目で興味深いκ値を得ることに成功し、信頼性は高いことを示した。表9-1に、彼らが調べた項目とその結果を示す。

表9-1 トリガーポイントの診断に関する評価者間の信頼性[3, 13]

調べた特徴	κ値
点状の圧痛部位	0.84
患者の疼痛再現	0.88
索状硬結	0.85
関連痛パターン	0.69
局所単収縮反応	0.44
平均スコア	0.74

活動性および潜在性トリガーポイントの同定に関して、われわれは、Gerwinら[2, 3, 8, 9]の調べた項目とTravellとSimons[10-14]による提案に基づき、次に挙げるような必須基準（essential criteria）、ならびに確認基準（confirmatory criteria）を採用する。

必須基準

①索状硬結：筋に触れることができる場合、指先で索状硬結を触察すると、その中に強い圧痛のある結節が認められる。
②索状硬結中の結節にみられる点状の強い圧痛部位：臨床家は索状硬結を触察し、圧痛のある結節を探す必要がある。その結節を指先で圧迫すれば、関連痛パターン（RPP）が現れる。
③患者の疼痛再現：圧痛のある結節に、指先による阻血性圧迫を加えると患者の疼痛症状を再現できる。患者はたいていの場合、その痛みを「私がいつも苦しんでいる疼痛です」と表現する。この患者の疼痛再現を関連痛パターン全体に当てはめる必要はない。パターンはその筋だけに特有なものである。患者に疼痛が再現されることは大変重要な基準になり、それによりトリガーポイントが活動性か潜在性か区別できる。
④可動域での最終停止位で見られる疼痛：運動可動域に制限が見られ、最終停止位で疼痛が生じるのは筋筋膜トリガーポイントに共通した特徴である。運動時の最終停止位で生じる疼痛をRPPやPSSと間違えてはならない。

確認基準

①局所単収縮反応（LTR）：LTRは索状硬結を指先で急に弾くと起こる反応で、特に活動性トリガーポイントが存在する筋線維を弾くと反応は顕著である。LTRは目で見ても、指で触っても確認できる。
②針刺入による局所単収縮反応は活動性トリガーポイントへ針を刺入しても起こる。針を刺入する部分はトリガーポイントへ直接でも、その近傍にでもかまわない。
③関連痛パターン：特定の筋に特徴的なRPPは活動性トリガーポイントを指先で圧迫したときに現れる。
④自発性筋電図（EMG）活動：自発性筋電図活動は、索状硬結中の結節の活性部位へ電極をゆっくり近づけると生じる。

関連痛パターンの診断上の価値

RPPの確認は、筋筋膜トリガーポイント症候群の診断において重要かつ有用な確認基準になる。1980年代の初めから[15]、TravellとSimonsは彼らの著作の中で「患者の関連痛は、多くの場合、筋筋膜性疼痛症候群を診断する鍵になる」とRPPの重

要性を説いてきた。最近の研究によれば[16]、筋筋膜トリガーポイントをもつ被験者の筋の健常部で圧痛測定を行うと、活動性トリガーポイントをもつ患者の68％、潜在性トリガーポイントをもつ患者の23.4％の者に関連痛が発生したという。同じ研究でトリガーポイントに直接圧力を加えた場合は、活動性トリガーポイントをもつ患者では全員、潜在性トリガーポイントをもつ患者では46.8％にRPPが現れた。さらに、索状硬結部位を圧したときは、活動性トリガーポイントをもつ被験者では全員、潜在性トリガーポイントをもつ者では36.2％に関連痛が現れた。HongとSimons[17]は「関連痛は筋筋膜トリガーポイントに特有の徴候ではないが、確かに筋の活動性が存在する部分の方が、潜在性が存在する部分や健常な部分よりもずっと容易に関連痛が発生する」という点では意見が一致している。

　前にも述べたように、RPPだけ診て治療する筋を決めると判断を誤ることがある。複数の筋にわたって変化するRPPを示す患者もよく見られ、活動性筋筋膜トリガーポイントによるRPPが患者の疼痛再現とは大きく異なる場合もあり、診断を一層複雑にしている。上述した必須基準に頼らなくても、損傷の生体力学を用いたわれわれの診断法によっても正確な筋筋膜トリガーポイントの診断は可能である。

筋筋膜トリガーポイント症候群の診断法

　筋筋膜トリガーポイント症候群の診断は次のような段階を踏んで行う。

①病歴の聴取。急激な外傷、急激な過負荷などで急に発症したのか、慢性の過負荷、微小な損傷、反復運動などで徐々に発症したのか確かめる。患者の生活上の問題点を客観的に探ると同時に、患者の職業、人間関係、日常生活でストレスになっているものなどを理解する[18]。

②病歴と質疑応答からその患者に関する損傷の生体力学を明らかにする。

③触診で索状硬結を探す。筋に触ることができるなら、触診によって圧痛のある結節をもった索状硬結を探す。

④索状硬結の中にたいていは存在するはずの、圧痛のある結節の存在を確認する。

⑤患者の疼痛再現現象を確かめる。患者の疼痛再現をRPPの全体にまで当てはめようとする必要はない。患者はRPPの一部分だけを再確認することもある。患者の疼痛再現を調べることで、トリガーポイントが活動性か潜在性かを鑑別できる。

⑥可動域での運動終了位で見られる疼痛。運動の終了期に筋の付着部または筋腹に生じる疼痛。

⑦局所単収縮反応の有無を確かめる。LTRは索状硬結を指先で急に弾くと起こることがある。トリガーポイントの活動性が非常に高い場合には、トリガーポイントを単に指先で圧迫するだけでも見られることがある。

⑧関連痛パターンを確かめる。その筋に独特なRPPは、活動性トリガーポイントの圧迫で発現させることができる。RPPは患者の疼痛再現時のものと異なることもある。

⑨罹患筋の筋力が低下を確かめる。必要なら徒手筋力テストを行い、筋力低下を確かめる。

⑩整形外科的、神経学的検査などの特殊な鑑別診断テストなどの関連も考慮に入れる。

⑪筋筋膜トリガーポイント症候群の存在を視野に入れた観点から診断を下す。

●演習問題

1．疼痛のある結節に、指先で阻血性圧迫を加えたときに発する疼痛を＿＿＿＿＿＿と呼ぶ。

2．患者の疼痛再現は筋筋膜トリガーポイント同定の確認基準の1つである。
　　　正　　　　誤

3．関連痛パターンは筋筋膜トリガーポイント同定の必須基準の1つである。
　　　正　　　　誤

4．患者の疼痛再現ができることは大変重要な基準であって、それによって＿＿＿＿＿＿トリガーポイントと＿＿＿＿＿＿＿トリガーポイントとを判別できる。

　　正　　　誤

5．可動域の運動終了位で見られる筋の疼痛はストレッチ陽性サインであるとされている。

　　正　　　誤

6．可動域の運動終了位で見られる疼痛は、筋筋膜トリガーポイント同定の必須基準の1つである。

　　正　　　誤

7．電極を索状硬結中の疼痛のある結節の活性部位へゆっくり近づけたときに、自発性筋電図活動が見られることは筋筋膜トリガーポイント同定の確認基準の1つである。

　　正　　　誤

■文献

1. Fischer AA. Reliability of the pressure algometer as a measure of myofascial trigger point sensitivity. *Pain.* 1987; 28: 411-4.
2. Gerwin R, Shannon S. Interexaminer reliability and myofascial trigger points. *Arch Phys Med Rehabil.* 2000; 81: 1257-8.
3. Gerwin RD, Shannon S, Hong CZ, Hubbard D, Gevirtz R. Interrater reliability in myofascial trigger point examination. *Pain.* 1997; 69: 65-73.
4. Hsieh CY, Hong CZ, Adams AH, et al. Interexaminer reliability of the palpation of trigger points in the trunk and lower limb muscles. *Arch Phys Med Rehabil.* 2000; 81: 258-64.
5. Nice DA, Riddle DL, Lamb RL, Mayhew TP, Rucker K. Intertester reliability of judgments of the presence of trigger points in patients with low back pain. *Arch Phys Med Rehabil.* 1992; 73: 893-8.
6. Njoo KH, Van der Does E. The occurrence and inter-rater reliability of myofascial trigger points in the quadratus lumborum and gluteus medius: a prospective study in non-specific low back pain patients and controls in general practice. *Pain.* 1994; 58: 317-23.
7. Tunks E, McCain GA, Hart LE, et al. The reliability of examination for tenderness in patients with myofascial pain, chronic fibromyalgia and controls. *J Rheumatol.* 1995; 22: 944-52.
8. Gerwin RD. Neurobiology of the myofascial trigger point. *Baillieres Clin Rheumatol.* 1994; 8: 747-62.
9. Gerwin RD. Myofascial pain syndromes in the upper extremity. *J Hand Ther.* 1997; 10: 130-6.
10. Simons DG. Examining for myofascial trigger points. *Arch Phys Med Rehabil.* 1993; 74: 676-7.
11. Simons DG. The nature of myofascial trigger points. *Clin J Pain.* 1995; 11: 83-4.
12. Simons DG. Undiagnosed pain complaints: trigger points? *Clin J Pain.* 1997; 13: 82-3.
13. Travell JG, Simons DG, Simons LS. *Myofascial Pain and Dysfunction: The Trigger Point Manual —Upper Half of Body.* Baltimore, Md: Williams & Wilkins; 1999.
14. Wolfe F, Simons DG, Fricton J, et al. The fibromyalgia and myofascial pain syndromes: a preliminary study of tender points and trigger points in persons with fibromyalgia, myofascial pain syndrome and no disease. *J Rheumatol.* 1992; 19: 944-51.
15. Travell JG, Simons DG. *Myofascial Pain and Dysfunction: The Trigger Point Manual.* Vol 1. Baltimore, Md: Williams & Wilkins; 1983.
16. Hong CZ, Chen YN, Twehous D, Hong D. Pressure threshold for referred pain by compression on the trigger point and adjacent areas. *J Musculoskel Pain.* 1996; 61-79.
17. Hong CZ, Simons DG. Pathophysiologic and electrophysiologic mechanisms of myofascial trigger points. *Arch Phys Med Rehabil.* 1998; 79: 863-72.
18. Travell J. *Advances in Pain Research and Therapy: Chronic Myofascial Pain Syndromes Mysteries of the History.* New York: Raven Press Ltd; 1990; 17: 129-137.

Chapter 10

筋筋膜異常の治療

筋筋膜に異常があるという診断がついたら、次のような治療の順序が考えられる。

①罹患筋に対する物理療法

罹患筋に温熱や他の物理刺激（温パック、冷パック、超音波など）を施すことは、局所の血液循環を向上させて筋をリラックスさせる。加療の方法や時間は用いる刺激の種類によって異なる。臨床家は加療の前に用いる方法に関するあらゆる禁忌事項を念頭に入れておくこと。

それらを以下に列挙する。

- 温パックは全般的な血液循環を促し、リラックス感を増す。罹患筋に15～20分間当てる。
- 温熱刺激としての超音波は振動エネルギーを約5cmの深さまで伝え、組織内に熱を発生する。超音波が筋筋膜トリガーポイントの治療にどんなメカニズムで効果を発揮するかは、さらなる研究が必要である。筋筋膜トリガーポイントにパルス状の超音波を当てることも考えられる。連続して超音波を当てるときは、当てている間、超音波のヘッドを常に移動させている必要がある。筋筋膜トリガーポイントに対するこれらの方法の効果の違いを調べた研究はない。
- 音波浸透法やイオン浸透法は、ヒドロコルチゾン、リドカイン、その他の薬剤を浸透させるものであるが、皮下1cmまでの低い浸透力しかないので、薬剤が筋肉下の組織に達するのは困難である。
- 電気刺激は今日までさまざまな形態のものが筋筋膜トリガーポイントの治療に用いられてきたが、われわれは交流（直流ではない）を、筋に穏やかで瞬間的な収縮が見られる強さで用いている。このような電気刺激は針刺入法によってLTRを誘導するのと同じ効果がある。と同時に、筋が疲労してより強く弛緩するように思われる。また、トリガーポイント上に当てたプローブを利用して電気刺激をすることもできる。
- 低レベル・レーザー療法はトリガーポイントに15秒間ずつ3回照射すると、皮膚抵抗の正常化に大変効果的とされており、それが筋筋膜トリガーポイントの正常化の指標になるとされている[1]。通常用いられるのはヘリウム－ネオン混合ガスが発する632.8nm赤色光、または820～830nm赤外線持続波、および904nmパルス状照射である[2]。最近の研究によって[1-3]、筋硬直の緩和、可動性の増大、筋筋膜トリガーポイントが存在する筋の疼痛の軽減[4-6]などが得られることがわかった。低レベル・レーザー療法は局所の微小循環を改善して、トリガーポイントで低酸素状態にある細胞に対する酸素供給を増大すると同時に、溜まった老廃物を運び去るのを助ける。Tam[6]によると、疼痛緩和療法においては半導体、あるいはレーザー・ダイオード（GaAs, 904nm）が最適な選択肢であるという。低出力レーザーはプロスタグランジン（PG）合成に影響を与えて、PGG2、およびPGH2がPG12（プロスタサイクリン、あるいはエポプロステノールとも呼ばれている）に変化するのを促進する。後者は主にアラキドン酸から作られ、内皮細胞や血管壁の平滑筋細胞に取り込まれて、血管拡張や抗炎症作用を発揮する。Simunovic[3,7]は、

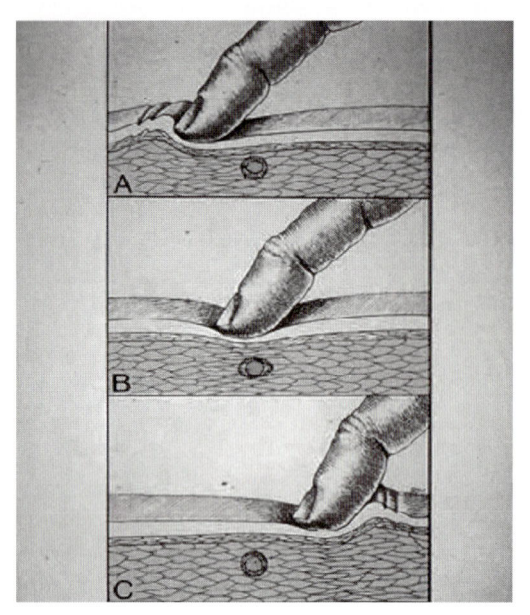

図10-1 母指、その他の指で行う筋筋膜トリガーポイント平圧法
(Travell JG, Simons DG, Simons LS. Myofascial Pain and Dysfunction: The Trigger Point Manual−Upper Half of Body. Baltimore, Md: Lippincott, Williams & Wilkins; 1999より転載)

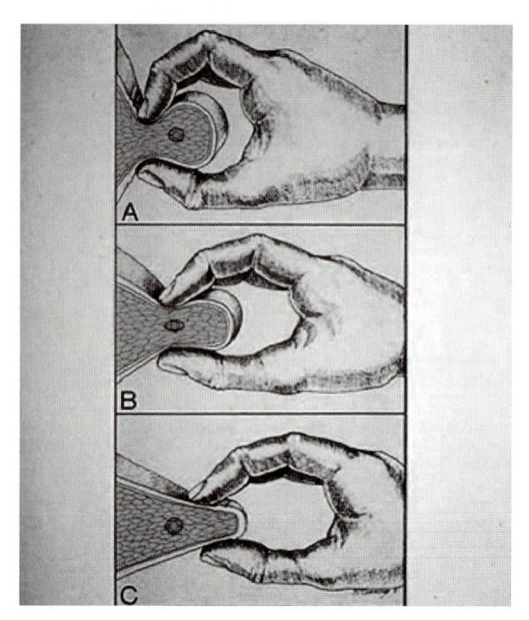

図10-2 筋筋膜トリガーポイント挟圧法
(Travell JG, Simons DG, Simons LS. Myofascial Pain and Dysfunction: The Trigger Point Manual−Upper Half of Body. Baltimore, Md: Lippincott, Williams & Wilkins; 1999より転載)

低レベル・レーザー療法を施したところ、急性痛患者の70％、慢性痛患者の60％で疼痛の軽減が得られたと報告している（注意点：どんな刺激方法であっても、臨床家の徒手療法の代わりにはならない）。

②トリガーポイント療法

トリガーポイント療法にも、次に挙げるようなさまざまな方法がある。

●漸増加圧法(progressive pressure technique)

この徒手療法には手、あるいは指を用いるが、平らに押さえる平圧法（flat palpation）（図10-1）と、つまむ挟圧法（pincer palpation）（図10-2）がある。母指、母指以外の指、拳、肘を用いたり、それらを組み合わせることもある。急激に阻血性圧迫を行うと、痛みや筋防御反応を惹き起こすだけなので、以下に述べる漸増加圧法と呼ばれる、より穏やかな方法を使う。

片手、あるいは両手、母指、その他の指を使いながら、中心に向かってしっかり力を加えていく。ひとたび組織の抵抗を感じたら、そこで加圧を止めて抵抗が解消するまで待つ。このとき、施術者は指の下で組織がゆっくり緩んでいく、あるいは融けていく感覚をもつであろう。そこで、再び中心に向かって圧力を加えていく。また新しい抵抗を感じたらそこで止めて、力を加えたままでしばらく待つ。これを何度か繰り返す。最後には、それ以上の効果は望めないところにまで達する。施術する筋はリラックスした状態にしておき、強く短縮した状態で施術してはならない。加える圧力の強さは、100gぐらいから始めて、800gまでである。施術者は、常に患者の耐えられる痛みの強さを目安にするように心がけるべきで、そのためにも患者は絶えず施術者に情報をフィードバックする必要がある。

これら指圧に制限時間を設ける方法もあるが、われわれは、施術者が無理な治療をしなければ制限時間は必要ないと考えている。漸増加圧法にお

いて、われわれが力を加えるのは通常1回に最低30秒から2分間である。この手技によって、最終的には筋筋膜トリガーポイントの結節で拘縮していた筋節が弛緩する[8-11]。Travellは同じ手技を"阻血性圧迫"（ischemic compression）と呼んでいる。はじめ白かった皮膚が、圧迫を終わった後、反射的に充血するからである[11,12]。患者にはゆっくりと深く息を吸わせ、施術者は徐々に力を加えていくようにする。この手技では、深くリラックスすることが効果にとって大変重要なのである。

臨床家の中には、トリガーポイント治療に自分の指や手を使わない別の方法をとる人たちもいる。

● 等尺性収縮後リラクゼーション、相反抑制など

等尺性収縮後リラクゼーション（postisometric relaxation）、相反抑制（reciprocal inhibition）、収縮－弛緩法（contract-relax technique）、筋エネルギー法（muscle energy technique）、緊張－対抗緊張法（strain-counterstrain technique）、マッサージ（massage）、筋筋膜解放法（myofascial release technique）など、いずれの手法もさまざまな面から筋筋膜トリガーポイントに影響を与えるが、このテキストでは漸増加圧法が最も良い治療法であることを強調しておく。

● トリガーポイント針刺入法

細くてしなやかな針（普通、鍼治療で用いる鍼を使う）を刺入してトリガーポイントからLTRを誘発し、それを不活性化するという大変効果的な治療法である。

● トリガーポイント注射

筋に対して毒性のない局所麻酔薬が有効とされ、多くの研究者が0.5％リドカイン[13]、あるいはプロカイン[11,12,14]の注射を推奨している。ところがその一方で、薬物よりも注射によってLTRを誘発することがより重要とされている[13]。また、筋筋膜トリガーポイントの起源が機能障害に陥った終板が存在している場所であるところから、ボツリヌス毒素Aを上手に使うことがトリガーポイントの不活性化に有効との報告もある[15-19]。

③筋筋膜ストレッチ

筋筋膜トリガーポイント治療の効果を上げるには、治療の後で常に筋筋膜ストレッチ（myofascial stretching：MFS）をするべきである。TravellとSimonsは、「トリガーポイント治療法の鍵はトリガーポイントが原因で短縮している筋線維を伸ばしてやることにある」と述べている[10]。力をうまく運動へ転換するため、筋は収縮する前にはわずかに伸展した状態にある。活動が開始される前に、他の筋骨格系の構造を傷つけないように、筋は適度に引き伸ばされている必要がある。損傷した筋ではこの特性が失われているので、漸増加圧法によってトリガーポイントを不活性化させ、罹患筋をリラックスさせた後、患者は自分でストレッチすることによって、その筋の状態を維持して人間工学的に正しい状態にする努力が必要である。言い換えれば、筋筋膜トリガーポイントの不活化に続いて、過度に短縮した筋節を引き伸ばす必要がある。受動的ストレッチ直後の可動域の広がりは、筋がもつ粘弾性と伸展性の短期的な変化で説明される[20,21]。受動的ストレッチを30秒以上続ければ、可動域の改善には十分である[22]。

De Deyneは最近の研究で[23]、リハビリ・タイプのストレッチ法によって得られた可動域は持続し、永久的な適応反応を生じるとしている。筋原線維の再生過程において、ストレッチを受けた筋線維は、明らかに、より多くの筋節が連なって長い線維になる傾向がある[24]。筋筋膜に異常がある筋をストレッチするときには、その筋線維は病的に過度に短縮していることを考慮すべきである。このストレッチには特殊な方法が必要で、他のストレッチ法と区別するために、われわれは筋筋膜ストレッチと呼んでいる。筋に1個の活動性トリガーポイントが存在する場合は、特定の筋線維の一部にだけ異常がある。この筋に通常の比較的速

いストレッチを施すと、異常のない筋線維までもストレッチされてしまう。同時に、この速いストレッチによって、トリガーポイントの両端にある筋節は、筋の長さが変化するために伸び過ぎになり、一方、過度に短縮しているトリガーポイントでは、その張力が増す。これとは反対に、筋筋膜ストレッチでは、罹患筋のみを特異的に分離して、筋筋膜に異常のある筋線維に対して非常にゆっくりと働きかける。

正しい筋筋膜ストレッチでは呼吸法に注意を集中して、深くリラックスすることが必要である。このリラックスによって"γ-筋紡錘"反応が抑制されるのである。γ-筋紡錘系は筋内に存在する一種のサーボ機構（生体フィードバック系）であり、筋が急にストレッチされると、その筋を収縮させるように働く[24]。γ-筋紡錘反応は速度依存性である（すなわち筋が急に引き伸ばされたときにだけ反応して収縮するが、筋をゆっくり引き伸ばしたときに反応は起こらない）。目的は筋を"真にリラックスさせる（relax out）"のであって、"無理にやらせる"ものではない。この微妙な違いを感じ取るためには、患者の身体に起こっていることに注意を集中することが必要である。

筋筋膜ストレッチは特定の筋の限られた狭い範囲に大変特異的な施術をする点で一般的なストレッチとは異なっている[25]。筋筋膜ストレッチを実施するときに過度の伸展を避けることと、十分にリラックスさせることが必要である。

Ingber[25]は筋筋膜ストレッチの施術について以下のような手順を提案している。

- ストレッチしようとする筋を、可動域の終止位あたりで、その筋の緊張が感じ取れるような位置におく。
- 息を吐き出しながら、筋をリラックスさせて、伸ばしていく。
- 新しく伸びた位置を保ったままで、息を吸い込む。
- 呼気に20～45秒かけ、その間に3～4㎜/秒の速さで更に伸ばす。これを繰り返して、筋を

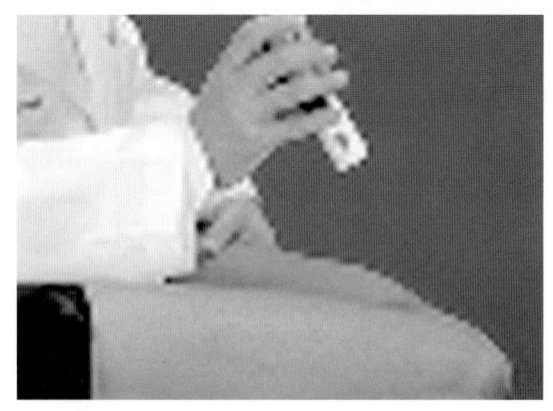

図10-3　"スプレー＆ストレッチ"法
"スプレー＆ストレッチ"法を利用すれば、不快感や筋防御反応を起こさせることなく筋を伸ばすことができる（ビデオ画面から）

"真にリラックスさせる"ところまで続ける。

筋筋膜ストレッチが正しく行われるためには、患者を指導するに当たって、臨床家はそのストレッチの意義をよく理解していて、細かいところまで指示ができなくてはならない。

注意：筋筋膜ストレッチをしているときに、ストレッチ陽性サイン（PSS）が発現したら、それは施術者、あるいは患者が筋に必要以上のことを"無理にやらせている"ことを知らせる信号である。そのときは、施術者は筋筋膜ストレッチの量を減らすか、筋を元のリラックスした位置に戻した上で、もう一度トリガーポイント治療を施した後、さらに筋筋膜ストレッチを続けるべきである。筋筋膜ストレッチを自宅で行うよう患者に指示する場合は、毎回2回繰り返しで、1日に4～6回行うのがよい。

急性の筋筋膜トリガーポイントを不活性化するために、"スプレー＆ストレッチ"法を適用して冷却剤をスプレーすることがある[11,26]。エチルクロライド（ethyl chloride）[27,28]、あるいはフルオリメタン（fluorimethane）[10,29]が有効として使われているが、両者には環境問題に関する懸念もあるので、それらの事情をよく知った上でその使用を決めるべきである。使用に当たっては、その製品に関する製造業者の情報やガイドラインを注意

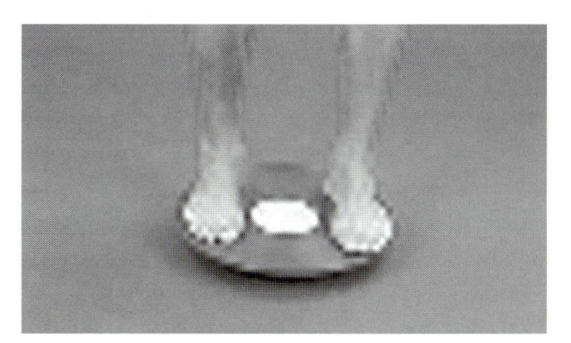

図10-4　固有受容トレーニングの実施
（ビデオ画面から）

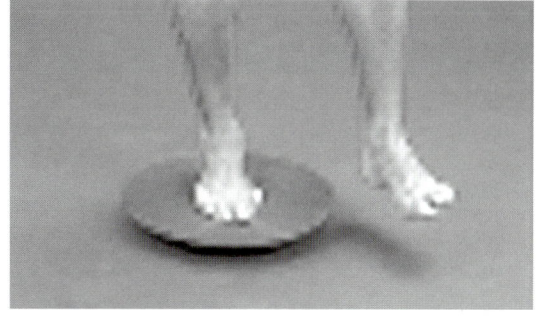

図10-5　固有受容トレーニングの実施
（ビデオ画面から）

深く読むべきである。冷却剤スプレーを使用する際に、推奨できる手順は次の通りである（図10-3）。

- 患者を楽な姿勢で座らせ、罹患筋を軽い緊張が感じられる状態に置く。
- スプレー缶を皮膚から20～30cm離して、トリガーポイント部からRPP部まで連続して掃くように3回スプレーする。
- 3回のスプレーが終ったら、手掌を使って、スプレーと同じ方向に穏やかにマッサージする。
- 筋を伸ばすように、穏やかにストレッチをする。
- 同じことを3回繰り返すが、常にPSSには注意し、サインがあったら直ちに中止すべきである。ただし、ストレッチを受けている筋から直接感じられる痛みや緊張はPSSではないことも常に思い出すこと。

④治療後の物理療法

皮膚に痛みがあったり、注射の痛みが残っているときは、その部分に冷パックをする。

⑤筋力強化運動

筋力強化は重要なので、筋筋膜治療の一部として行うべきである。通常、筋筋膜ストレッチを行った直後から筋力が増していくことに気付くが[25,30,31]、治療の一部としてプログラムに従った系統だった筋力強化を行うべきである。われわれは、罹患筋と関節の動きを組み合わせた可動域が70%回復した時点から筋力強化運動を始めるようにしている[32,33]。次のような手順の筋力強化運動を推奨する。

- さまざまな可動域での等尺性強化運動
- 低負荷下の等張性強化運動
- 中負荷下の等張性強化運動
- 等動力学的強化運動（短縮性－短縮性収縮運動から短縮性－伸張性収縮運動へ）
- 最大負荷下の等張性運動
- この強化運動のプログラムは、臨床上のトレーニングや自宅での運動プログラムとして、安全な動力学的に一環したものとして行う必要がある。

⑥固有受容トレーニング

筋に生じた微小な損傷やトリガーポイントは筋の協調機能を障害する[34-37]。筋の収縮速度が大きくなると、収縮に必要な最大数の運動単位を補充するのに時間がかかるようになる。そこで、組織損傷、特に微小な損傷を防ぐため、また関連した関節を守るためには、速い反射性の筋収縮が必要である[35,36,38]。固有受容トレーニングは、臨床家または器具によって外部から予想できない力が、さまざまな頻度や強度、方向から、患者のいろいろな部位に加えられ、多様な受容器が促通されるよう工夫されている。目標は固有受容器からの信

号を強化して、固有受容系、特に平衡、姿勢、筋調節に関与している経路を促通することである[36]。受容器の促通には、トランポリン、揺り板、バランス・シューズなど各種の用具が使用されている（図10-4、図10-5）。

⑦在宅運動プログラム

患者は治療を受けている期間も、自分でできるストレッチ運動を指導してもらう必要がある。そして患者自身が筋筋膜ストレッチの方法を正しく理解していることが大切である。患者は筋筋膜ストレッチを1日に4～6回行ってもよい。最近の研究で[26]、阻血性圧迫と緩徐なストレッチを組み合わせた在宅運動プログラムが筋筋膜トリガーポイントの感受性を下げるため、頚および上部背面に疼痛をもつ患者に効果があることがわかった。臨床家が患者に筋力強化運動や固有受容トレーニングを施すときには、同時に適当な在宅運動も指導すべきである。

●演習問題

1. 温熱療法はトリガーポイントの血液循環を増加させ、全般的なリラックスを促進する助けになる。
   正　　誤
2. 漸増加圧法に従えば、トリガーポイントに7～9kgの力を加えなければならない。
   正　　誤
3. トリガーポイント治療を施すときには、筋を最高に収縮させた状態で行わなければならない。
   正　　誤
4. トリガーポイント治療を施すときには、筋を最高に伸張させた状態で行わなければならない。
   正　　誤
5. 筋筋膜ストレッチは、罹患筋を分離して、筋筋膜に異常のある筋線維にゆっくりと働きかけるというところが大変特異的である。
   正　　誤
6. 筋筋膜ストレッチによって施術者は筋紡錘を活性化しようとする。
   正　　誤
7. 筋筋膜ストレッチは、特定の筋の限られた狭い範囲に大変特異な施術をするという点で一般的なストレッチ運動とは異なっている。
   正　　誤
8. 固有受容トレーニングの目標は、固有受容の流れを強化し、固有受容系、特に平衡、姿勢、筋調節に関与している経路を促通することである。
   正　　誤
9. 25歳のダンサーの左踵に痛みがある。詳しい検査と生体力学的分析によって、左後脛骨筋に活動性トリガーポイントがあることが明らかになった。最も適切な治療法と思われるのはどれか？
   A．左後脛骨筋に物理療法、トリガーポイント治療、および筋筋膜ストレッチを施す。定例の在宅運動プログラムを提供しておく。
   B．左後脛骨筋に物理療法と筋筋膜ストレッチを施す。トリガーポイント治療は必要ない。なぜなら、患者がダンサーで大変活動的なので、トリガーポイントは自然に解消する。定例の在宅運動プログラムを提供しておく。
   C．左後脛骨筋に物理療法、トリガーポイント治療を施す。筋筋膜ストレッチは必要ない。なぜなら、患者がダンサーなので頻繁にストレッチはしている。定例の在宅運動プログラムを提供しておく。
   D．左後脛骨筋に物理療法、トリガーポイント治療、および筋筋膜ストレッチを施す。
10. 回旋腱板の切開修復術を受けたために肩が動かなくなった患者がいる。肩甲下筋に活動性トリガーポイントがあって、外転が85度に制限されている。著者の理論や治療法に従うと

したら、最も適切な治療法と思われるのはどれか？

A．肩甲下筋に物理療法、トリガーポイント治療、ならびに筋筋膜ストレッチを施し、かつ、肩甲下筋の等動力学的強化運動を行う。

B．肩甲下筋に物理療法、トリガーポイント療法、ならびに筋筋膜ストレッチを施す。肩甲下筋に対する筋力強化運動プログラムは外転が100度までできるようになったら直ちに実施する。他の筋のためにもなる穏やかな強化運動はすぐ始めてもよい。

C．肩甲下筋に物理療法、トリガーポイント治療、ならびに筋筋膜ストレッチを施す。肩甲下筋に対する筋力強化運動プログラムは外転が125度までできるようになったら直ちに実施する。他の筋のためにもなる穏やかな強化運動はすぐ始めてもよい。

D．肩甲下筋に物理療法、トリガーポイント治療、ならびに筋筋膜ストレッチを施す。肩甲下筋に対する筋力強化運動プログラムは外転が155度までできるようになったら直ちに実施する。他の筋のためにもなる穏やかな強化運動はすぐ始めてもよい。

■文献

1. Snyder-Mackler L, Bork C, Bourbon B, Trumbore D. Effect of helium-neon laser on musculoskeletal trigger points. *Phys Ther*. 1986; 66: 1087-90.
2. Simunovic Z. Low level laser therapy with trigger points technique: a clinical study on 243 patients. *J Clin Laser Med Surg*. 1996; 14: 163-7.
3. Simunovic Z, Trobonjaca T, Trobonjaca Z. Treatment of medial and lateral epicondylitis—tennis and golfer's elbow—with low level laser therapy: a multicenter double blind, placebo-controlled clinical study on 324 patients. *J Clin Laser Med Surg*. 1998; 16: 145-51.
4. Ceccherelli F, Altafini L, Lo Castro G, Avila A, Ambrosio F, Giron GP. Diode laser in cervical myofascial pain: a double-blind study versus placebo. *Clin J Pain*. 1989; 5: 301-4.
5. Sieron A, Adamek M, Cieslar G, Zmudzinski J. Personal experience in clinical use of low power laser therapy. *Przegl Lek*. 1995; 52: 13-5.
6. Tam G. Low power laser therapy and analgesic action. *J Clin Laser Med Surg*. 1999; 17: 29-33.
7. Simunovic Z. Low level laser therapy with trigger points technique: a clinical study on 243 patients. *J Clin Laser Med Surg*. 1996; 14: 163-7.
8. Simons DG. Myofascial pain syndromes. *Arch Phys Med Rehabil*. 1984; 65: 561.
9. Travell JG, Simons DG. *Myofascial Pain and Dysfunction: The Trigger Point Manual—The Lower Extremities*. Media, Pa: Williams & Wilkins; 1983.
10. Travell JG, Simons DG, Simons LS. *Myofascial Pain and Dysfunction: The Trigger Point Manual—Upper Half of Body*. Baltimore, Md: Williams & Wilkins; 1999.
11. Travell JG, Simons DG. *Myofascial Pain and Dysfunction: The Trigger Point Manual*. Vol 1. Baltimore, Md: Williams & Wilkins; 1983.
12. Simons DG, Travell JG. Myofascial origins of low back pain. 1. Principles of diagnosis and treatment. *Postgrad Med*. 1983; 73: 66, 68-70, 73 passim.
13. Hong CZ. Lidocaine injection versus dry needling to myofascial trigger point. The importance of the local twitch response. *Am J Phys Med Rehabil*. 1994; 73: 256-63.
14. Travell JG, Rinzler S, Herman M. Pain and disability of the shoulder and arm: treatment by intramuscular infiltration with procaine hydrochloride. *JAMA*. 1942; 120: 417-422.
15. Acquadro MA, Borodic GE. Treatment of myofascial pain with botulinum A toxin. *Anesthesiology*. 1994; 80: 705-6.
16. Cheshire WP, Abashian SW, Mann JD. Botulinum toxin in the treatment of myofascial pain syndrome. *Pain*. 1994; 59: 65-9.
17. Diaz JH, Gould HJ III. Management of post-thoracotomy pseudoangina and myofascial pain with botulinum toxin. *Anesthesiology*. 1999; 91: 877-9.
18. Gerwin RD. Neurobiology of the myofascial trigger point. *Baillieres Clin Rheumatol*. 1994; 8: 747-62.
19. Porta M. A comparative trial of botulinum toxin

type A and methylprednisolone for the treatment of myofascial pain syndrome and pain from chronic muscle spasm. *Pain.* 2000; 85: 101-5.
20. Best TM. Soft-tissue injuries and muscle tears. *Clin Sports Med.* 1997; 16: 419-34.
21. Best TM, McElhaney J, Garrett WE, Myers BS. Characterization of the passive responses of live skeletal muscle using the quasi-linear theory of viscoelasticity. *J Biomech.* 1994; 27: 413-9.
22. Bandy WD, Irion JM. The effect of time on static stretch on the flexibility of the hamstring muscles. *Phys Ther.* 1994; 74: 845-52.
23. De Deyne PG. Application of passive stretch and its implications for muscle fibers. *Phys Ther.* 2001; 81: 819-827.
24. Kandel E, Schartz J, Jessell TM. *Principles of Neural Science.* 4th ed. New York: McGraw-Hill; 2000.
25. Ingber R. *Myofascial Pain in Lumbar Dysfunction.* Philadelphia, Pa: Hanley & Belfus Inc; 1999.
26. Hanten WP, Olson SL, Butts NL, Nowicki AL. Effectiveness of a home program of ischemic pressure followed by sustained stretch for treatment of myofascial trigger points. *Phys Ther.* 2000; 80: 997-1003.
27. Gunn C. *The Gunn Approach to the Treatment of Chronic Pain—Intramuscular Stimulation for Myofascial Pain of Radiculopathic Origin.* London: Churchill Livingstone; 1996.
28. Marcus N, Kraus H, Rachlin E. Comments on KH Njoo and E. Van der Does, Pain, 58 (1994) 317-323. *Pain.* 1995; 61: 159.
29. Simons DG, Travell JG, Simons LS. Protecting the ozone layer. *Arch Phys Med Rehabil.* 1990; 71: 64.
30. Ingber RS. Shoulder impingement in tennis/racquetball players treated with subscapularis myofascial treatments. *Arch Phys Med Rehabil.* 2000; 81: 679-82.
31. Wilson GJ, Elliott BC, Wood GA. Stretch shorten cycle performance enhancement through flexibility training. *Med Sci Sports Exerc.* 1992; 24: 116-23.
32. Kostopoulos D, Rizopoulos K. Trigger point and myofascial therapy. *Advance for Physical Therapists.* 1998: 25-28.
33. Kostopoulos D, Rizopoulos K, Brown A. Shin splint pain: the runner's nemesis. *Advance for Physical Therapists.* 1999: 33-34.
34. Freeman M, Dean M, Hanham I. The etiology and prevention of functional instability of the foot. *J Bone Joint Surg Br.* 1965; 678.
35. Janda V. Muscle strength in relation to muscle length, pain and muscle imbalance. *International Perspectives in Physical Therapy.* New York: Churchill Livingstone; 1993; 8: 83-91.
36. Janda V, Va' Vrota M. Sensory motor stimulation. In: Liebenson C. *Rehabilitation of the Spine.* Baltimore, Md: Williams & Wilkins; 1996: 319-328.
37. Kurtz A. Chronic sprained ankle. *Am J Surg.* 1939; 158.
38. Twomey L, Janda V. *Physical Therapy of the Low Back: Muscles and Motor Control in Low Back Pain: Assessment and Management.* New York: Churchill Livingstone; 253-278; 2000.

Chapter 11

筋筋膜トリガーポイントの持続要因

　慢性化した、あるいは未完治の筋筋膜トリガーポイント症候群の患者を治療しているときに、その病態に外的要因が悪い影響を与えていると思われることがよくある。このようなときには、治療後しばらくはよくても2～3日で元の状態に戻ってしまう。このような後戻りの原因は、患者と臨床家が気付かない機能障害を持続させる要因がまだ制御されていないことにある。それらは持続要因と呼ばれ、普通ではとらない身体の位置とか、姿勢、骨格の非対称性、ならびに筋筋膜トリガーポイントを再活性化するような力学的ストレスの多い活動などが挙げられる。

　いくつか例を挙げる。

- 脚長の差が0.5～1cm以上もあるような非対称性。脚長の違いは、筋の非対称性の原因になり、下肢から仙腸関節、骨盤、さらには脊柱にまで影響して、異常なストレスを生み出す。
- 筋力の不均衡は筋筋膜トリガーポイントを活性化するストレッサーになる可能性がある。例えば、右大腿二頭筋（長頭）の凝りは同側の仙結節靱帯に異常な緊張を強いる。この靱帯は、反対側の大殿筋の筋膜につながり、それがまた直接胸腰筋筋膜に、さらに広背筋筋膜の最遠部にまでつながっている。したがって、異常なストレス、緊張、過負荷があれば、いま挙げた筋のうちのどこに筋筋膜トリガーポイントが生じても不思議ではない。患者を徹底的に調べることがきわめて大切であり、それによって、このような持続要因を探り出し、取り除くことが可能になる。
- 医原性持続要因の古典的な1つの例は、不適当な長さの杖を患者に与えることである。長すぎる、または短すぎる杖を長く使っていると、非対称性の原因になり、上半身の筋に異常なストレスがかかる。

　栄養的な要因も筋筋膜トリガーポイント症候群が長期化するのに関連している可能性がある。そこで、慢性の筋筋膜トリガーポイント症候群の患者には、ビタミンB_1、B_6、B_{12}、葉酸、ビタミンCの服用を勧めたい。

　代謝障害、内分泌障害、また精神的な問題、行動学的な問題も筋筋膜トリガーポイント症候群の持続要因として作用する可能性がある。臨床家は、常にこれらの問題も視野に入れて持続要因を探り、必要に応じ適当な専門医に紹介できるようでなければならない。

●演習問題

1. 持続要因とは、患者の筋筋膜機能障害を長引かせている要因でありながらまだ矯正されていない、患者あるいは臨床家が多分気付いていない要因のことである。
   正　　　誤
2. 持続要因は、普通ではとらない身体の位置とか、姿勢、骨格の非対称性、ならびに筋筋膜トリガーポイントを再活性化するような力学的ストレスの多い活動が関係している可能性がある。
   正　　　誤
3. 栄養的な要因は、筋筋膜トリガーポイント症候群を長引かせることに全く関係がない。
   正　　　誤

4．患者の右仙腸部、および殿部に疼痛がある。診断で中殿筋に活動性トリガーポイントがあることが明らかになった。さらに詳しい診断でモートン症候群（Morton's foot condition）（第2中足骨が第1中足骨より長く、低く沈んだ位置にあるために、歩行時に足の回内、脛骨の回旋、大腿の内転および内旋が起こる）であるとわかった。推奨できる治療法はどれか？

A．中殿筋を筋筋膜的に治療し、足の状態を矯正するために、踵をストレッチする。

B．モートン症候群が持続要因になっていると考える。適切な矯正器具を使ってモートン足の問題点を解決して、中殿筋を筋筋膜的に治療する。

C．モートン症候群が持続要因になっていると考える。適切な矯正器具を使ってモートン足の問題点を解決する。活動性トリガーポイントは自然に解消するので、中殿筋の治療は必要ない。

D．中殿筋を筋筋膜的に治療して、足の状態を矯正するために、第2中足骨をストレッチする。

Chapter 12

トリガーポイント針刺入法

　トリガーポイント針刺入法（dryneedling technique）は、細くて柔軟な針を筋のトリガーポイントに刺入したり、その針を雀啄することで、局所単収縮反応を起こさせ、筋をリラックスさせる方法である。

　TravellとSimons[1]は著書『筋筋膜性疼痛と機能障害：トリガーポイント・マニュアル』の中で、「トリガーポイントの治療法としては冷却スプレー、ストレッチ、阻血性圧迫、塩類あるいは麻酔薬の注射、さらには針刺入など、いくつかのやり方がある」と書いている。針刺入法には高度の正確さと多くの繰り返しが必要である。いくつかの研究は、針刺入法が局所麻酔を含む他の方法よりも効果があるという証拠をあげている[2,3]。

　1979年にLewitは[4,5]、"Pain"に発表した研究の中で、針刺入法の有効性を明らかにしている。Frostら[6-10]は、生理食塩水をトリガーポイントに注射する方が、局所麻酔薬を注射するより効果が高いことを示した。そして、そのような結果は、注射した物質ではなく、針を刺入した操作によってもたらされたものと述べている。針の刺入が反射弓への刺激となり、筋からの求心性経路によって、筋が弛緩する[6,8]。すなわち、筋の弛緩は脊髄反射弓を介して得られたのである。

　僧帽筋上部に筋筋膜トリガーポイントをもつ患者58人の臨床試験において、トリガーポイント針刺入は、疼痛の強さ、圧痛計による痛覚測定時の筋の感度低下、頸部の可動域改善に関して、0.5%リドカイン注射と同等の効果があった[2]が、トリガーポイント針刺入法の方が施術後に局所的痛みが多く起こった。しかし、Hongらは、どのような針刺入法でも、施術中に局所単収縮反応（LTR）を惹き起こすことが重要であると強く主張している[2,11-14]。

　筋の弛緩や疼痛の軽減をもたらす針刺入法の作用メカニズムは、Fischerによれば、その組織の結節が針の刺入により解消されるためとしている[15-17]。Gunnは、針刺入部位ではヒスタミンの放出があり、それが局所的炎症と筋の弛緩をもたらすことを確認している[18]。Ingberの意見では、われわれが行っている治療は電気的事象を誘発し、それによって筋の凝りが緩むのを作用メカニズムとしている[19]。凝りが緩めば筋の柔軟性が増すため、それを筋筋膜ストレッチによって維持するのである[20-22]。

　針刺入法が他の治療手法より優れている点は、治療時に無痛で全可動域的運動が回復できることである（直後効果）。われわれは無痛の全可動域運動（筋筋膜治療の最終目標である）を患者に指導できるので、それが生体力学的な感覚を向上させることにもなる。そのほかにも、アレルギー反応がないこと、血腫になることが少ない、神経や血管の束に隣接した深部筋の治療ができることなどの利点がある。欠点としては、針の刺入時に痛みを伴うこと、治療後に痛みが残ることなどが挙げられる。

　トリガーポイント針刺入法は侵襲的な手法なので州が与える免許をもった臨床家だけが行うべきであり、鍼治療と混同してはならない。

●演習問題

1．トリガーポイント針刺入法は、細くて柔軟な

針を筋のトリガーポイント部に刺入したり、その針を雀啄する手法である。
　　正　　誤
2．針刺入中に起こる局所単収縮反応は望ましくない出来事で、筋を損傷する。
　　正　　誤
3．筋の弛緩や疼痛の軽減をもたらすと思われる針刺入の作用のメカニズムは、Fischerによれば、その組織の結節が針の刺入によって解消されるからだという。
　　正　　誤
4．Ingberは、針刺入部位にはヒスタミンの放出があって、それが局所的炎症と筋の弛緩とをもたらすことを確認している。
　　正　　誤
5．針刺入法の欠点は、針刺入を受けるとき痛みを伴うこと、治療後に痛みが残ることである。
　　正　　誤
6．トリガーポイント針刺入は侵襲的な手法なので州が与えた免許をもった臨床家だけが行うべきである。
　　正　　誤

■文献
1. Travell JG, Simons DG. *Myofascial Pain and Dysfunction: The Trigger Point Manual.* Vol 1. Baltimore, Md: Williams & Wilkins; 1983.
2. Hong CZ. Lidocaine injection versus dry needling to myofascial trigger point. The importance of the local twitch response. *Am J Phys Med Rehabil.* 1994; 73: 256-63.
3. Hong CZ, Kuan TS, Chen JT, Chen SM. Referred pain elicited by palpation and by needling of myofascial trigger points: a comparison. *Arch Phys Med Rehabil.* 1997; 78: 957-60.
4. Lewit K. The needle effect in the relief of myofascial pain. Pain. 1979; 6: 83-90.
5. Lewit K. *Manipulative Therapy in Rehabilitation of the Locomotor System.* Oxford, England: Butterworth-Heinemann; 1999.
6. Frost A. Diclofenac versus lidocaine as injection therapy in myofascial pain. *Scand J Rheumatol.* 1986; 15: 153-6.
7. Frost A. Diclofenac compared with lidocaine in the treatment of myofascial pain by injections. *Ugeskr Laeger.* 1986; 148: 1077-8.
8. Frost FA, Jessen B, Siggaard-Andersen J. A controlled double-blind comparison of mepivacaine injection versus saline injection for myofascial pain. *Lancet.* 1980; 1: 499-500.
9. Frost FA, Jessen B, Siggaard-Andersen J. Myofascial pain treated with injections. A controlled double-blind trial. *Ugeskr Laeger.* 1980; 142: 1754-7.
10. Frost FA, Toft B, Aaboe T. Isotonic saline and methylprednisolone acetate in blockade treatment of myofascial pain. A clinical controlled study. *Ugeskr Laeger.* 1984; 146: 652-4.
11. Hong CZ, Hsueh TC. Difference in pain relief after trigger point injections in myofascial pain patients with and without fibromyalgia. *Arch Phys Med Rehabil.* 1996; 77: 1161-6.
12. Hong CZ, Simons DG. Pathophysiologic and electrophysiologic mechanisms of myofascial trigger points. *Arch Phys Med Rehabil.* 1998; 79: 863-72.
13. Simons DG. The nature of myofascial trigger points. *Clin J Pain.* 1995; 11: 83-4.
14. Simons D, Hong C, Simons LS. Nature of myofascial trigger points, active loci. *Journal of Musculoskeletal Pain.* 1995; 3(1Suppl): 62.
15. Fischer AA. Reliability of the pressure algometer as a measure of myofascial trigger point sensitivity. *Pain.* 1987; 28: 411-4.
16. Fischer AA. Documentation of myofascial trigger points. *Arch Phys Med Rehabil.* 1988; 69: 286-91.
17. Kraus H, Fischer AA. Diagnosis and treatment of myofascial pain. *Mt Sinai J Med.* 1991; 58: 235-9.
18. Gunn C. *The Gunn Approach to the Treatment of Chronic Pain—Intramuscular Stimulation for Myofascial Pain of Radiculopathic Origin.* London: Churchill Livingstone; 1996.
19. Ingber R. Personal communication; 1991.
20. Ingber RS. Iliopsoas myofascial dysfunction: a treatable cause of "failed" low back syndrome. *Arch Phys Med Rehabil.* 1989; 70: 382-6.
21. Ingber RS. Shoulder impingement in tennis/racquetball players treated with subscapularis myofascial treatments. *Arch Phys Med Rehabil.* 2000; 81: 679-82.
22. Ingber R. *Myofascial Pain in Lumbar Dysfunction.* Philadelphia, Pa: Hanley & Belfus Inc; 1999.

Chapter 13

トリガーポイント筋筋膜治療の禁忌

次に挙げるような病態をもつ患者に対してトリガーポイント筋筋膜治療は禁忌である。

悪性腫瘍：癌細胞が周辺の組織を侵襲したり、遠方に転移したりする可能性がある。癌のタイプや位置にもよるが、一般的に徒手療法は禁忌である。

施術しようとする局所に開放性の外傷があるとき：トリガーポイント治療や筋筋膜ストレッチによって組織がますます過敏になる場合がある。

重い動脈硬化症：一般に動脈硬化は最初に脚や足に現れやすい。動脈が狭くなって血流が減少し、なかには病状が進行して完全に詰まってしまう（閉塞）こともある。血管壁の弾力が少なくなり、多量の血液が必要となったときに十分拡張できない。過度の圧迫やストレッチは血塊をつくる原因になり得る。

動脈瘤：血液の溜まった袋が細い管で血管につながった状態。すべてのタイプの徒手療法が禁忌である。

硬膜下血腫：大脳をおおう外膜と内膜の間に血液が溜まるもので、頭部に外傷を受けた後、直ちに症状が現れるのが一般的である。このような病態においては、徒手療法の刺激は強すぎる。

抗凝固薬を服用しているとき：クマジン（Coumadin, 米DuPont社）、あるいはヘパリンを服用している患者はトリガーポイント治療を受けると"青あざ"ができることがある。施術前のインフォームドコンセントが必要である。

重度の骨粗しょう症：骨の強度を保つカルシウム、リンなどのミネラルが失われた病態。骨密度が下がり、骨が細くなる。骨組織が空疎になるとともに、支持構造の骨梁が少なくなっていて、脆く、折れやすい。"無症候性の疾患"と呼ばれるように、予期しないときに、何の警告もなく骨折が起こることがある。したがって、トリガーポイント治療やストレッチを強く行うと、骨折する可能性がある。

治療を進める前に、家庭医をはじめ、その患者のケアに関係しているすべての臨床家たちの間で情報を交換されることを強くお勧めする。

●演習問題

1. 重度の骨粗しょう症の患者にとって、トリガーポイント治療がよくないのはなぜか？
   A．局所血腫
   B．無効
   C．骨折の危険
   D．いずれでもない

2. 50歳の男性が腰痛で苦しんでいる。診断で腰方形筋にトリガーポイントができていることが判明した。この患者はクマジンを服用している。適切な治療はどれか？
   A．この症例ではトリガーポイント治療は役立たないので、施すべきではない。
   B．治療を進める前にインフォームドコンセントを得るべきである。
   C．インフォームドコンセントを得て治療を進めるが、骨折しないように加える力を加減する。
   D．インフォームドコンセントを得て治療を進めるが、青あざができないように加える力を加減する。

Chapter 14

第Ⅰ部の演習問題の解答

Chapter 1

1. 誤
2. 正
3. 等尺性収縮後リラクゼーション

Chapter 2

1. 誤
2. 正
3. 71
4. 正
5. 正
6. 正
7. 誤

Chapter 3

1. 誤
2. 正
3. 付属
4. 正
5. 正
6. アクチン
7. 正
8. 誤
9. 三連構造
10. 誤
11. 終板
12. 運動単位
13. 正
14. 誤
15. 正

Chapter 4

1. 誤
2. 正
3. 誤
4. 運動の反復、急激な運動、ストレスの強い体位
5. 正
6. B

Chapter 5

1. 誤
2. 誤
3. 正
4. 誤
5. 誤
6. 正
7. 正
8. 誤
9. ストレッチ陽性サイン
10. B
11. C

Chapter 6

1. 正
2. 誤

3．誤

Chapter7

1．正
2．誤
3．誤
4．正
5．正
6．中心

Chapter8

1．誤
2．正
3．正

Chapter9

1．患者の疼痛再現
2．誤
3．誤
4．活動性、潜在性
5．誤
6．正
7．正

Chapter10

1．正
2．誤

3．誤
4．誤
5．正
6．誤
7．正
8．正
9．A
10．C

Chapter11

1．正
2．正
3．誤
4．B

Chapter12

1．正
2．誤
3．正
4．誤
5．正
6．正

Chapter13

1．C
2．D

part II

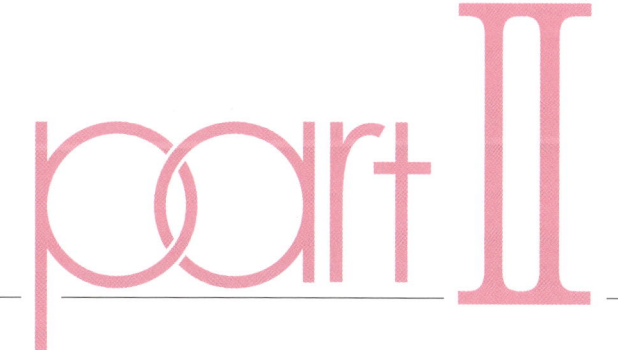

第Ⅱ部　筋

略語の凡例

RPP	関連痛パターン
TP	トリガーポイント
MFS	筋筋膜ストレッチ
PSS	ストレッチ陽性サイン
HEP	在宅運動プログラム
FB	指幅（横指）
HB	手幅
◉	主なトリガーポイント部位

※写真中の赤い部分は、関連痛が出る場所を示す

CERVICAL SPINE REGION
頚椎部

胸鎖乳突筋　　　　　　　　　STERNOCLEIDOMASTOID

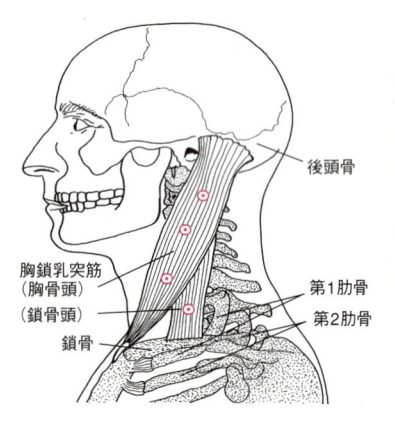

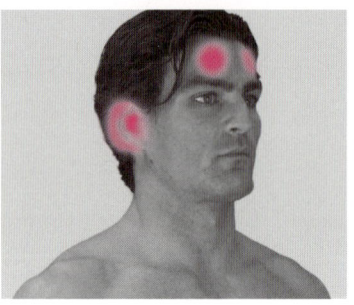

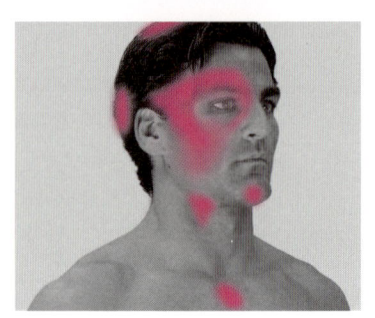

鎖骨頭　　　　　胸骨頭

起始
胸骨頭 ── 胸骨柄前面
鎖骨頭 ── 鎖骨上面の中央3分の1

停止
側頭骨乳様突起の側面、および後頭部上項線の側部2分の1

RPP
後頭部（後頭部痛）、耳、目の上、頬、前頭部（前頭部痛）、喉、胸骨
時として、耳鳴り、目のかすみ、姿勢性のめまい

TP
両頭の走行に沿って治療。挟圧法を使うが、頚動脈・頚静脈を避けること

MFS
鎖骨頭：頚部伸展、側屈、反対側へ回旋
胸骨頭：頚部伸展、反対側への側屈、その後ストレッチした筋と同じ側へ回旋

PSS
後頭底部、およびストレッチしたのとは反対側の上部頚椎に疼痛

HEP
患者は椅子に座り、手で座板の端をつかんで肩を安定させ、上述のMFSを行う

損傷の生体力学
急激な頚部後屈の動きを胸鎖乳突筋が制御しようとして損傷する（鞭打ち症）。持続的に、あるいは反復して頚部を前傾する必要のある職業の人や枕を当てる場所が悪かったときにも起こる（頚部前傾姿勢、特に上頚部症候群）

臨床上の注意
斜角筋も同時に罹患することが多いので、同時に治療する必要がある。姿勢による胸椎のアンバランスが見られるときは、それも矯正すること

トリガーポイント治療

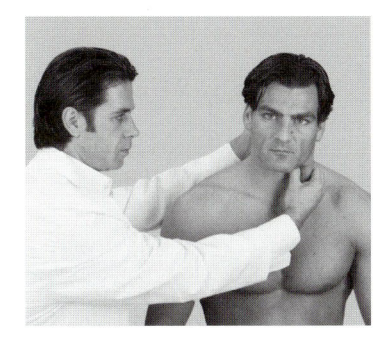

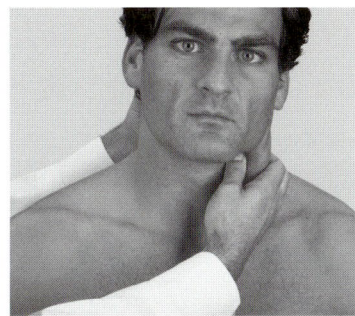

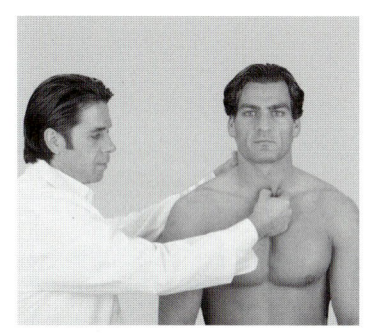

胸鎖乳突筋下部の筋筋膜トリガーポイント

筋筋膜ストレッチ

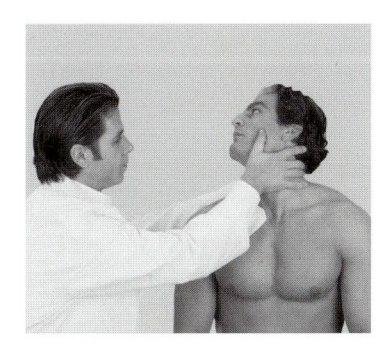

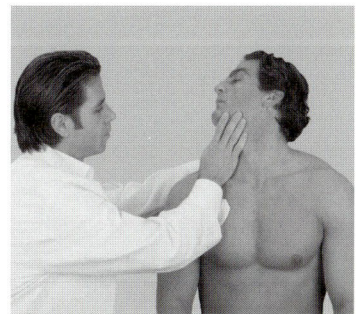

在宅運動プログラム

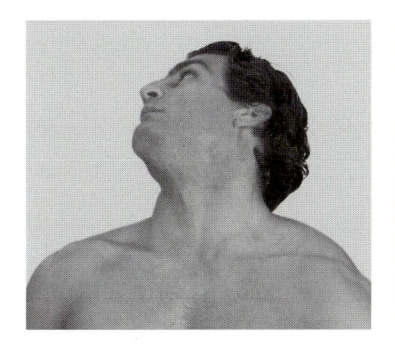

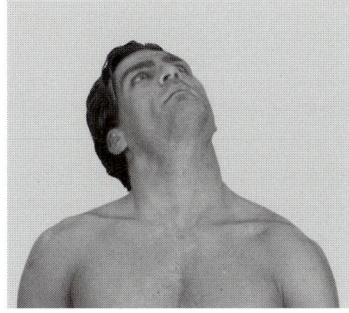

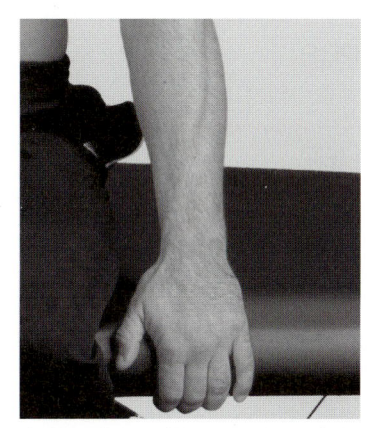

患者は座板の端をつかんで同側の肩を安定させる

斜角筋　　　SCALENUS

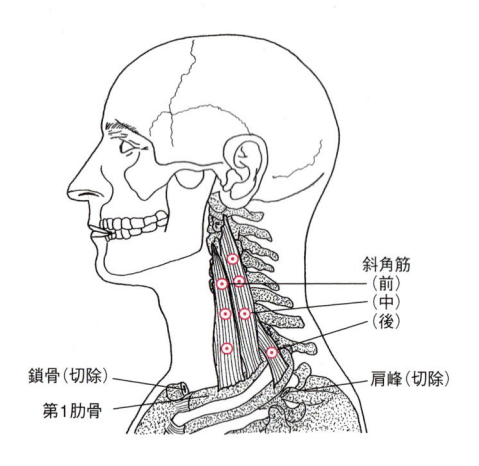

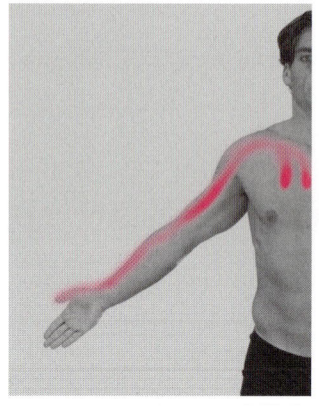

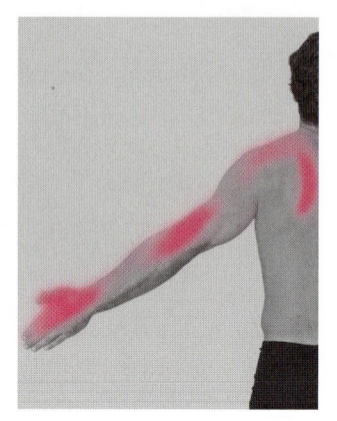

中および前斜角筋　　　後斜角筋

起始
中および前斜角筋 —— 全頚椎の横突起
後斜角筋 —— 第4～6頚椎の横突起

停止
中および前斜角筋 —— 第1肋骨
後斜角筋 —— 第2肋骨

RPP
頚部、胸部、肩甲骨内縁、上腕前面および後面、前腕の橈側、示指および母指

TP
頚椎横突起に向かって平圧法を行う。母指あるいは他の4本の指を使う。指が胸鎖乳突筋の後を加圧するように気を付ける。後斜角筋は母指を使えば治療できる

MFS
穏やかな伸張運動で頚部側屈。肩甲骨を安定させるために手で座板をつかんでいること

PSS
頚椎の同側に疼痛

HEP
患者は手で座板の端をつかんで肩を安定させて、上記のMFSを行う

損傷の生体力学
頚部の高速な運動で胸鎖乳突筋と斜角筋が損傷する（鞭打ち症）。喘息などの呼吸困難を伴う疾患は斜角筋を過度に収縮させることがある。頚部前傾姿勢からくる胸鎖乳突筋の緊張と斜角筋の弛緩も筋筋膜のアンバランスにつながる

臨床上の注意
胸鎖乳突筋も同時に罹患することが多いので、同時に治療する必要がある。姿勢による胸椎のアンバランスが見られるときは、それも矯正すること

斜角筋

トリガーポイント治療

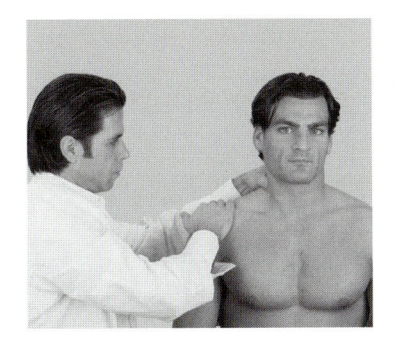

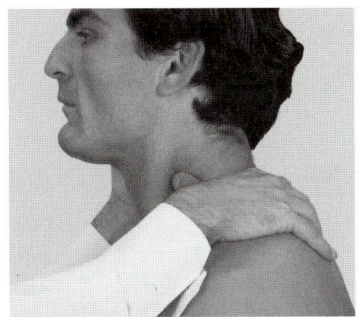

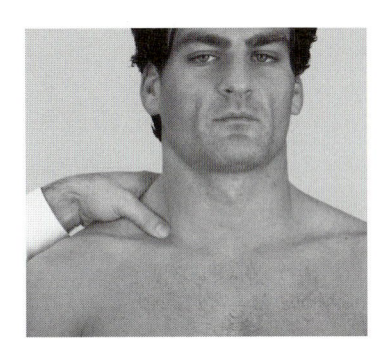

筋筋膜ストレッチ

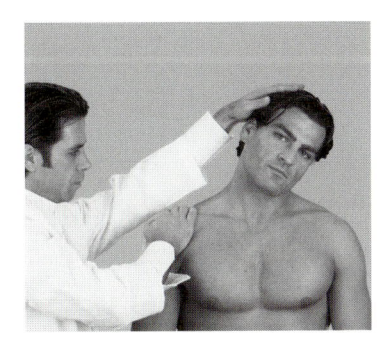

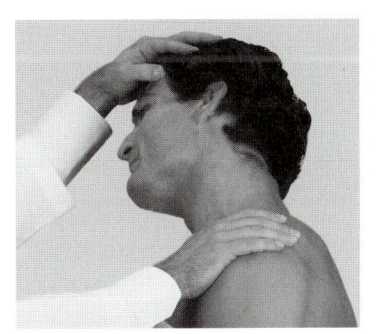

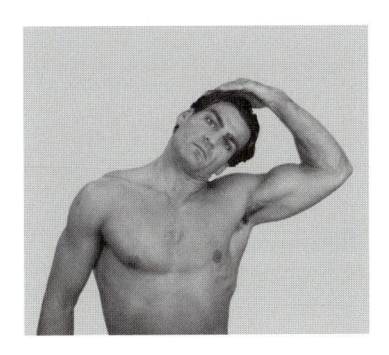

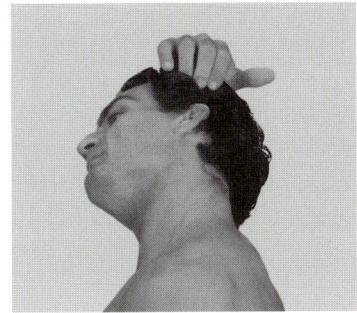

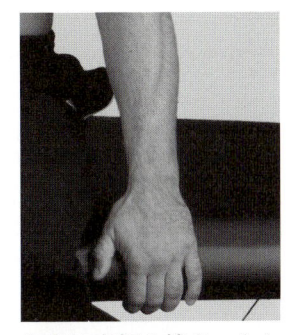

在宅運動プログラム

患者は座板の端をつかんで同側の肩を安定させる

頚長筋　　　　　　　　　　　　　　LONGUS COLLI

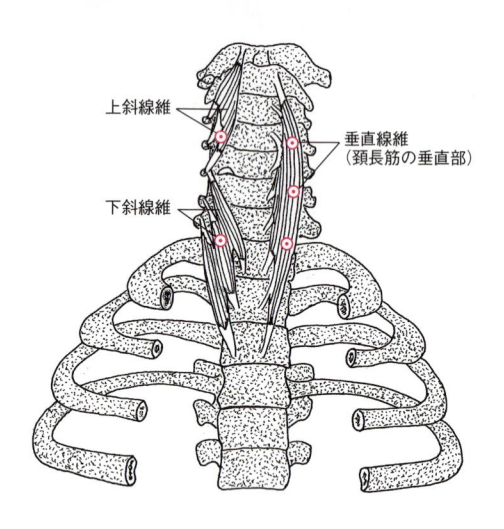

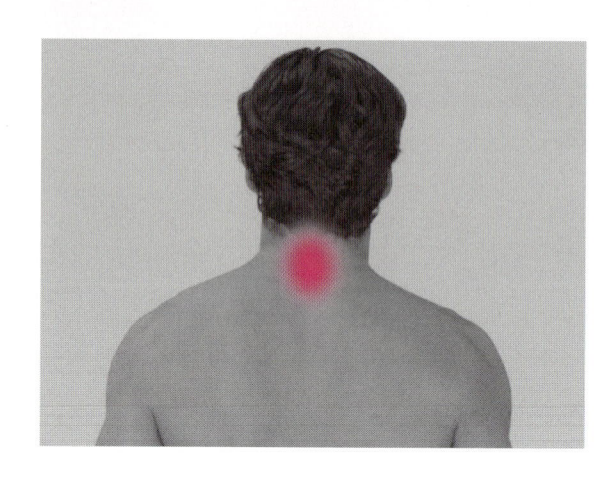

起始
第3〜5頚椎の横突起前面

停止
環椎および第2〜4頚椎椎体前面

RPP
頚椎から喉にかけて

TP
筋腹に沿って、やさしく平圧法を行う

MFS
患者に顎を引かせて、頚部伸展の施術をやりやすくする

PSS
なし

HEP
患者に顎を引かせて、上記と同じストレッチをしながら頚部をわずかに伸展する

損傷の生体力学
胸鎖乳突筋および斜角筋の過度の収縮により頚長筋にトリガーポイントが発生することがある（頚椎後部の手術）

臨床上の注意
頚部前面から頚長筋に触れようとするときは十分慎重に行うこと。頚動脈、頚静脈を避けて、正確に穏やかに力を加えること。患者には息を吐き出して、完全にリラックスしてもらうこと

トリガーポイント治療

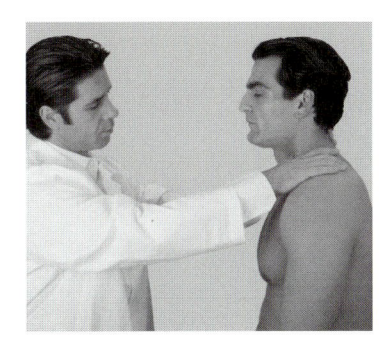

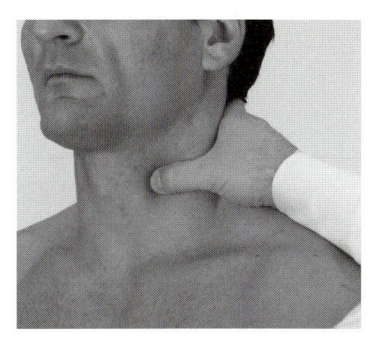

筋筋膜ストレッチ

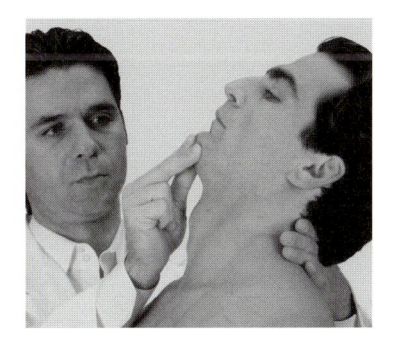

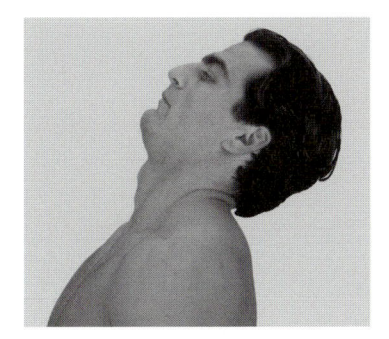

在宅運動プログラム

顎二腹筋   DIGASTRIC

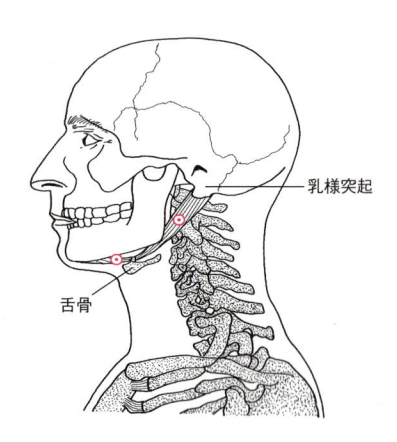

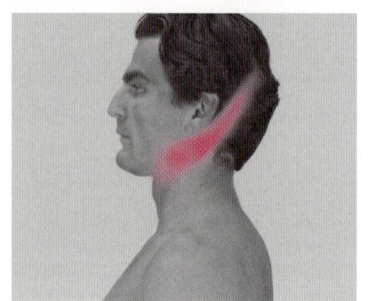

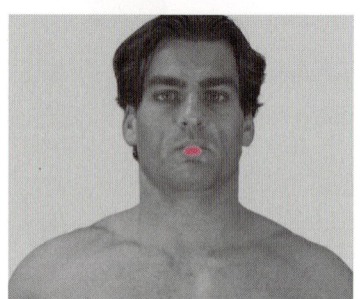

後 腹   前 腹

起始
前腹――下顎結合
後腹――乳突切痕

停止
舌骨

RPP
前腹からは下顎前部の歯へ、後腹からは胸鎖乳突筋、およびその関連領域へ疼痛が出る

TP
筋腹に沿って治療

MFS
前腹――口を閉じて、頚部伸展
後腹――同側に向かって、頚部伸展および回旋

PSS
後頭部底に疼痛

HEP
上述のMFSに同じ

損傷の生体力学
くしゃみやせきを繰り返して、口を急に動かしたときに損傷する（下顎運動障害）

臨床上の注意
嚥下困難

顎二腹筋 67

トリガーポイント治療

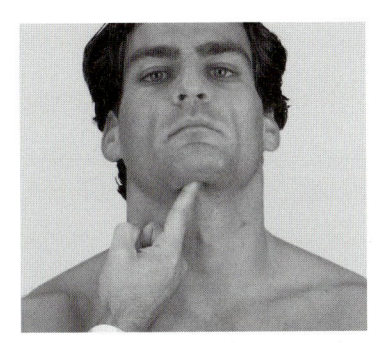

顎二腹筋前腹の筋筋膜トリガーポイント

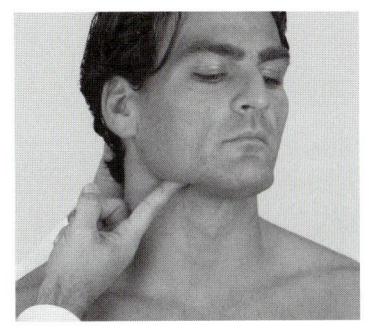

顎二腹筋後腹の筋筋膜トリガーポイント

筋筋膜ストレッチ

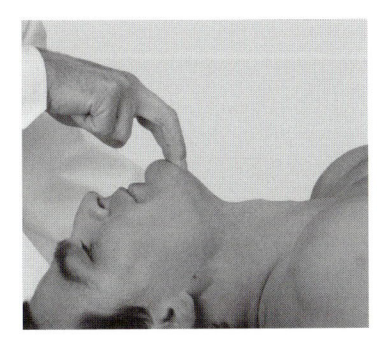

顎二腹筋前腹のMFS ── 頚部伸展

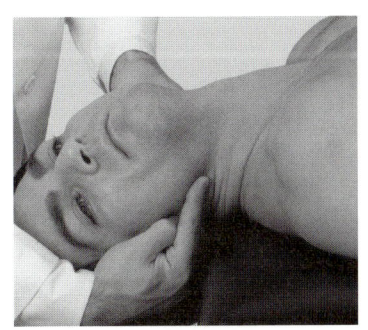

顎二腹筋後腹のMFS ── 同側への回旋を伴う頚部伸展

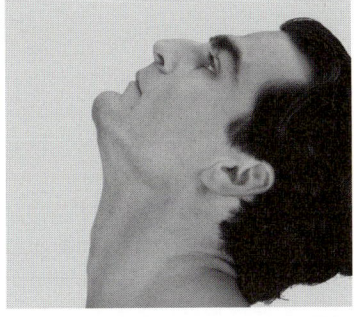

在宅運動プログラム

顎二腹筋前腹のHEP ── 頚部伸展

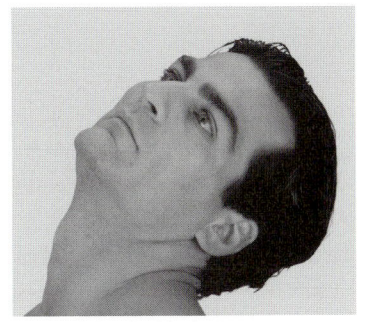

顎二腹筋後腹のHEP ── 同側への回旋を伴う頚部伸展

項筋 SUBOCCIPITAL MUSCLES

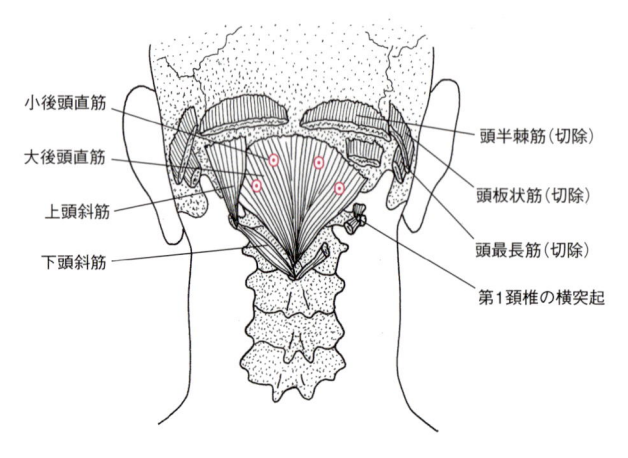

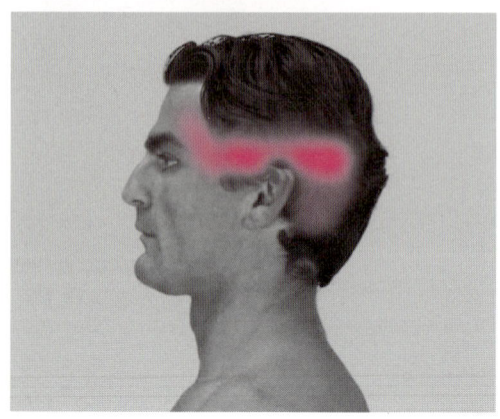

起始
後頭骨、環椎

停止
環椎、軸椎

RPP
後頭部痛、深部頭痛、目の奥の痛み

TP
筋に沿った後頭下部

MFS
後頭下部の圧迫。顎を引いて、頚部を上方へ牽引する

PSS
なし

HEP
顎を引いて、両手を使って頚部を上方へ牽引する

損傷の生体力学
後頭下部の後屈を伴う頚部前傾姿勢は項筋を使う。患者が（TVを見ながら、あるいは読書しながら）顎に手を当てて頭を支えながら、長時間腹臥位になっていると、項筋の過度の収縮が起こることがある。合わない眼鏡や双眼鏡を長時間使用していると、代償的に頚部に過度の伸展が起こって、筋筋膜トリガーポイントが活動性に進むこともある

臨床上の注意
後頭下部を圧迫するときは、施術者は指をリラックスさせて、ゆっくり力を加えること。弛緩した項筋の限度以上に指を押し込もうとしないこと

トリガーポイント治療

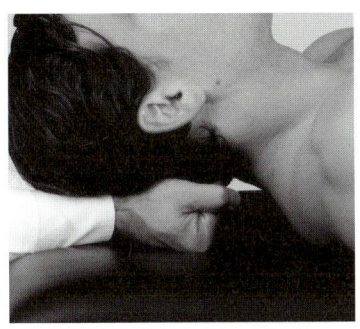

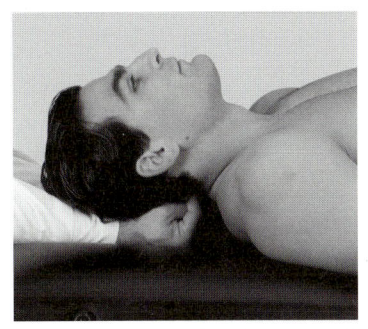

後頭下部の減圧は①後頭窩に指を入れて穏やかに上方へ押し込む②施術者の方へ穏やかに牽引する、の２段階に分けて行う

筋筋膜ストレッチ

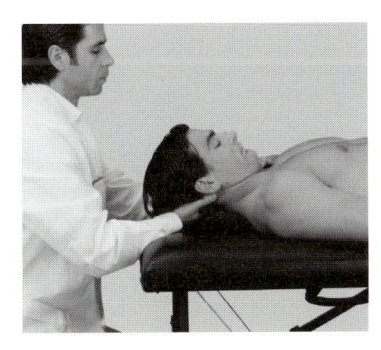

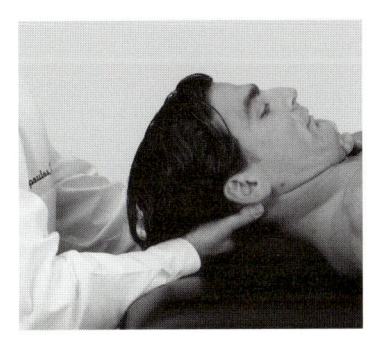

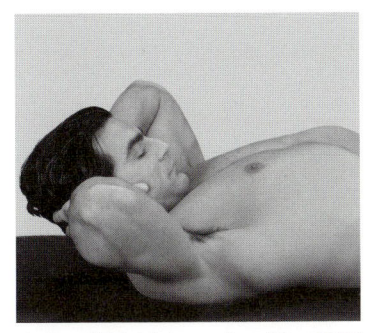

在宅運動プログラム

患者は顎を引き、４本の指で後頭部をつかみ、前上方へ牽引する

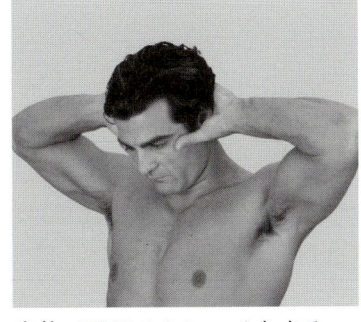

座位で同じストレッチをする

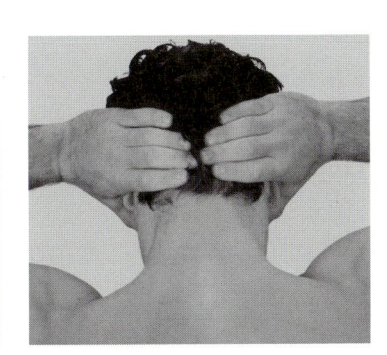

頭板状筋および頚板状筋　SPLENIUS CAPITIS AND CERVICIS

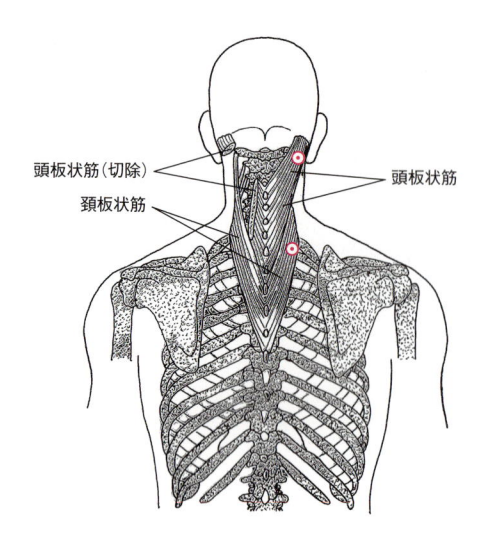

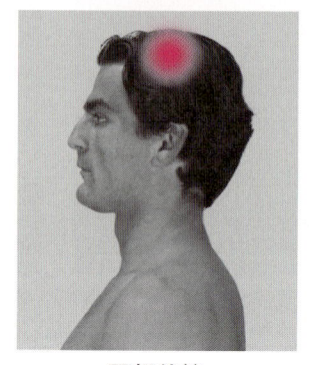

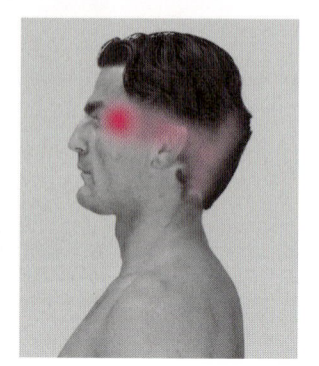

頭板状筋（切除）
頚板状筋
頭板状筋

頭板状筋　　頚板状筋

起始
項靱帯の下半分、および第7頚椎・第1～6胸椎棘突起

停止
頭板状筋　——　乳様突起、および後頭骨
頚板状筋　——　第3～4頚椎

RPP
頭頂、冠状縫合の中央部；眼窩上縁後部、頚部、および肩

TP
頭板状筋　——　乳様突起の下
頚板状筋　——　第7頚椎横の頚の角から上

MFS
顎を引いて、頚部の屈曲、側屈を行う。施術者がストレッチを補助する

PSS
なし

HEP
患者は自分の手を使って補助しながら、上述と同じストレッチをする

損傷の生体力学
頚部を細かく動かす動作に伴う姿勢性のストレスで損傷する

トリガーポイント治療

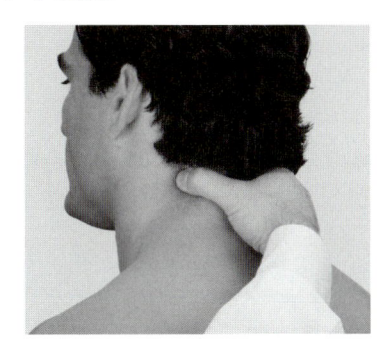

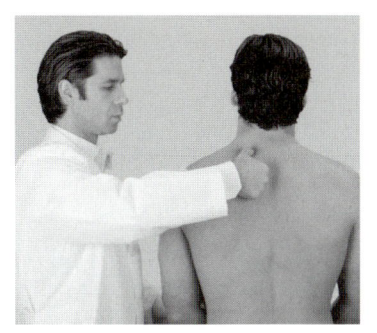

筋筋膜ストレッチ

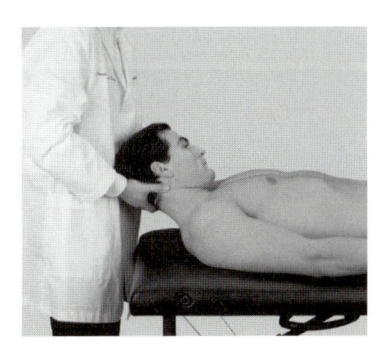

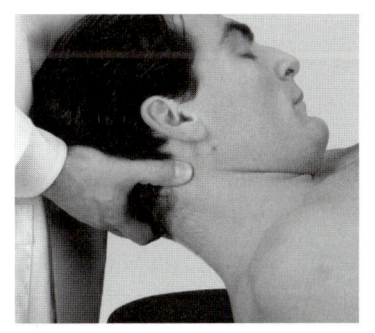

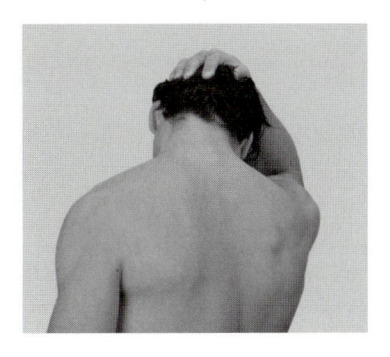

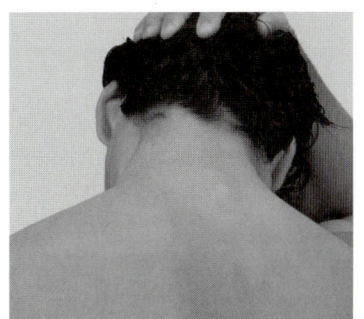

在宅運動プログラム

上部僧帽筋　　　　　　　　　　　　　　　　　　　UPPER TRAPEZIUS

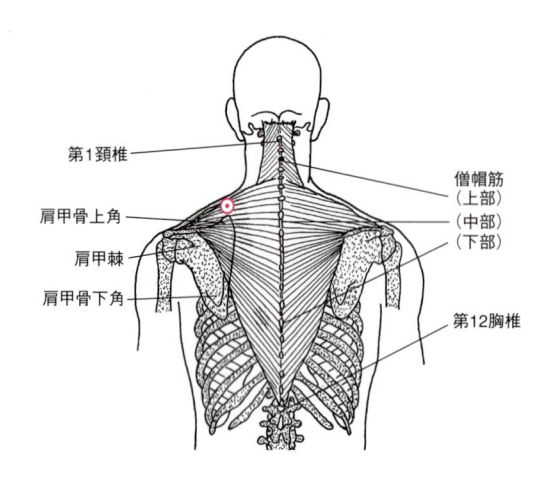

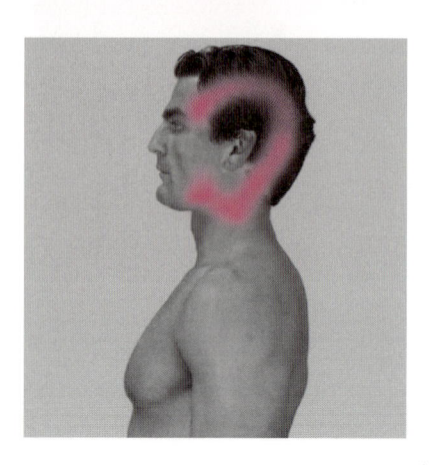

起始
後頭骨項靱帯

停止
鎖骨外側3分の1

RPP
頚部後側面、耳の後、側頭部（側頭痛）から頬骨弓にかけて

TP
後頚三角部と肩を挟圧法で治療

MFS
頚部屈曲、反対側へ側屈、同側へわずかに回旋。側屈を重点的に行う

PSS
ストレッチ中、反対側に疼痛

HEP
患者は椅子に座って、手で座板の端をつかんで同側の肩を安定させておく。もう一方の手で補助しながら頚部屈曲、反対側への側屈、同側への回旋をする。側屈を重点的に行う

損傷の生体力学
受話器を頚と肩の間で保持したり、重いバッグのベルトを肩に掛けたりすると、筋が過度の収縮状態になる。肘掛け椅子や車椅子の肘掛部分が高すぎたり、あるいは肘掛部分がなかったりすると、筋が長時間過度に収縮、あるいは伸張状態になり、トリガーポイントを活動性にする原因になることがある

臨床上の注意
姿勢に注目して、頚、胸、腰椎の配列や肩の様子を観察する。異常な姿勢は筋に代償的な緊張をもたらす。胸筋の凝りを伴う上頚部症候群は過度の収縮によりトリガーポイントの活動性の原因になる可能性がある

上部僧帽筋　73

トリガーポイント治療

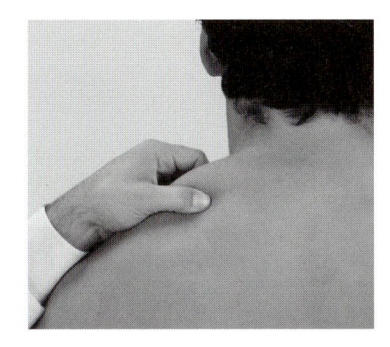

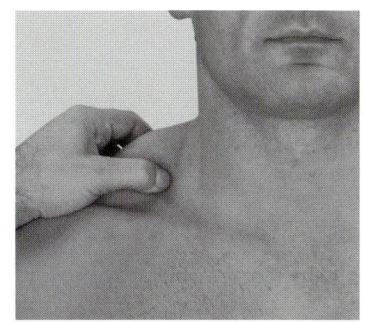

筋筋膜ストレッチ

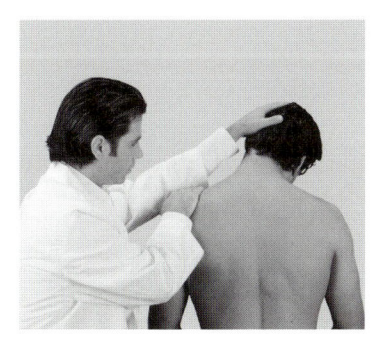

側屈および同側への回旋に重点をおく

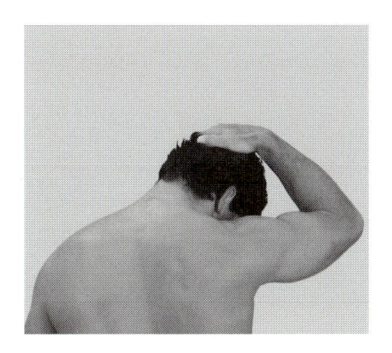

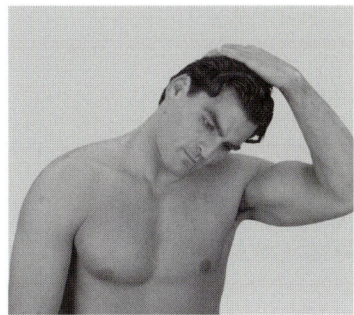

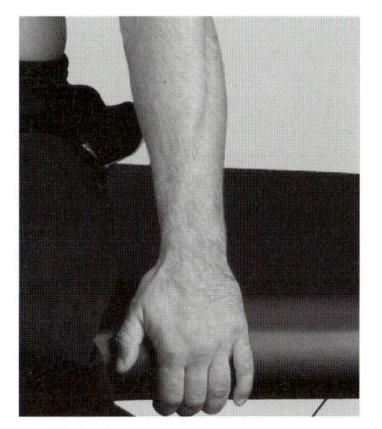

在宅運動プログラム

患者は手で座板をつかんで肩を安定させておく

肩甲挙筋　　　　　　　　　　　　　　　LEVATOR SCAPULAE

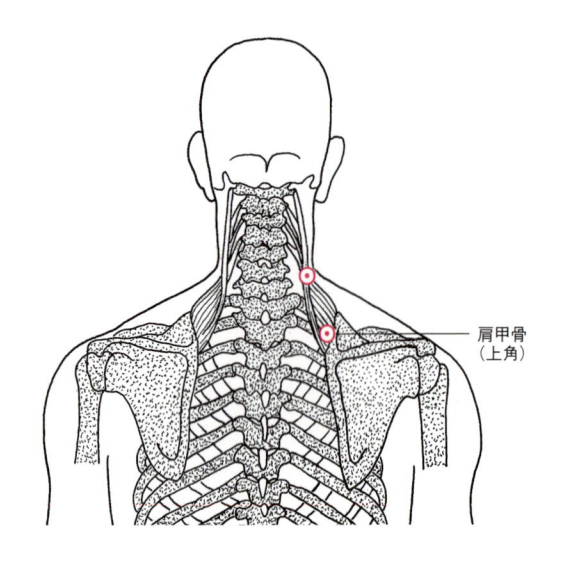

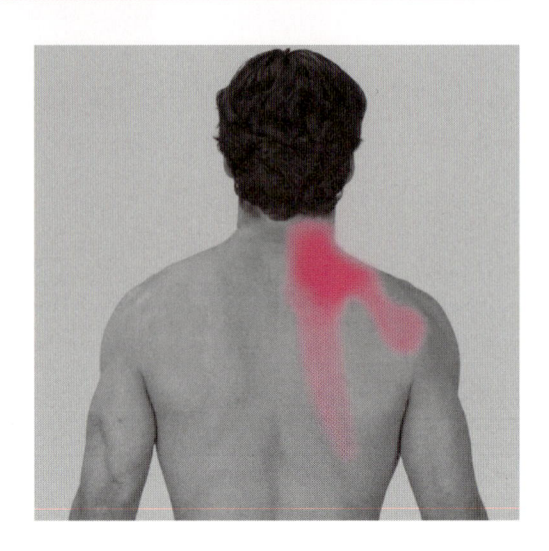

起始
第1〜4頚椎の横突起

停止
肩甲棘根部から上の肩甲骨内側縁

RPP
後頚三角、肩甲骨内縁に沿って、肩の後部

TP
頚の角の2横指下で1横指内側寄りと肩甲骨上角の筋付着部。この2つのトリガーポイントはともに平圧法で行う

MFS
頚部屈曲、反対側への回旋、屈曲に重点をおきながら反対側へ側屈

PSS
頚部反対側に疼痛

HEP
患者は椅子に座って手で座板をつかみ、同側の肩を安定させる。もう一方の手で補助しながら頚部屈曲、回旋、反対側への側屈をする。頚部屈曲を重点的に行う

損傷の生体力学
僧帽筋上部の項で述べたような活動によって、肩甲挙筋にも活動性トリガーポイントができる。杖、あるいは松葉杖を使って長時間歩き回っても、肩甲挙筋に過度の収縮をきたす原因になる可能性がある

臨床上の注意
施術者はMFSを施している間、肩甲骨を少し押し付けて安定させる必要がある

トリガーポイント治療

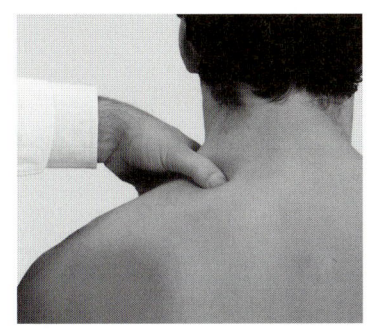

肩甲挙筋上部にできた筋筋膜トリガーポイント

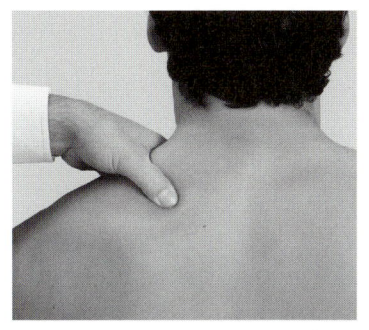

肩甲挙筋下部にできた筋筋膜トリガーポイント

筋筋膜ストレッチ

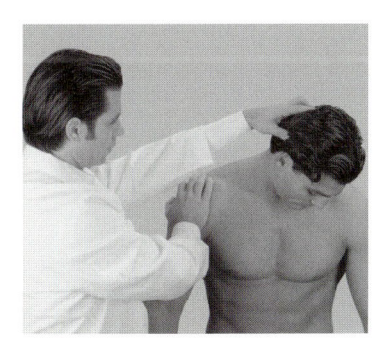

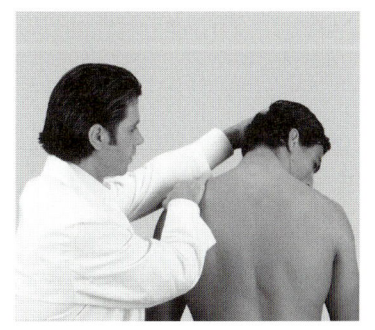

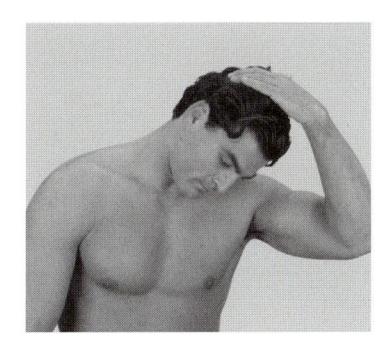

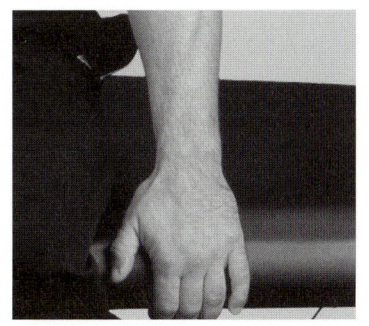

在宅運動プログラム

患者は椅子に座って手で座板をつかみ、同側の肩を安定させる

SHOULDER REGION
肩部

広背筋 　　　　　　　　　　　　　　　　　　　　　　　　LATISSIMUS DORSI

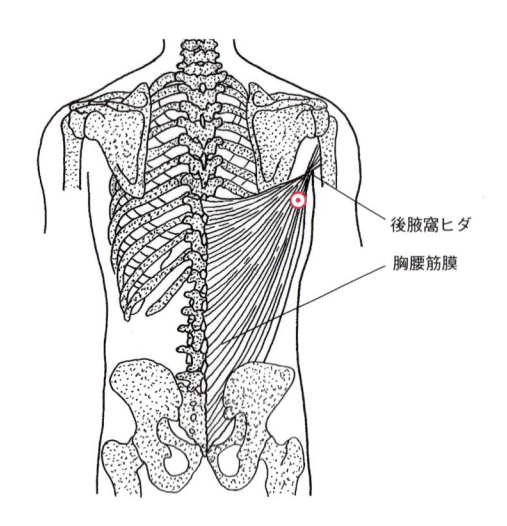

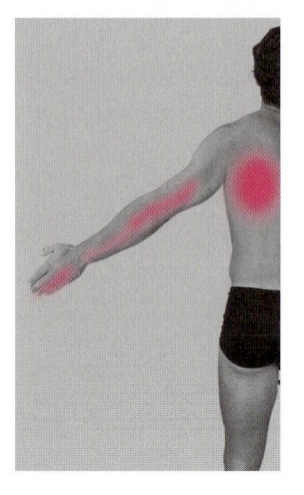

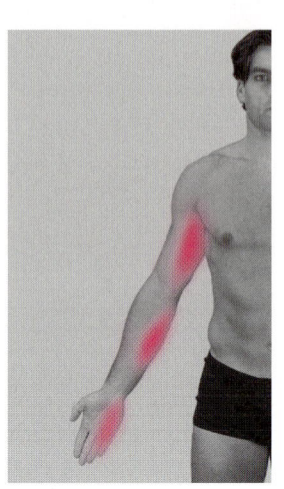

後腋窩ヒダ
胸腰筋膜

起始
下部胸椎および後部腸骨稜

停止
上腕骨結節間溝

RPP
肩甲骨下部、肩後部、上腕、前腕、手の尺側

TP
後腋窩ヒダの3横指下。挟圧法を施す

MFS
肩関節の180度外転、および外旋を行う

PSS
肩峰上部に疼痛

HEP
壁に向かって、腕を外転、および外旋しながらストレッチする。PSSを発するようであれば、外転の角度を減らす

損傷の生体力学
水泳のある型に見られるように、肩関節の伸展、内転、内旋を繰り返す動きはトリガーポイントの活動性をもたらすことがある。頭上の物に手を伸ばす動作なども同じである

臨床上の注意
広背筋のトリガーポイントは大円筋のトリガーポイントとほぼ同じ領域内の互いに近いところに現れるので、施術者は触診のときにはっきり鑑別する必要がある。広背筋は大円筋よりも外側で浅部にある

広背筋　79

トリガーポイント治療

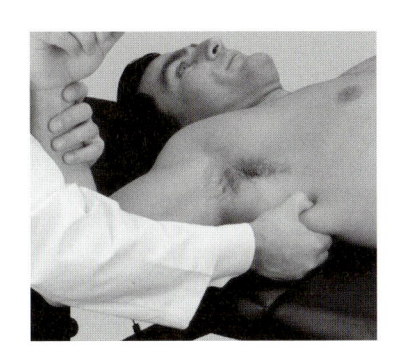

筋筋膜ストレッチ

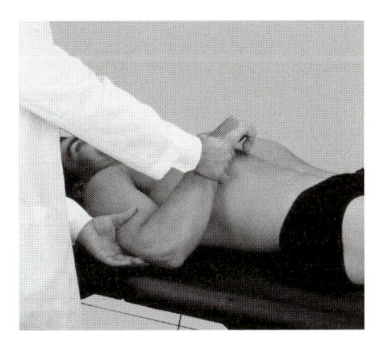

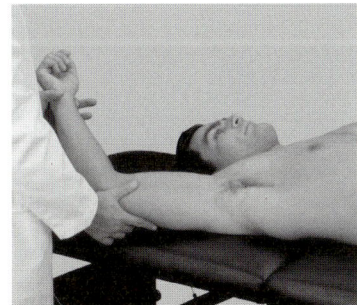

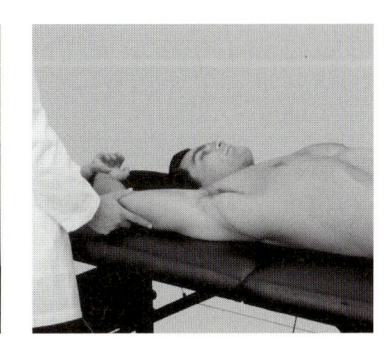

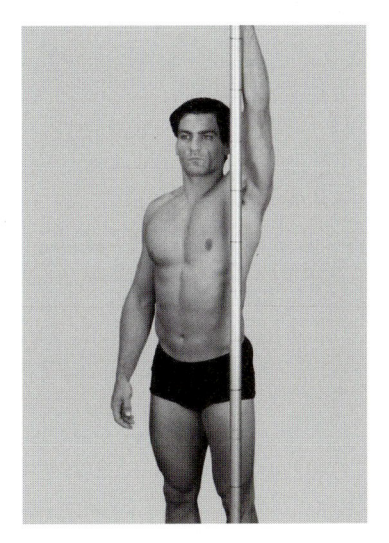

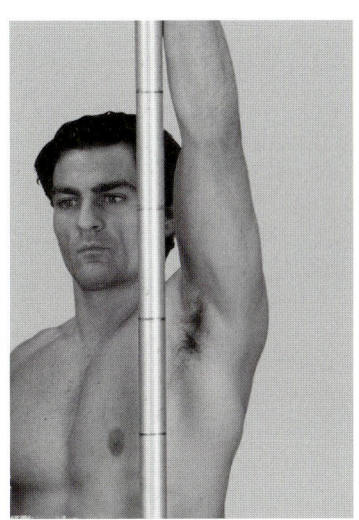

在宅運動プログラム

大円筋　　　　　　　　　　　　　　　　　　　　　　TERES MAJOR

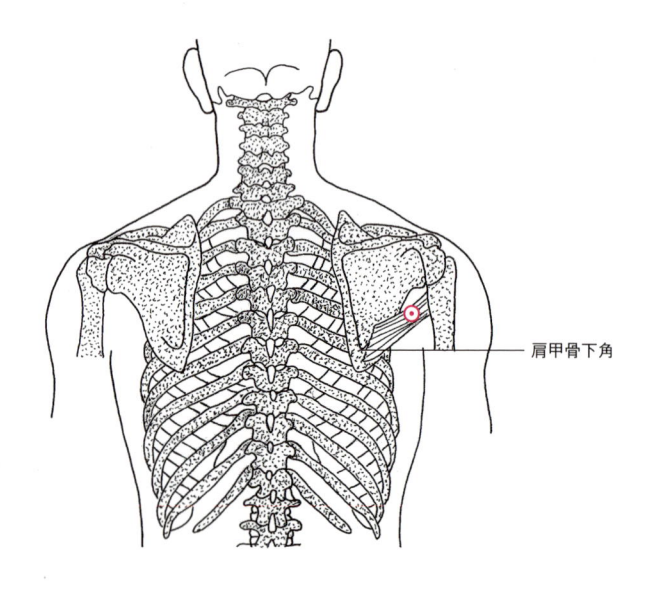

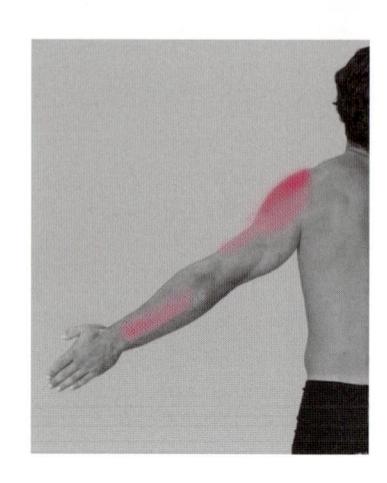

肩甲骨下角

起始
肩甲骨下角

停止
後二頭筋稜（上腕骨結節間溝の小結節稜）

RPP
三角筋後部および前腕

TP
肩甲骨外縁沿いで、下角の3横指上。挟圧法を行う

MFS
肩関節の過外転、および外旋を行う

PSS
肩峰上部に疼痛

HEP
壁に向かって腕を過外転、外旋してストレッチする。PSSを発するようであれば、外転の角度を減らす

損傷の生体力学
広背筋に同じ

臨床上の注意
大円筋のトリガーポイントは広背筋のトリガーポイントとほぼ同じ領域内の互いに近いところに現れるので、施術者は触診のときにはっきり鑑別する必要がある

大円筋　81

トリガーポイント治療

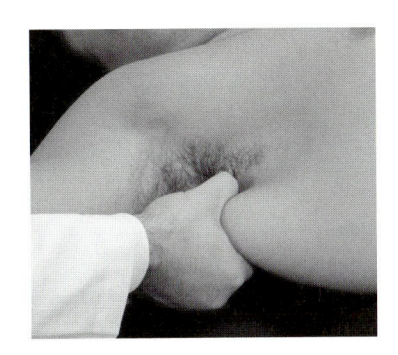

筋筋膜ストレッチ

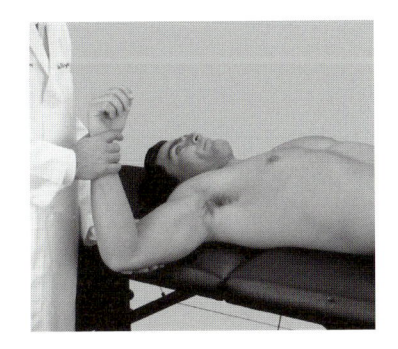

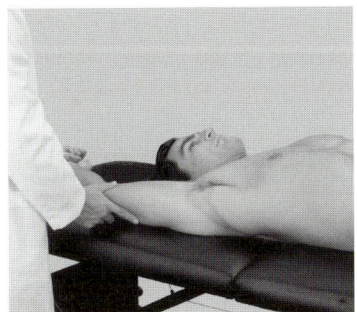

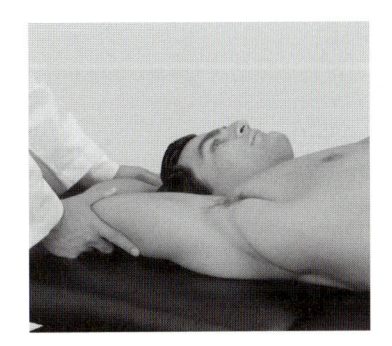

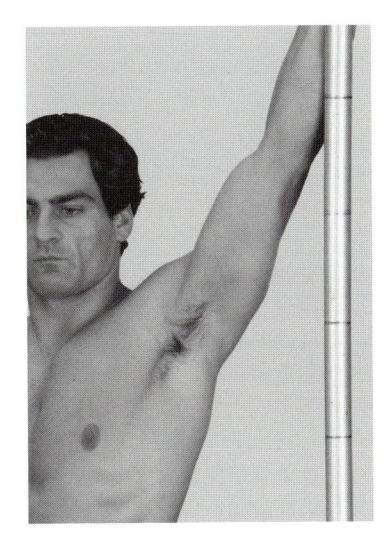

在宅運動プログラム

肩甲下筋　　　　　　　　　　　　　　　　　　　SUBSCAPULARIS

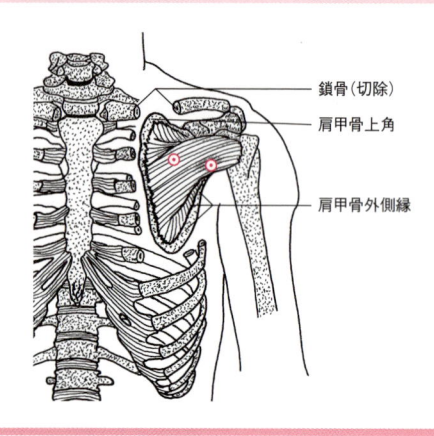

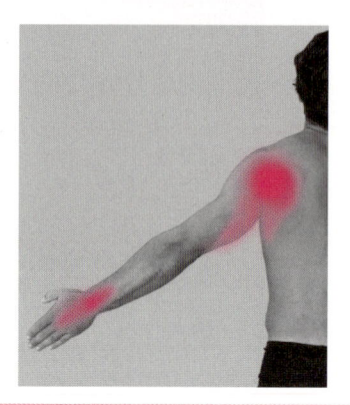

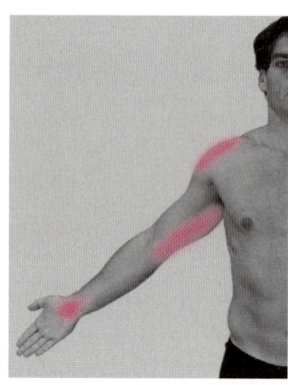

起始
肩甲骨の肋骨面にある肩甲下窩

停止
上腕骨小結節。その腱は線維性の肩関節包に付着している

RPP
三角筋の後部、肩甲骨、上腕の後部、手関節。時には肩の前面、あるいは手関節の掌側

TP
肩甲骨上角に至る肩甲骨外側縁沿いの肩甲下窩。4本の指を使い、内側上部から後方へ向かって、平圧法を施す。肩甲骨を押しつけたり、腕を牽引したりすると、トリガーポイントに触れやすくなる

MFS
腕の外旋ならびに180度の外転を行う。もしPSSが出るようなら、肩の屈曲を加えて外転を調節する。そして徐々に完全な外転に移行させる

PSS
肩峰上部に疼痛

HEP
壁に向かって腕を外転および外旋させてストレッチする。140～180度の屈曲―外転、および外旋から始めて、さまざまな角度の屈曲ができるように進めていく。ストレッチ中にPSSが出るようなら、屈曲の角度を減らす

損傷の生体力学
肩甲下筋は肩甲骨を安定させている主要な筋なので、多くの肩の外傷には肩甲下筋が関係している。五十肩などで外転が制限されている病態には肩甲下筋が関与している。物を投げる動作は筋に急激な運動による損傷をもたらす可能性がある。肩関節の脱臼とか、長期間肩を固定することなども、肩甲下筋に微小な損傷をもたらす原因になることがある

臨床上の注意
肩甲下筋の筋膜に異常が起こると、肩関節の肩甲上腕リズムに影響を与えて、肩の運動メカニズムに異常をきたすことになる。同時に、棘下筋の筋膜にも異常をきたす可能性がある

トリガーポイント治療

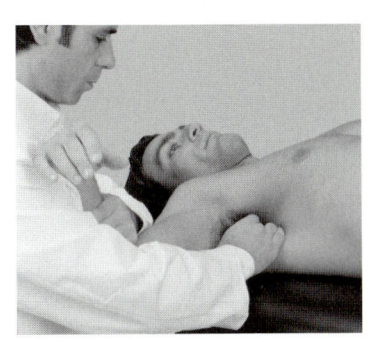

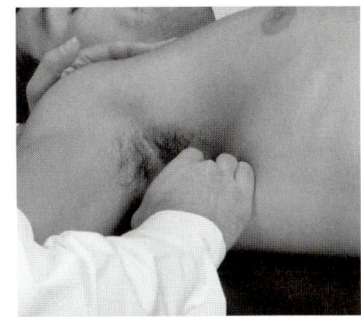

筋筋膜ストレッチ

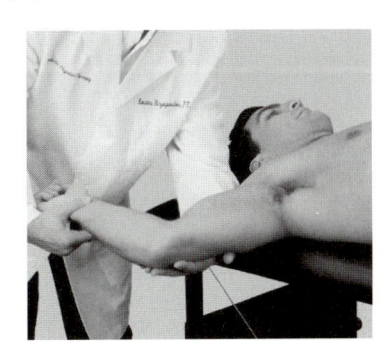

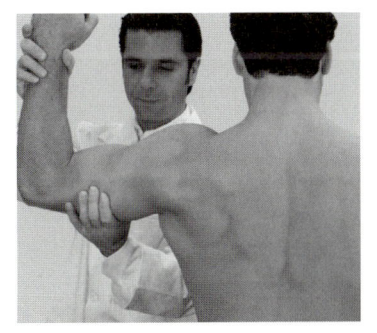

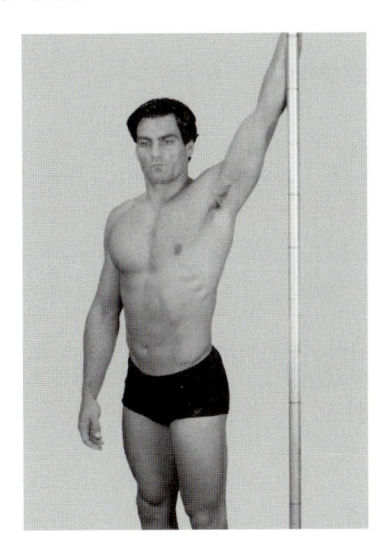

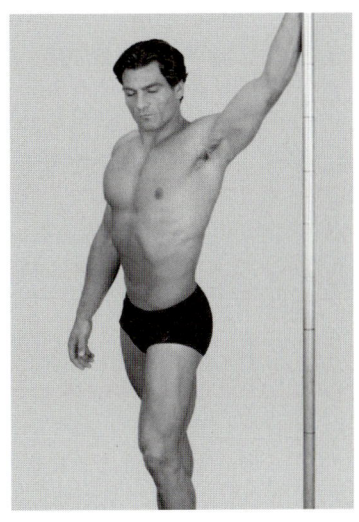

在宅運動プログラム

棘上筋　　　SUPRASPINATUS

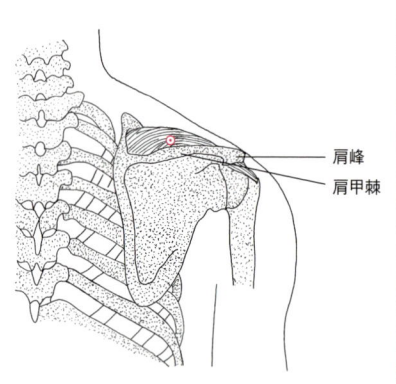

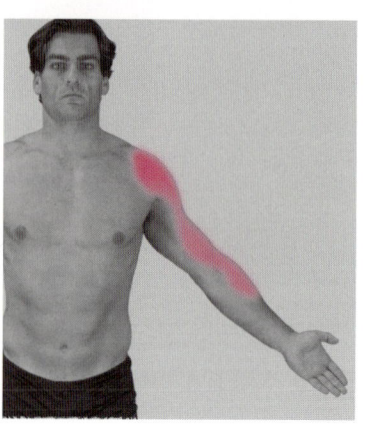

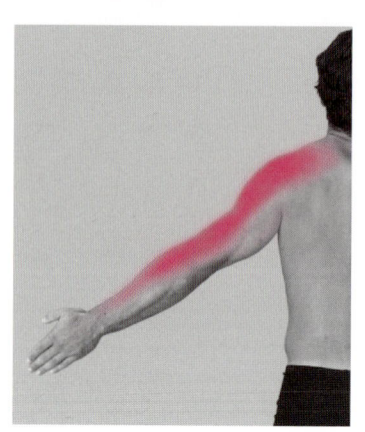

起始
肩甲骨棘上窩

停止
上腕骨大結節

RPP
上腕の三角筋中部、腕、外側上顆

TP
肩甲棘中央部の1横指上で、肩甲骨と鎖骨の間、肩峰の内側

MFS
肩関節の内旋。低い位置から内旋、水平屈曲する

PSS
肩峰前部に疼痛

HEP
他方の手で補助しながら、腕の内旋と水平屈曲でストレッチする

損傷の生体力学
重い物体を持ち上げたり、運んだりするときに損傷する。肩の高さより上で腕を長時間使うときも起こる

棘上筋 85

トリガーポイント治療

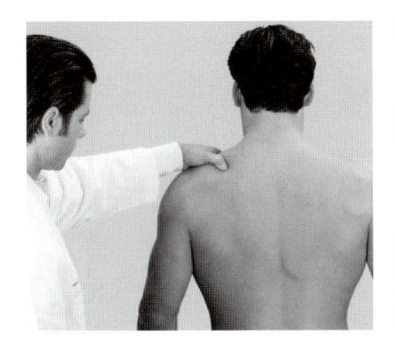

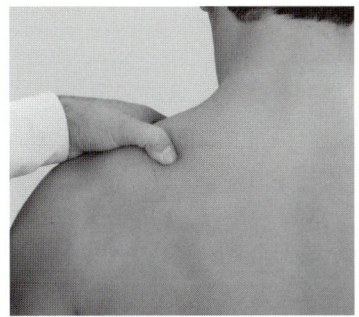

筋筋膜ストレッチ

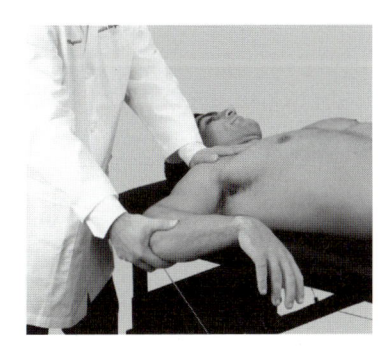

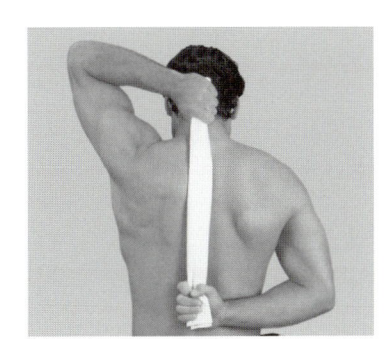

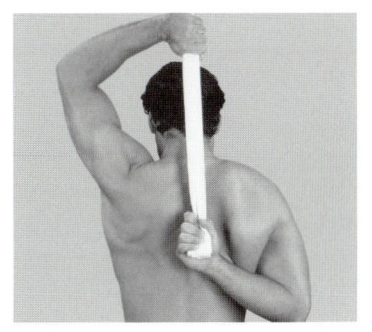

在宅運動プログラム

健常な腕でタオルを上方へ引いて罹患筋のストレッチを補助する

棘下筋　　　　　　　　　　　　　　　　　INFRASPINATUS

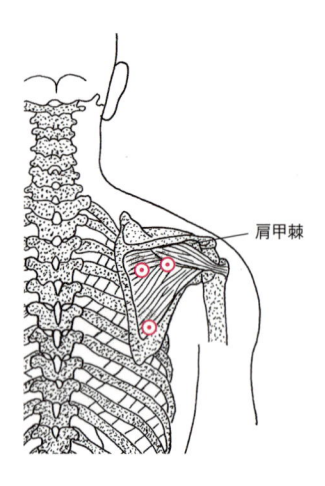

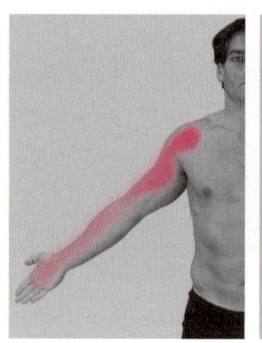

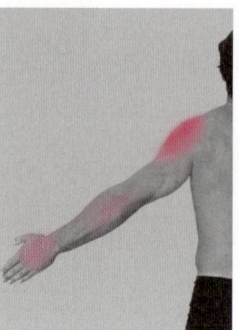

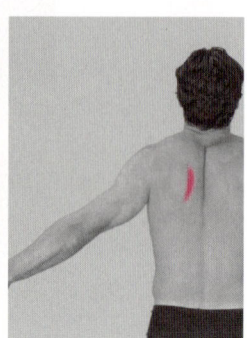

肩甲棘

起始
肩甲骨棘下窩

停止
上腕骨大結節

RPP
三角筋前部、肩関節、肩甲骨内縁、上腕と前腕の前面、および外側面

TP
肩甲棘中央部の2横指下。肩甲骨下角の3横指上。平圧法を施す

MFS
肩関節の内旋。高い位置から内旋、水平屈曲する

PSS
肩峰前部に疼痛

HEP
腕を高い位置から内旋および水平屈曲してストレッチする

損傷の生体力学
内旋運動を繰り返し、または高速で行うと損傷する

臨床上の注意
女性患者は、スカートやブラジャーのボタンをはめるときに疼痛を訴える。アプレー・スクラッチテスト（手で反対側の肩甲骨に触れることができるかどうかを調べるテスト）を用いて診断する。反対側の肩甲骨に触れようとするときに肩関節が内旋する

トリガーポイント治療

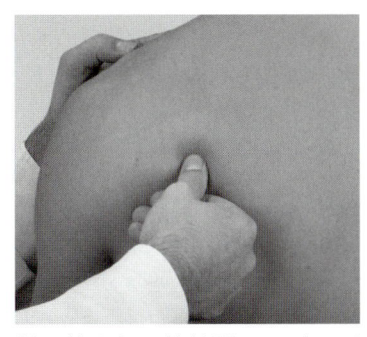

棘下筋上部の筋筋膜トリガーポイント

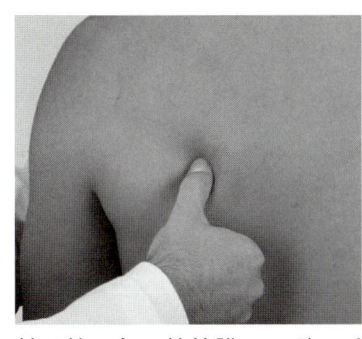

棘下筋下部の筋筋膜トリガーポイント

肩甲骨下角を触診する

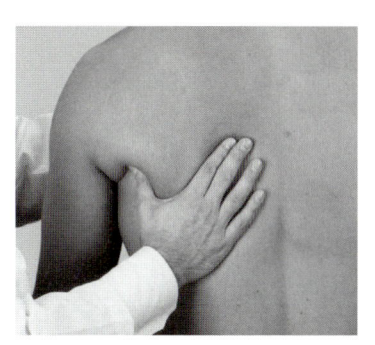

筋筋膜ストレッチ

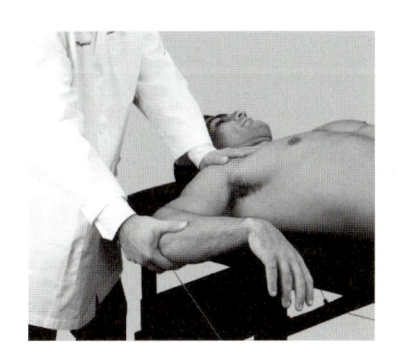

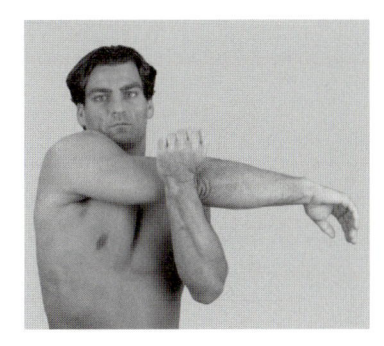

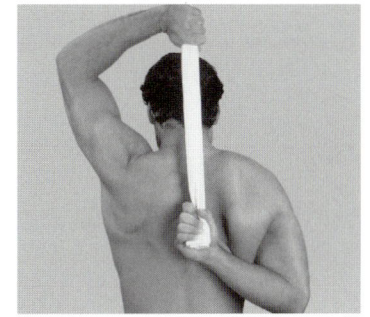

在宅運動プログラム

健常な腕でタオルを上方へ引いて罹患筋のストレッチを補助する

大胸筋 — PECTORALIS MAJOR

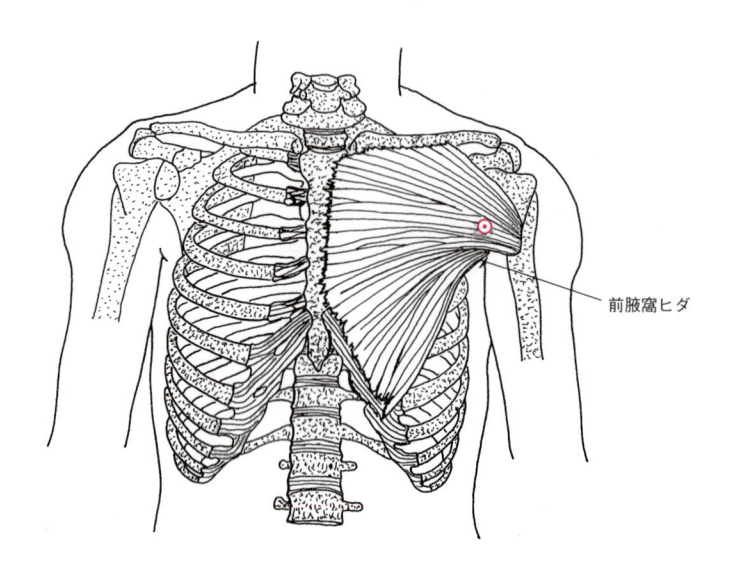

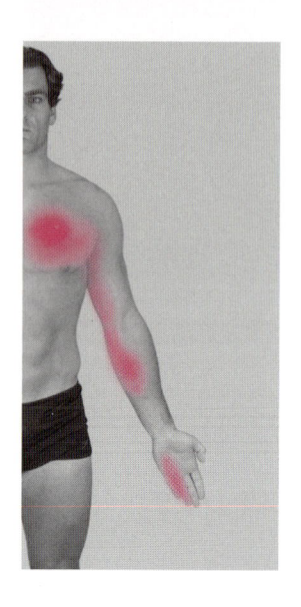

前腋窩ヒダ

起始
鎖骨、胸骨、および第1～6肋軟骨

停止
上腕骨大結節

RPP
胸部、肩、上腕と前腕の内側

TP
前腋窩ヒダ。挟圧法を行う

MFS
患者は肩関節を90度外転し、肘関節を90度屈曲する。この位置から、施術者が水平伸展を補助する

PSS
肩峰後部に疼痛

HEP
患者は開いているドアの傍に立って、肩関節を90度外転し、肘関節を90度屈曲する。その手と前腕を通路の壁で支えながら体を前傾（水平伸展）させていく

損傷の生体力学
丸めた肩や大胸筋の緊張を伴った上頚部症候群、長時間の座位や重い物の持ち上げ、呼吸が浅い喘息などの呼吸器疾患で損傷する

臨床上の注意
大胸筋に異常があると、小胸筋でも筋筋膜トリガーポイントの活動性が起こることがある

トリガーポイント治療

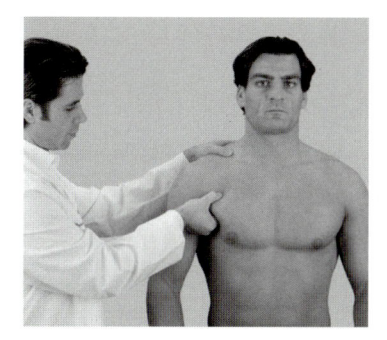

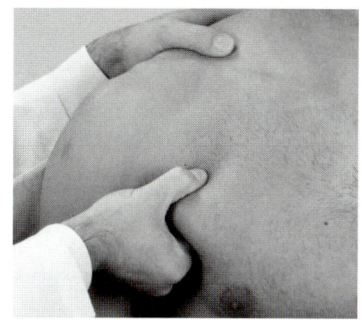

筋筋膜ストレッチ

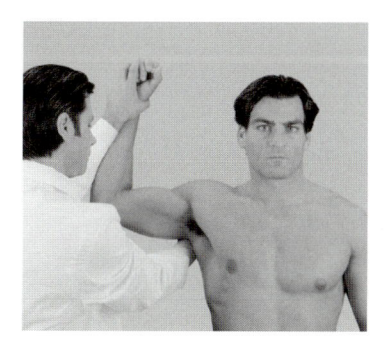

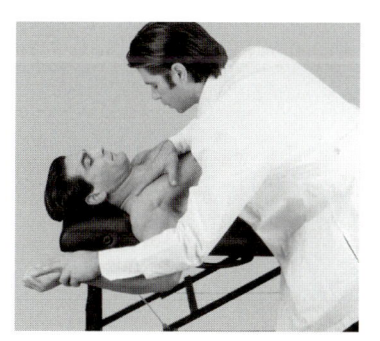

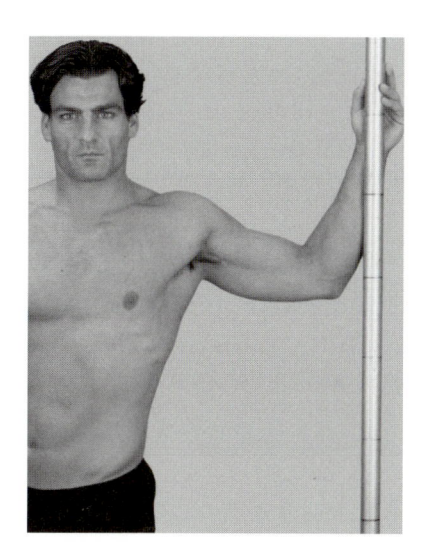

在宅運動プログラム

小胸筋　　　　　　　　　　　　　　　　　　PECTORALIS MINOR

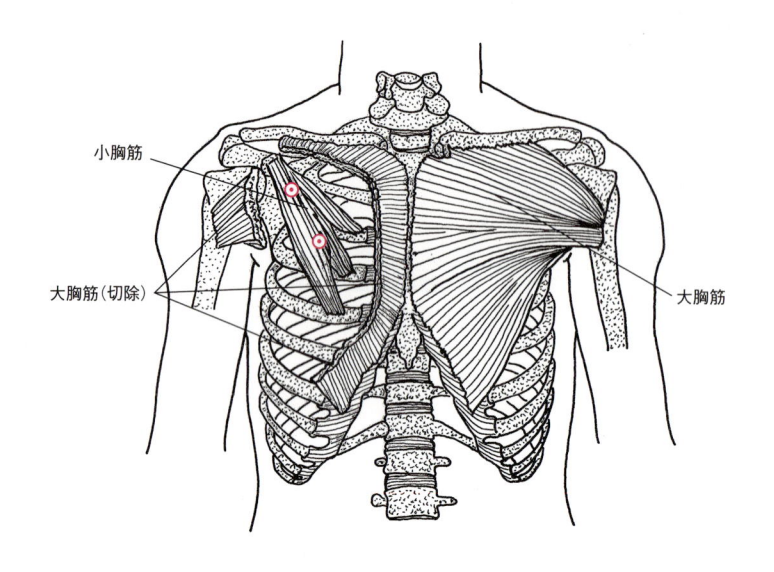

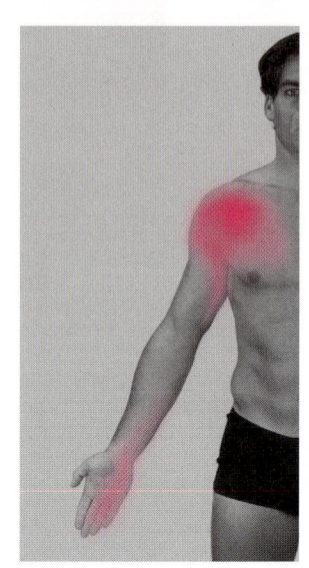

起始
第3〜5肋骨前面

停止
肩甲骨烏口突起

RPP
胸郭上部、肩前部、上腕内側

TP
鎖骨中央線を第3肋骨まで下がったところ。鎖骨外側3分の1のところの3横指下

MFS
肩関節を120度外転し、さらに水平伸展させる。施術者がこの運動を補助する

PSS
肩峰後部に疼痛

HEP
患者は開いたドアの傍に立って、肩関節を120度外転させる。その手と前腕を通路の壁で支えながら体を前傾（水平伸展）させていく

損傷の生体力学
大胸筋の場合と同じ

トリガーポイント治療

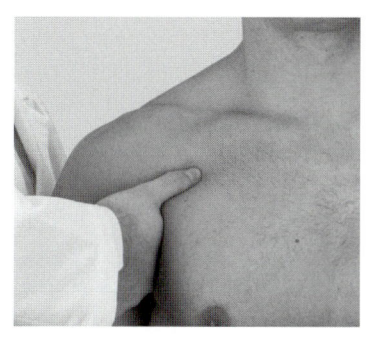

小胸筋上部の筋筋膜トリガーポイント

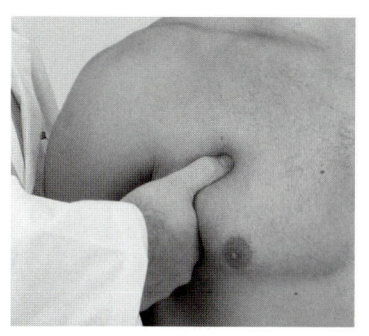

小胸筋下部の筋筋膜トリガーポイント

筋筋膜ストレッチ

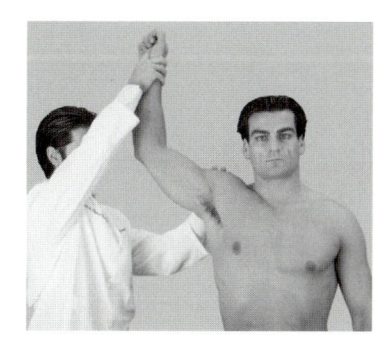

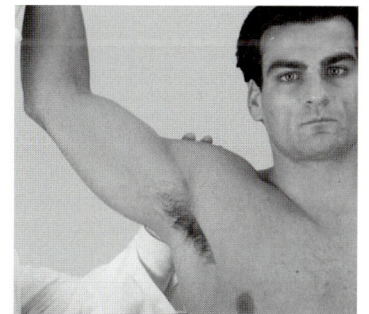

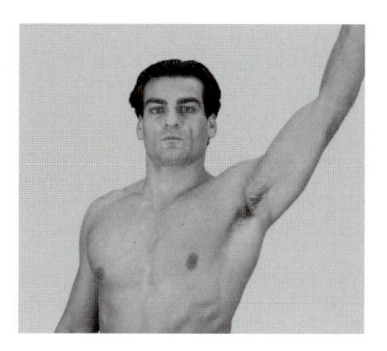

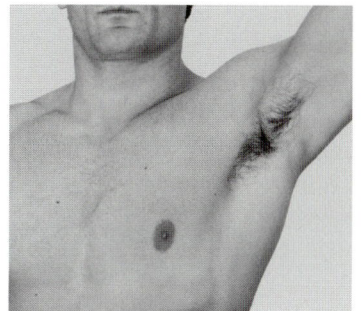

在宅運動プログラム

三角筋　　　　　　　　　　　　　　　　　　　　　　　DELTOID

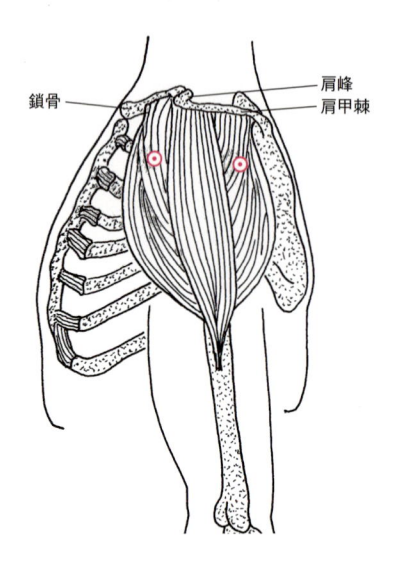

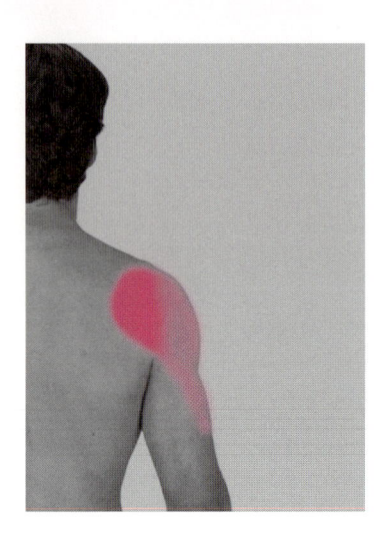

起始
前部──鎖骨前上部の外側3分の1
後部──肩甲棘

停止
上腕骨三角筋粗面

RPP
三角筋部に局所的に現れる；肩

TP
前部──肩峰前縁の3横指下
後部──肩峰後縁の2横指下。いずれも、なでて触診する

MFS
前部──肘関節を伸展し前腕を自然な位置において、肩関節を伸展する
後部──肘関節を屈曲し、高い位置から肩関節を水平屈曲する。施術者が補助して行う

PSS
肩峰上部に疼痛

HEP
MFSと同じ

損傷の生体力学
スポーツ活動中の急激な運動で損傷する（直接的外傷）

トリガーポイント治療

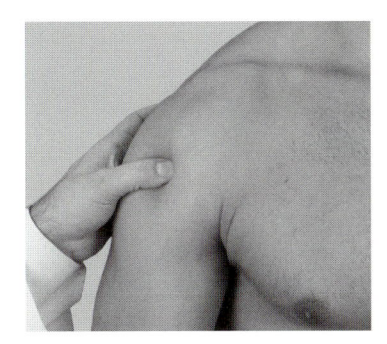

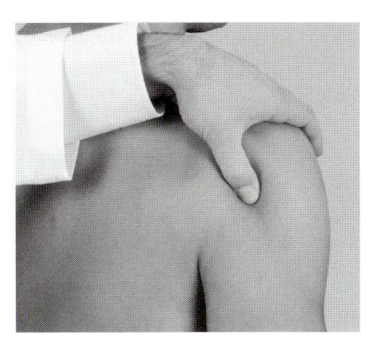

筋筋膜ストレッチ

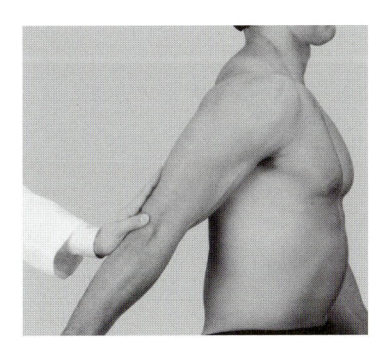

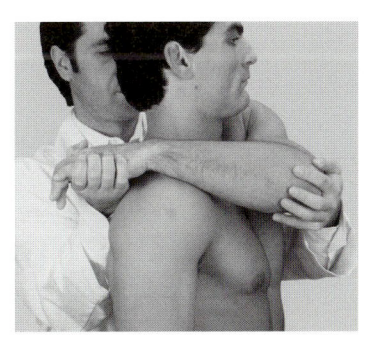

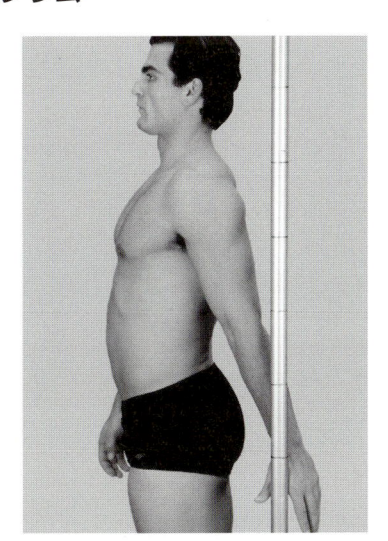

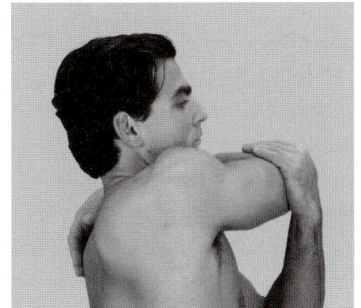

在宅運動プログラム

鎖骨下筋　　　　　　　　　　　　　　　　　　　　　　　　SUBCLAVIUS

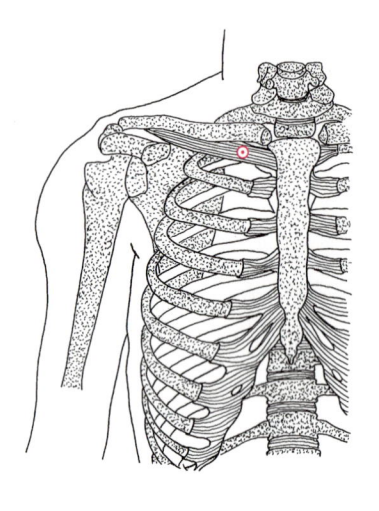

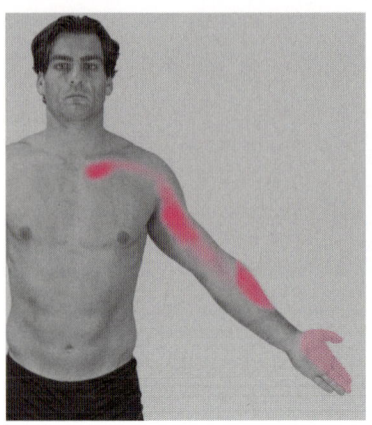

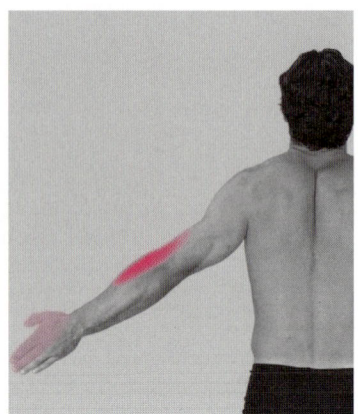

起始
第1肋骨

停止
鎖骨の中央3分の1

RPP
鎖骨部；上腕二頭筋および前腕部

TP
胸骨胸鎖関節の2横指外側

MFS
施術者が鎖骨の上方への回旋を補助しながら、肩関節を180度伸展させる

PSS
なし

HEP
なし

損傷の生体力学
直接的外傷、鎖骨骨折で損傷する

臨床上の注意
施術者が鎖骨の上方への回旋を補助するときには、慎重に穏やかに行う

トリガーポイント治療

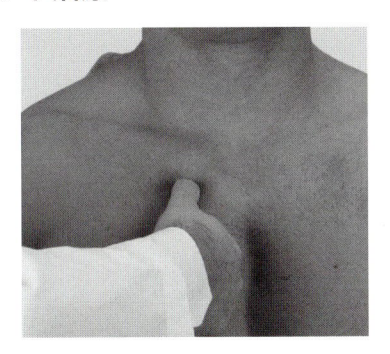

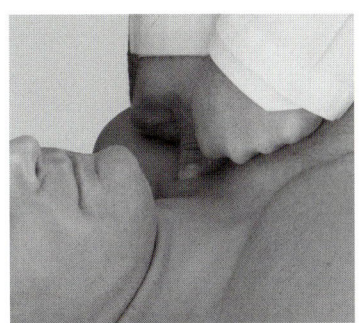

筋筋膜ストレッチ

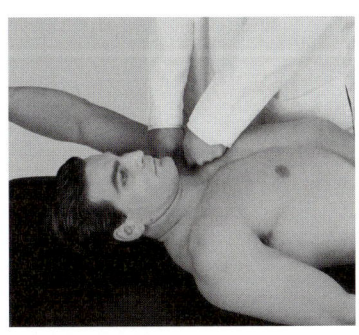

患者は肩関節を180度屈曲し、鎖骨を上方へ回旋する

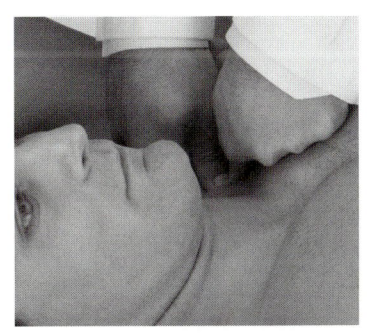

施術者は鎖骨の回旋を補助する

胸骨筋　　　　　　　　　　　　　　　　　　　　　　　STERNALIS

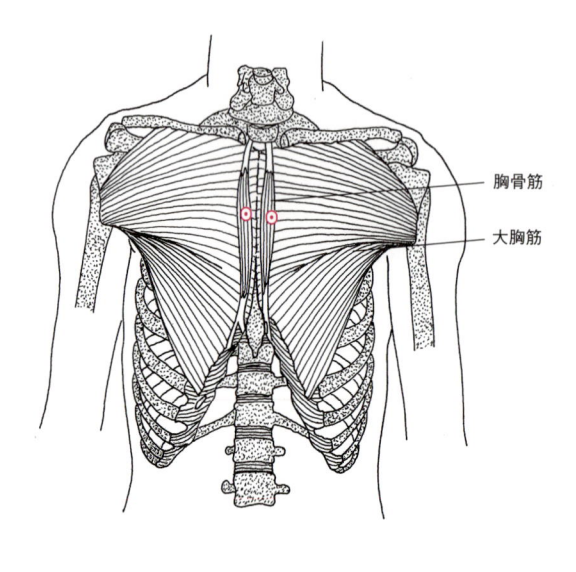

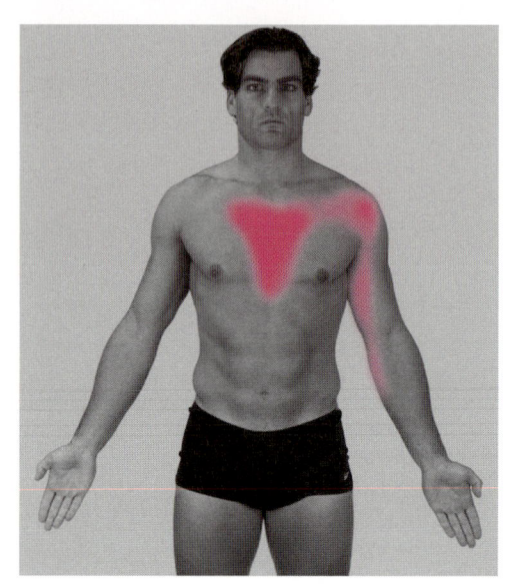

起始
胸骨の一側、あるいは両側を骨に平行して走る筋であるが、人口のわずか5％にしか見られない

停止
胸骨

RPP
胸骨、胸郭上部、上腕内側

TP
胸骨体の外側1横指に何カ所か可能性あり

MFS
なし

PSS
なし

HEP
なし

損傷の生体力学
なし

トリガーポイント治療

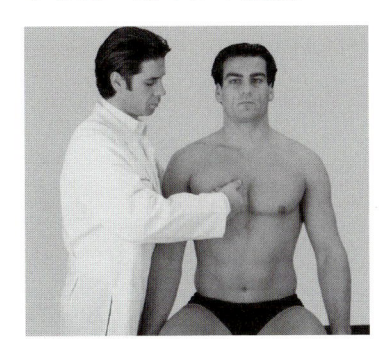

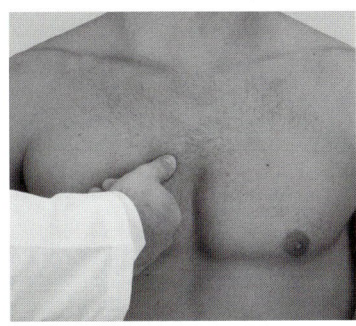

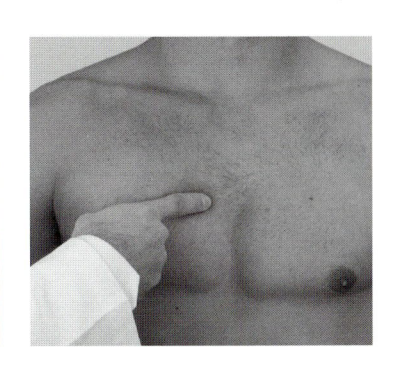

筋筋膜ストレッチ

トリガーポイントに平圧法を施すことはできるが、MFSはできない

UPPER EXTREMITY REGION
上肢部

上腕二頭筋　　　　　　　　　　　　　　　　　　BICEPS BRACHII

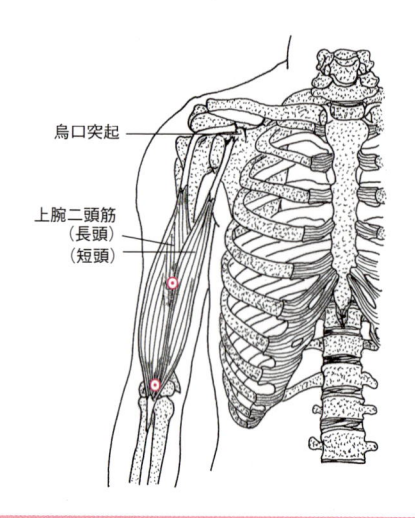

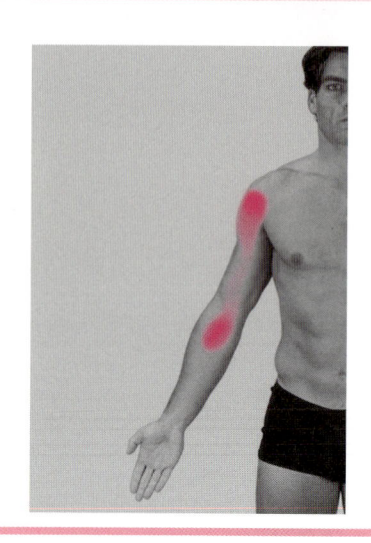

図中ラベル：烏口突起、上腕二頭筋（長頭）（短頭）

起始
長頭──肩甲骨関節上結節
短頭──肩甲骨烏口突起

停止
橈骨粗面

RPP
筋に沿って肩甲骨上部まで；筋の停止部周辺

TP
上腕中部の筋腹および筋停止部の3横指上

MFS
肩関節を伸展させておいて肘関節を伸展させる。施術者が補助する

PSS
肘部に疼痛

HEP
MFSに同じ。患者はストレッチの補助にドアの取っ手を利用するといい

損傷の生体力学
筋の急激な過度伸張、スポーツ活動、重い物の持ち上げ動作などで損傷する。肘の骨折では長期の固定が必要なので、筋の収縮が長く続き、そのためにトリガーポイントが活動性になることがある

臨床上の注意
筋腹のトリガーポイントの場合は挟圧法を、停止部のトリガーポイントには平圧法を施すことを勧める。停止部のトリガーポイントや、肘部骨折の長期固定からくる肘関節の伸展制限解消には等尺性収縮後リラクゼーション法を組み合わせて用いるとよい。施術者は上腕二頭筋の長頭が肩関節を横断している事実を利用するのがよい。肩関節の伸展は二頭筋の近位部をストレッチすることにもなる

トリガーポイント治療

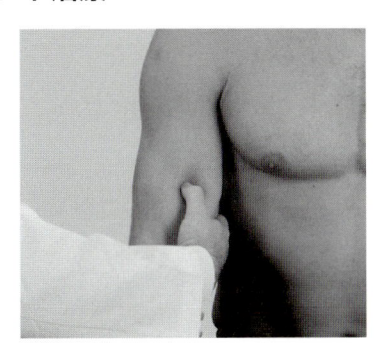

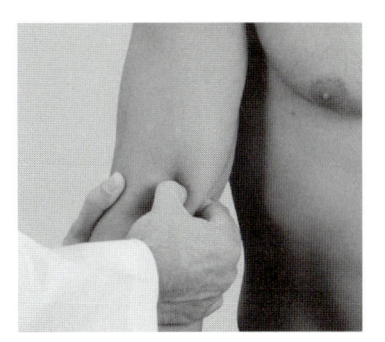

筋筋膜ストレッチ

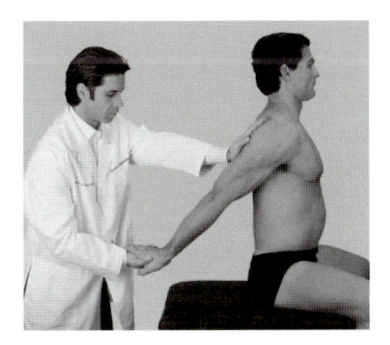

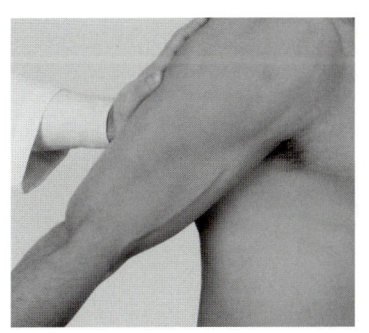

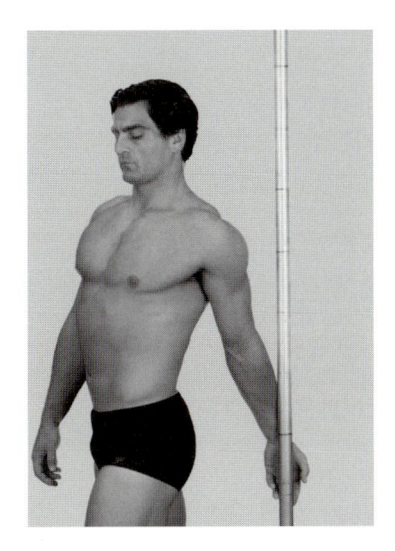

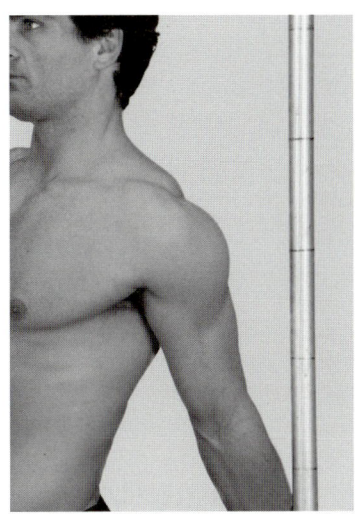

在宅運動プログラム

上腕三頭筋　　　　　　　　　　　　　　TRICEPS

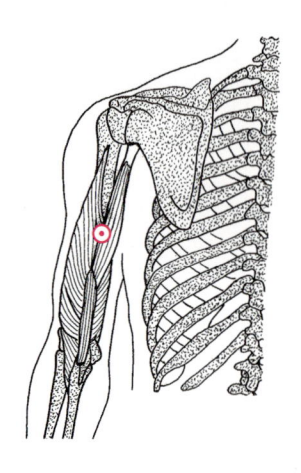

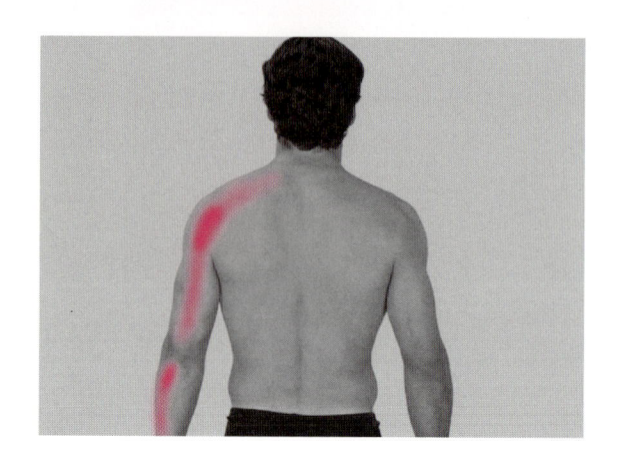

起始
外側頭 —— 上腕筋近位後外面
長頭 —— 肩甲骨関節下結節
内側頭 —— 上腕骨骨幹

停止
肘頭

RPP
腕背面、内側、および外側上顆、指

TP
上腕背面の筋腹。挟圧法を行う

MFS
肩関節屈曲と肘関節の完全な屈曲。施術者は肘関節の屈曲を補助する

PSS
肘関節に疼痛

HEP
MFSと同じ。患者が他方の手を使ってストレッチを補助する

損傷の生体力学
筋の急激な過度伸張、スポーツ活動、重い物の持ち上げ動作などで損傷する

臨床上の注意
外側頭の緊張で橈骨神経に圧迫症状が出ることもある

上腕三頭筋 103

トリガーポイント治療

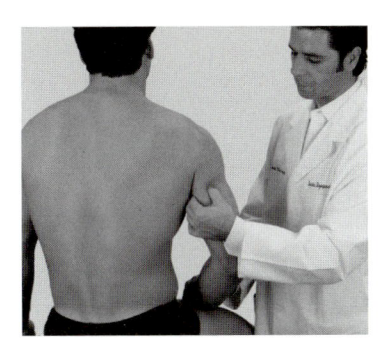

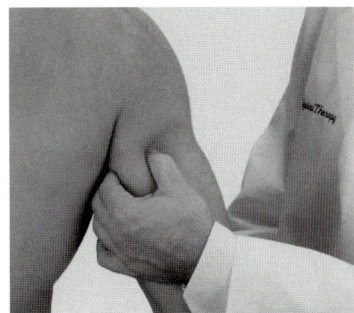

筋筋膜ストレッチ

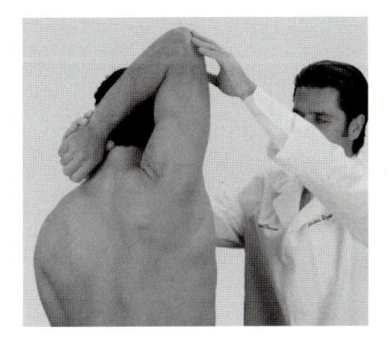

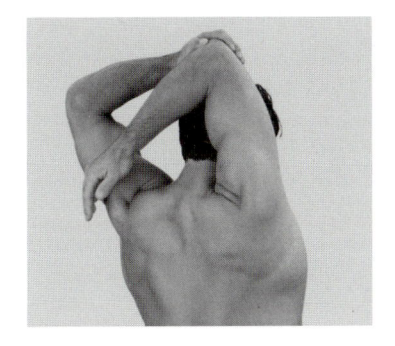

在宅運動プログラム

腕橈骨筋　　　　　　　　　　　　　　　　　　　　BRACHIORADIALIS

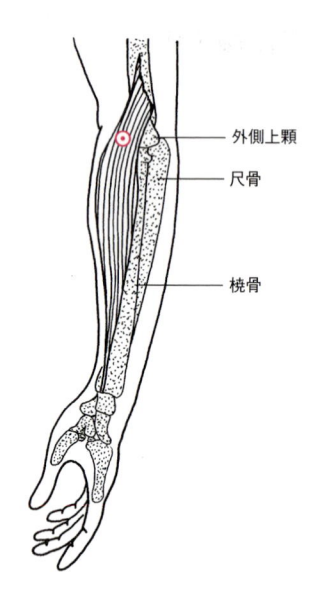

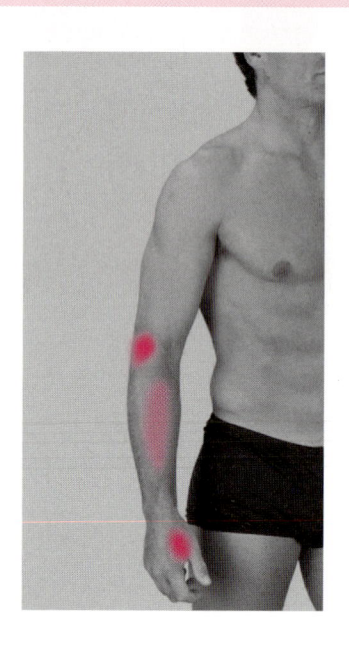

起始
上腕骨外側顆上部

停止
橈骨茎状突起

RPP
外側上顆、筋沿い、母指と示指との間の部分

TP
屈筋溝の1横指下、および上腕二頭筋腱と外側上顆の中間。平圧法、あるいは挟圧法を施す

MFS
肘関節の伸展と回内、および手関節の掌屈、掌屈に重点をおいた尺屈を施す。施術者は手関節の運動を補助する。PSSがあったら尺屈の度合いを弱める

PSS
手関節尺側の疼痛

HEP
患者は上述のMFSを他方の手で補助しながら行う

損傷の生体力学
スポーツ活動、特に回内状態で手関節の伸展を伴うときに損傷する

臨床上の注意
"テニス肘"のときに、この腕橈骨筋も異常をきたしていることがある

腕橈骨筋　105

トリガーポイント治療

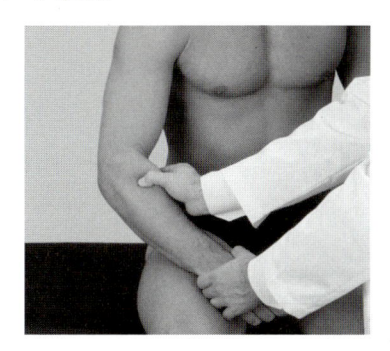

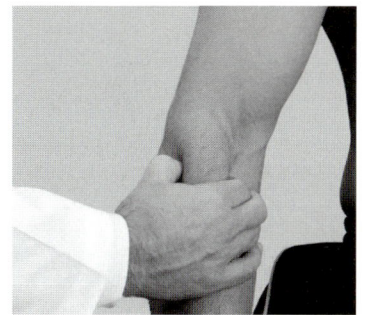

筋筋膜ストレッチ

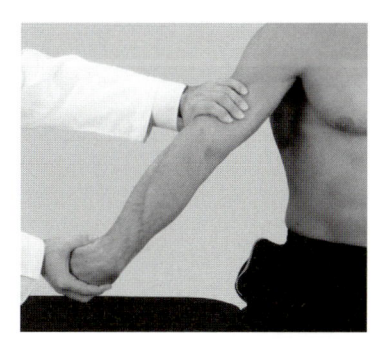

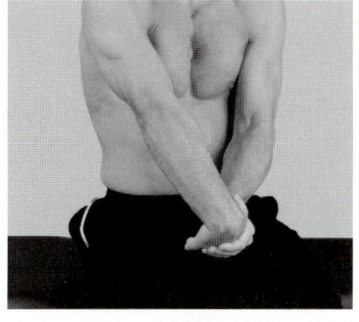

在宅運動プログラム

患者は完全な肘関節伸展を維持
するようにする

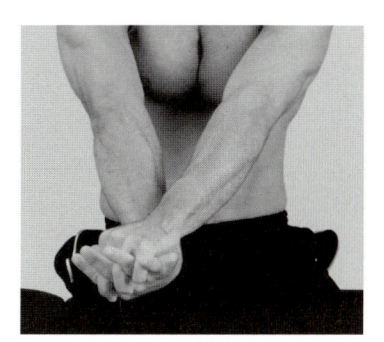

回外筋　　　　　　　　　　　　　　　　　　　　　　SUPINATOR

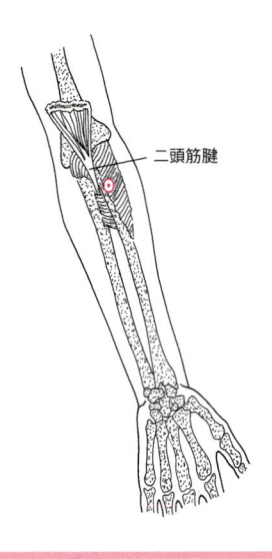

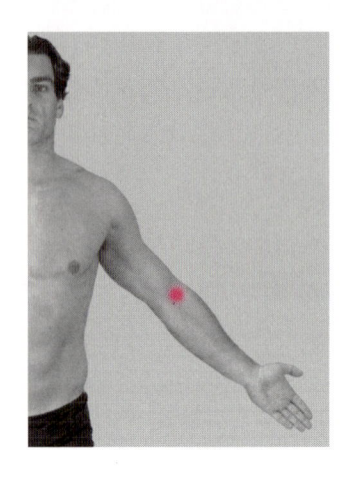

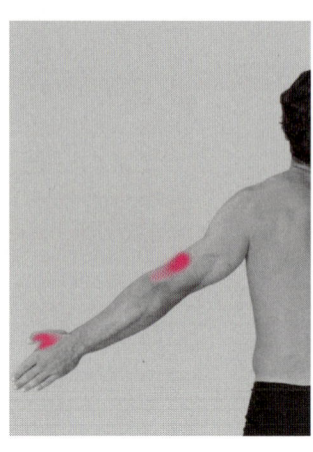

起始
上腕骨外側上顆

停止
橈骨の上部3分の1の外側面および前面

RPP
外側上顆、前腕、および母指と示指の間

TP
上腕二頭筋腱の停止最遠部の橈側。橈骨頭をねらって、平圧法を施す

MFS
肘関節の伸展、および回内。手関節の掌屈、および尺屈と回内に重点をおいた尺屈を施す。PSSがあったら、尺屈の度合いを弱める

PSS
手関節の尺側に疼痛

HEP
患者は上述のMFSを、他方の手で補助しながら行う

損傷の生体力学
スポーツ活動、特に回外を伴う動きで損傷する。肘関節を伸展した状態で回外を繰り返すと、トリガーポイントが活動性になることがある

臨床上の注意
"テニス肘"のときに、この筋も異常をきたしていることがある。橈骨神経の枝が回外筋内を通過する際に回外筋の緊張によって絞扼されることがある。伸筋の力が低下していないか、調べてみる必要がある。回外筋は検査を省いてもよい

トリガーポイント治療

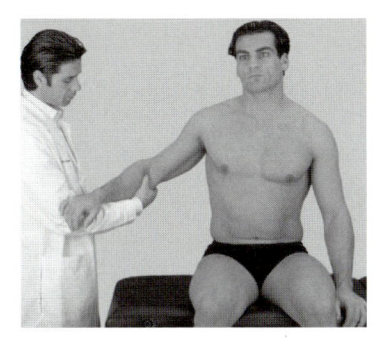

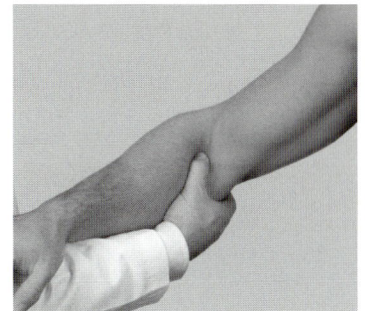

筋筋膜ストレッチ

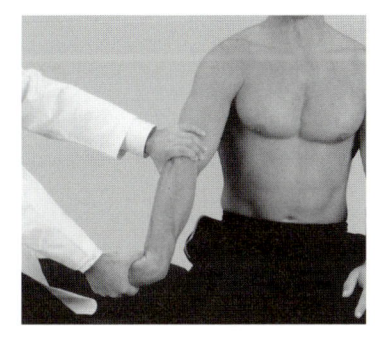

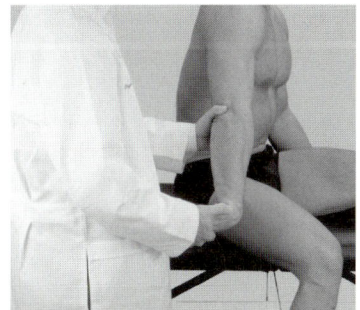

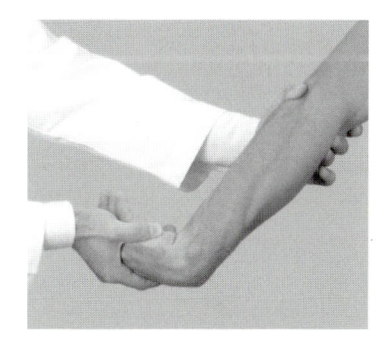

尺屈と回内を重点的に行う

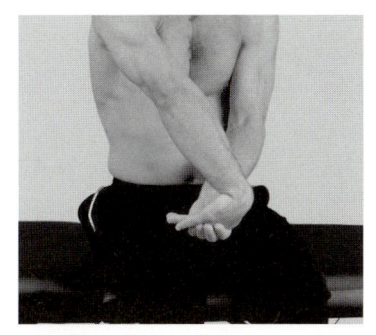

在宅運動プログラム

肘関節を完全に伸展させた状態を維持する

円回内筋　　　　　　　　　　　　　　　　　　　　　PRONATOR TERES

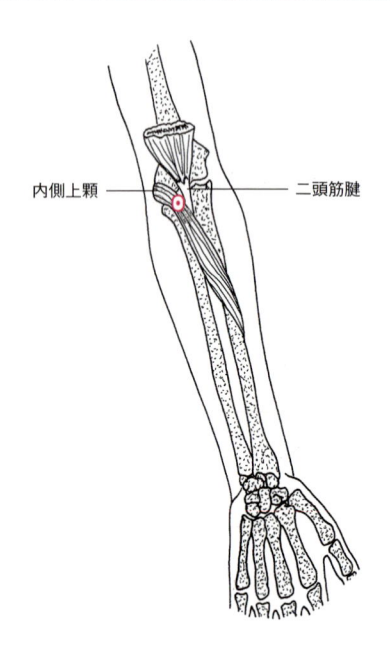

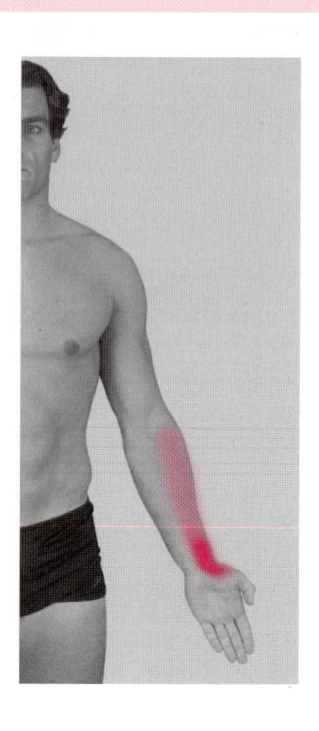

起始
上腕骨内側上顆および尺骨鉤状突起

停止
橈骨幹中部外側

RPP
手関節の橈側および前腕の前面

TP
内側上顆と上腕二頭筋腱を結ぶ線の中点から2横指下

MFS
肘関節の伸展と完全な回外。手関節を伸展すると回外しやすい。施術者が患者の手関節を操作する。肘関節は伸展させておく必要がある

PSS
なし

HEP
患者は他方の手で手関節の伸展、回外を補助しながら、前述のMFSを行う

損傷の生体力学
スポーツ活動で損傷する。手首や肘の骨折は筋筋膜トリガーポイントを活動性にする可能性がある

トリガーポイント治療

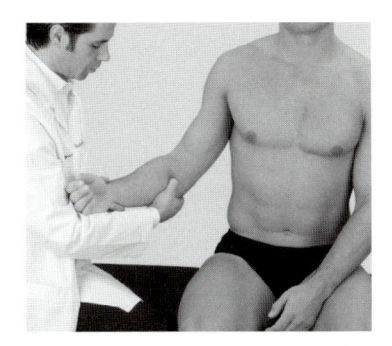

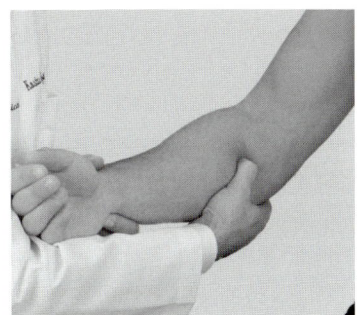

筋筋膜ストレッチ

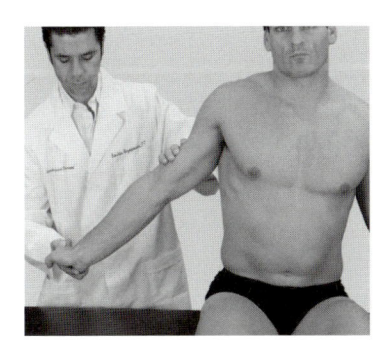

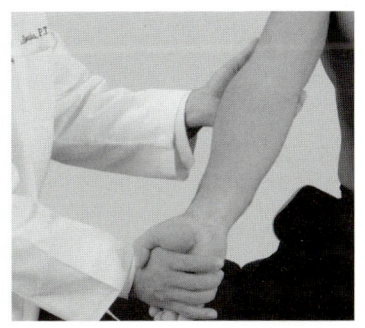

ストレッチの間は、肘関節を完全に伸展させていなければならない

在宅運動プログラム

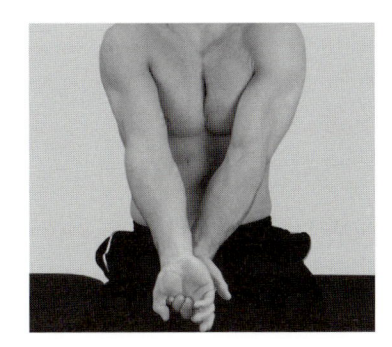

尺側手根屈筋　　　　　　　　　FLEXOR CARPI ULNARIS

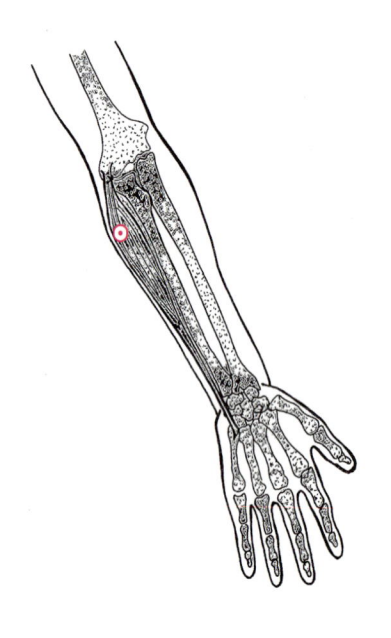

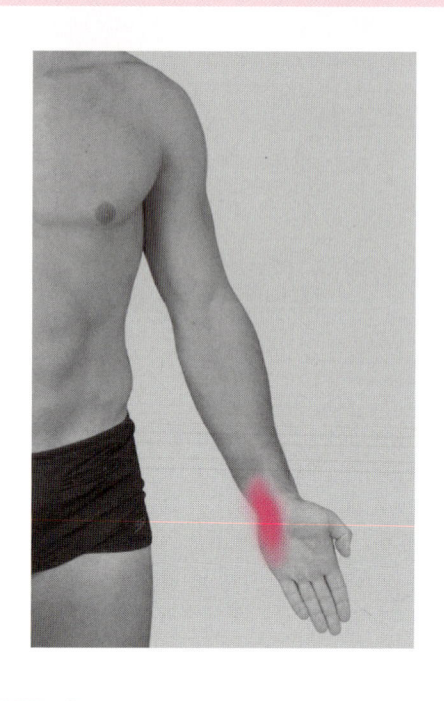

起始
上腕骨内側上顆；肘頭の内側縁

停止
豆状骨、有鉤骨、および第5中手骨

RPP
手関節の尺側

TP
肘窩横紋の2〜3横指下で、内側、尺側寄り。平圧法を施す

MFS
肘関節の伸展、前腕回外、手関節伸展、および橈屈を施す。橈屈に重点をおいて行う

PSS
手関節橈側に疼痛

HEP
患者は他方の手で補助しながら上述のMFSを行う

損傷の生体力学
大きな物体を強く握ると、尺側手根屈筋のトリガーポイントが活動性になることがある

臨床上の注意
"ばね指"の発症には直接であれ、間接であれ、すべての指の屈筋と手関節が関与している

トリガーポイント治療

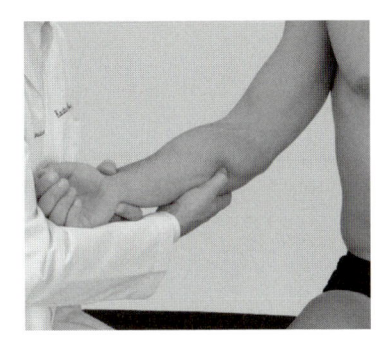

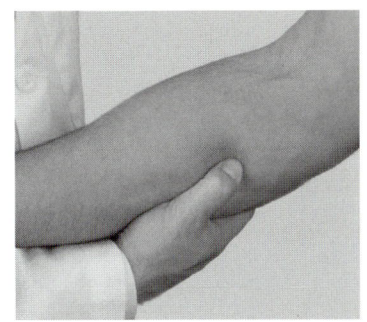

筋筋膜ストレッチ

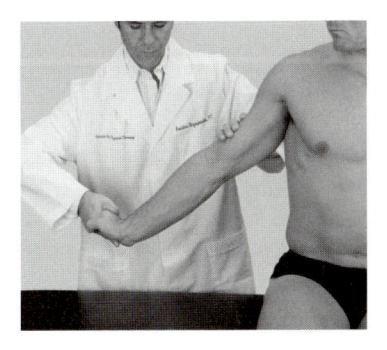

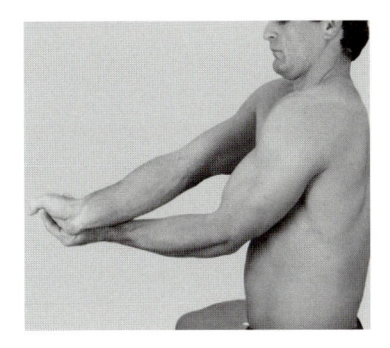

在宅運動プログラム

橈側手根屈筋　　FLEXOR CARPI RADIALIS

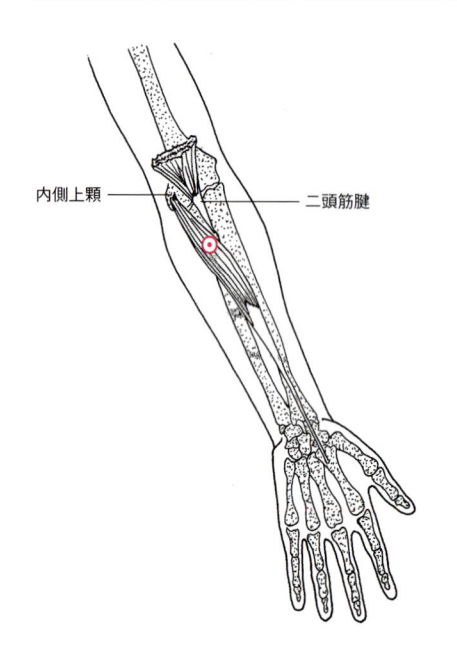

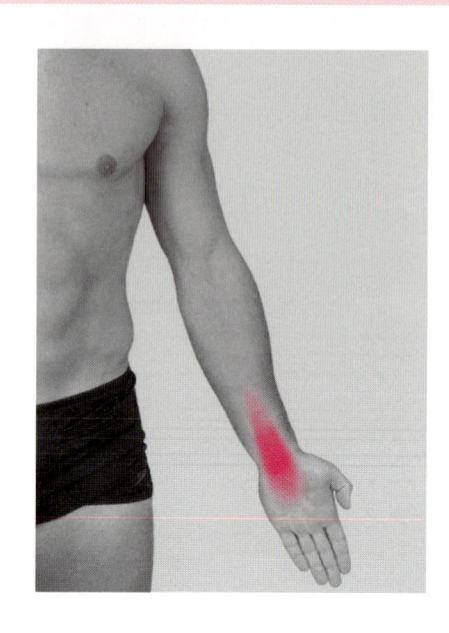

内側上顆　　二頭筋腱

起始
上腕骨内側上顆

停止
第2中手骨基部

RPP
手関節の前面橈側

TP
内側上顆と上腕二頭筋を結ぶ中線の3～4横指下。平圧法を行う

MFS
肘関節の伸展、前腕回外、手関節伸展、橈屈を施す。手関節の伸展と前腕回外に重点をおいて行う

PSS
手根骨背部に疼痛

HEP
患者は他方の手を用いて手関節の伸展と前腕回外を補助しながら、上述のMFSを行う

損傷の生体力学
流れ作業労働者や現金出納係などのように指や手関節を酷使すると損傷する

橈側手根屈筋　113

トリガーポイント治療

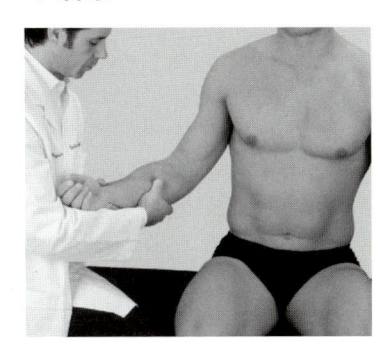

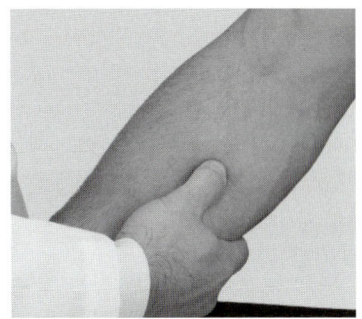

筋筋膜ストレッチ

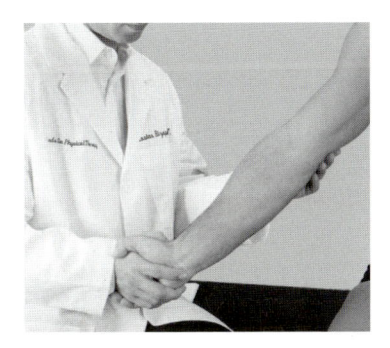

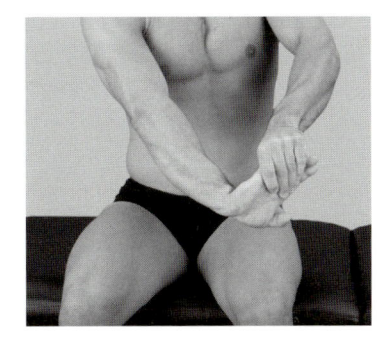

在宅運動プログラム

橈側手根伸筋（長頭および短頭） EXTENSOR CARPI RADIALIS (LONGUS AND BREVIS)

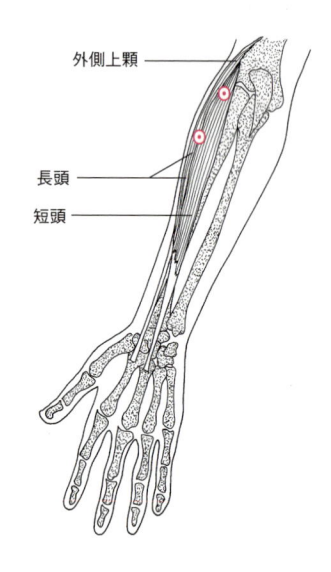

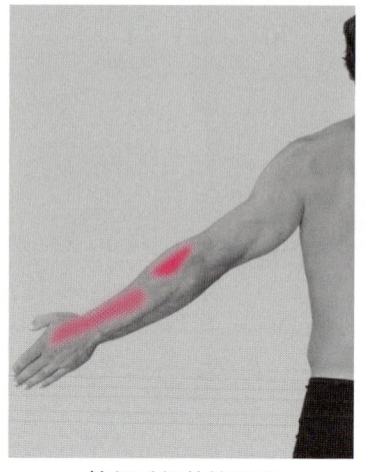

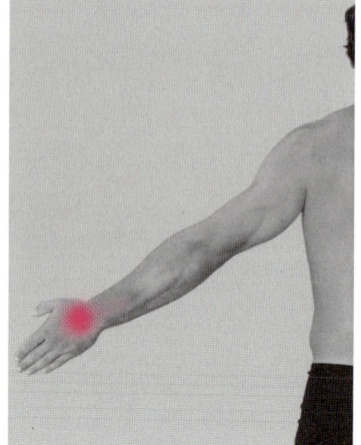

橈側手根伸筋長頭　　　　橈側手根伸筋短頭

起始
長頭 —— 上腕骨外側顆上稜の下3分の1
短頭 —— 上腕骨外側上顆

停止
長頭 —— 第2中手骨基部背面
短頭 —— 第3中手骨基部背面

RPP
手関節、母指と示指の間、外側上顆、前腕

TP
外側上顆の2横指下。平圧法を施す

MFS
肘関節の伸展、前腕回内、および手関節の掌屈。施術者は手関節の運動を補助する

PSS
手関節の掌側に疼痛

HEP
患者は他方の手で手関節の運動を補助しながら、上述と同じMFSを行う

損傷の生体力学
パソコン作業やテニス、ゴルフなど、長時間にわたり手関節の伸展を繰り返すと損傷する

臨床上の注意
同じ領域に存在する他の筋にもトリガーポイントができるので、施術者は筋を間違いなく鑑別するために、患者に橈側手根伸筋を活発に収縮させてみせるよう頼む

橈側手根伸筋（長頭および短頭）

トリガーポイント治療

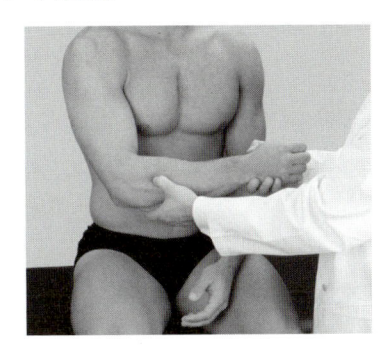

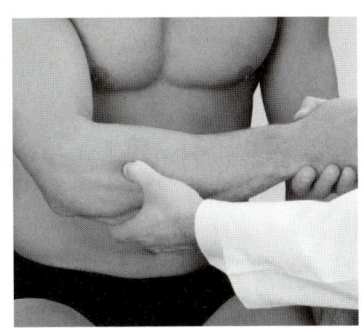

筋筋膜ストレッチ

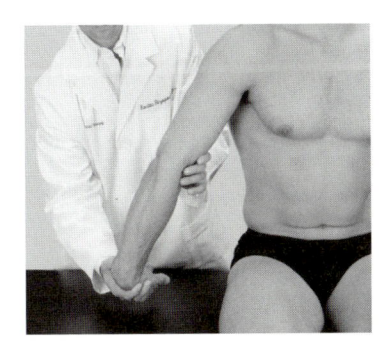

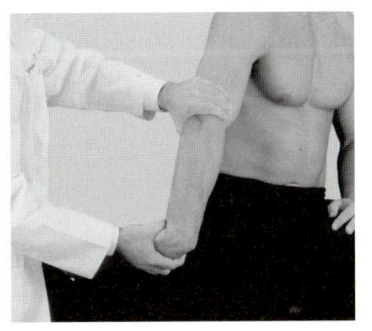

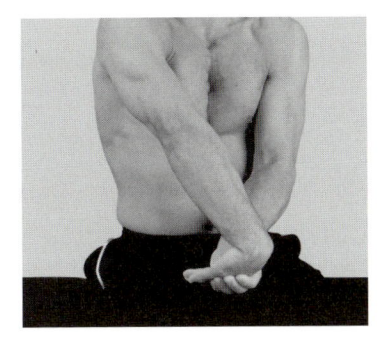

在宅運動プログラム

尺側手根伸筋　　　EXTENSOR CARPI ULNARIS

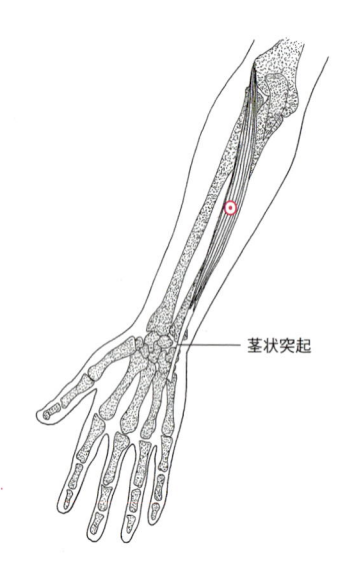

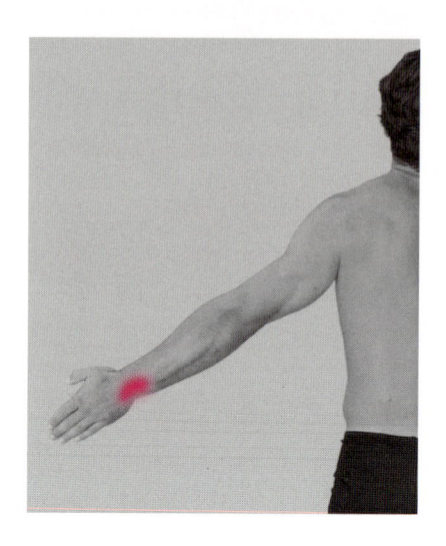

茎状突起

起始
上腕骨外側上顆

停止
第5中手骨基部背面

RPP
手関節の尺側および前面

TP
尺骨の中点の高さで、骨幹から1横指内側。平圧法を行う

MFS
肘関節の伸展、前腕回内、手関節の掌屈を施す。施術者は手関節の運動を補助する

PSS
手関節の掌側に疼痛

HEP
患者は他方の手で手関節の運動を補助しながら、上述と同じMFSを行う

損傷の生体力学
パソコン作業やテニス、ゴルフなど、長時間にわたり手関節の伸展を繰り返すと損傷する

臨床上の注意
同じ領域に存在する他の筋にもトリガーポイントができるので、施術者は筋を間違いなく鑑別するために、患者に尺側手根伸筋を活発に収縮させてみせるよう頼む

尺側手根伸筋　117

トリガーポイント治療

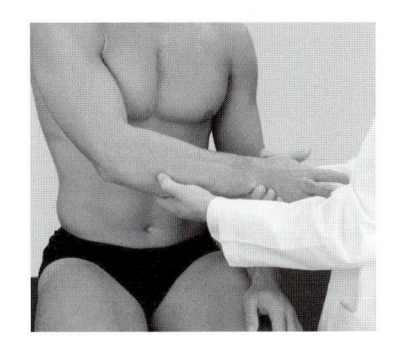

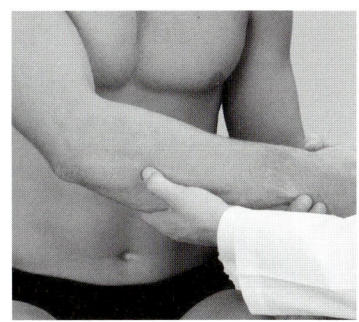

筋筋膜ストレッチ

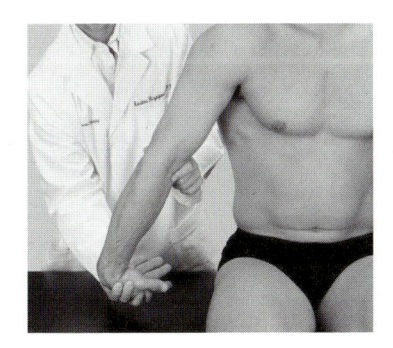

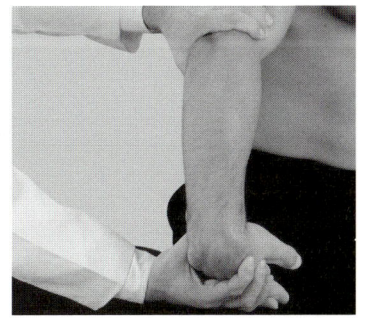

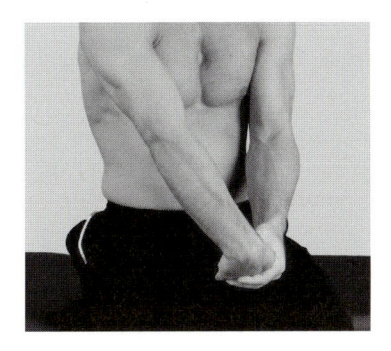

在宅運動プログラム

総指伸筋 EXTENSOR DIGITORUM

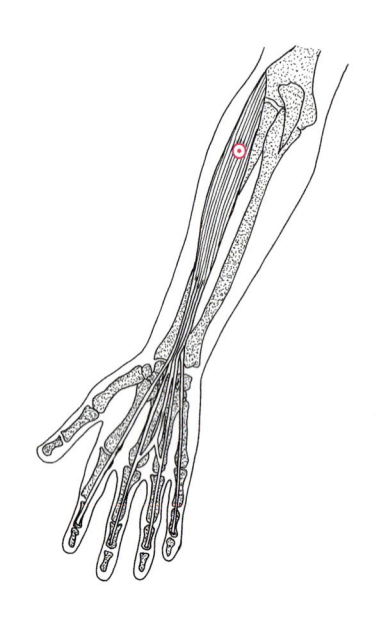

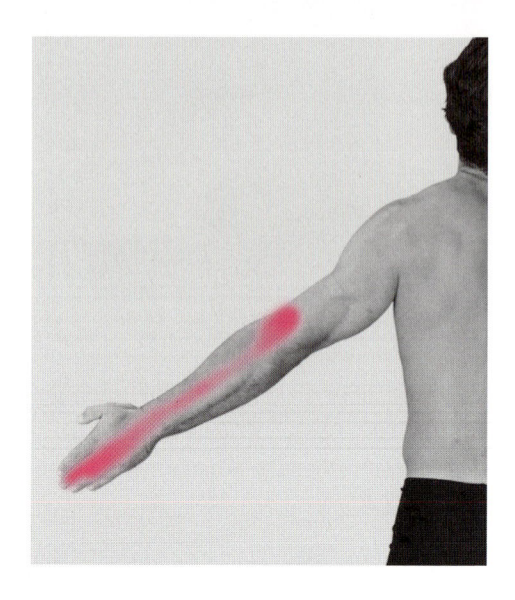

起始
上腕骨外側上顆

停止
第2〜5指節骨底背面

RPP
中指、前腕、外側上顆

TP
外側上顆から4横指下

MFS
肘関節の伸展、前腕回内、手関節の掌屈、および指の屈曲を施す。指の屈曲を重点的に行う

PSS
手関節の掌面に疼痛

HEP
患者は他方の手で指の屈曲運動を補助しながら、上述と同じMFSを行う

損傷の生体力学
パソコンのオペレーターや音楽家のように、指の運動を長時間繰り返すと損傷する

臨床上の注意
同じ領域に存在する他の筋にもトリガーポイントができるので、施術者は筋を間違いなく鑑別するために、患者に総指伸筋を活発に収縮させてみせるように頼む

総指伸筋 119

トリガーポイント治療

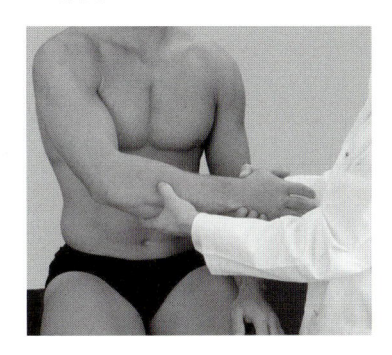

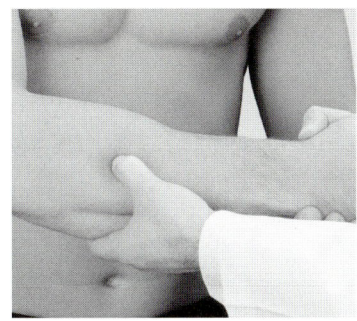

筋筋膜ストレッチ

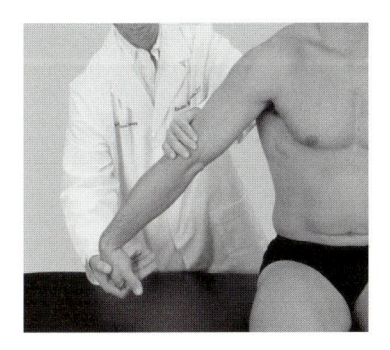

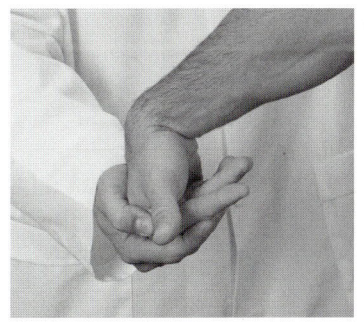

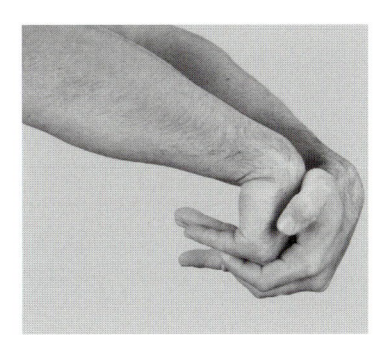

在宅運動プログラム

固有示指伸筋　　EXTENSOR INDICIS PROPRIUS

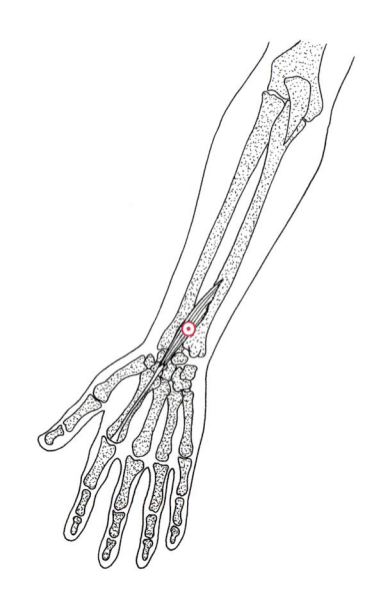

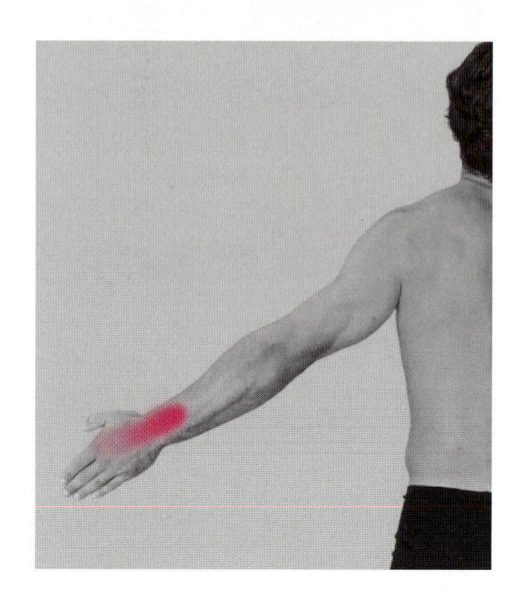

起始
尺骨遠位背側

停止
示指

RPP
手関節、および手の背側

TP
尺骨茎状突起の2横指上で、橈骨と尺骨の中間

MFS
手関節の掌屈、および示指の屈曲を施す。施術者が指の運動を補助する

PSS
なし

HEP
患者は他方の手で指の運動を補助しながら、上述と同じMFSを行う

損傷の生体力学
示指伸筋が直接受傷するときは過度の伸張による場合が多い。日常の活動、あるいは仕事で指を酷使すると、トリガーポイントが形成されやすい

トリガーポイント治療

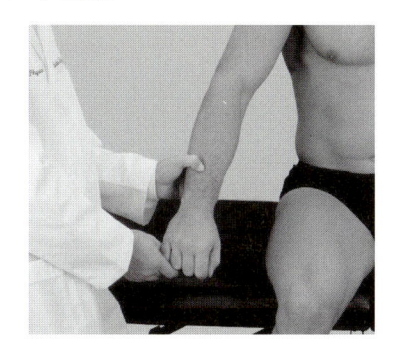

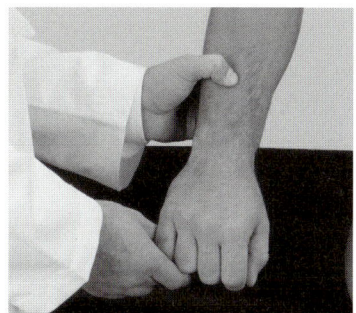

筋筋膜ストレッチ

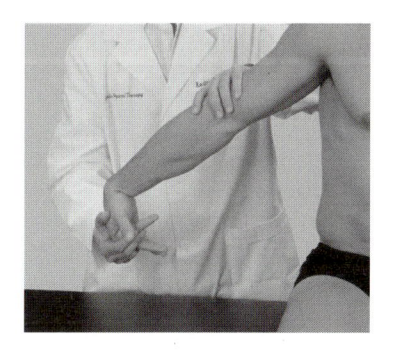

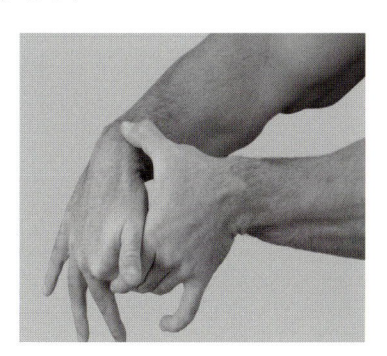

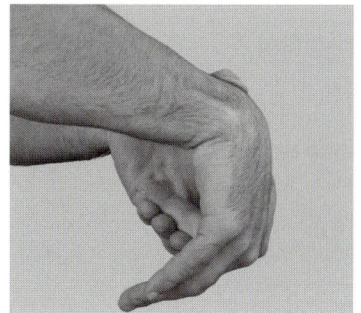

在宅運動プログラム

短母指外転筋　ABDUCTOR POLLICIS BREVIS

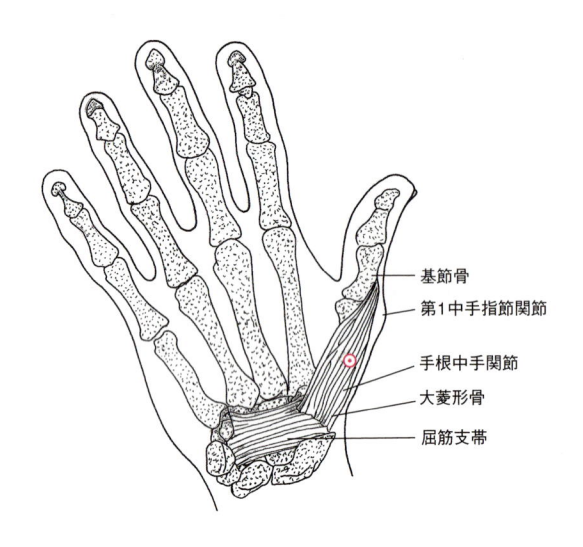

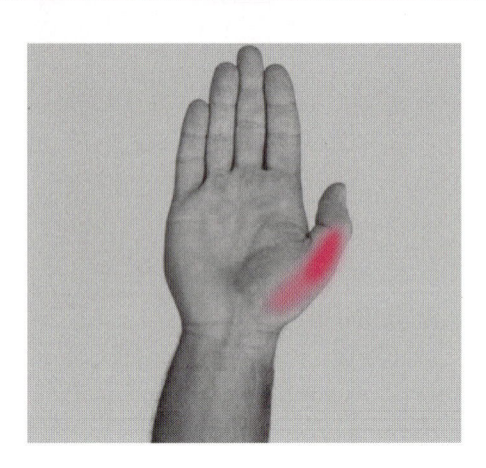

起始
舟状骨および大菱形骨

停止
母指基節骨

RPP
母指掌側の橈側

TP
母指の第1中手指節関節と手根中手関節との中線。平圧法を施す

MFS
母指を伸展し、続いて掌側内転する

PSS
第1中手指節関節に疼痛

HEP
患者は他方の母指や指を使ってストレッチを補助しながら、上述のMFSを行う

損傷の生体力学
小さい物体を長時間取り扱ったり、握っていたりしたときに損傷する。字を書く、絵を描くなどの活動は、すべての手掌筋に影響を与える

臨床上の注意
"母指のばね指"発症にはすべての手掌筋が関与している可能性がある

トリガーポイント治療

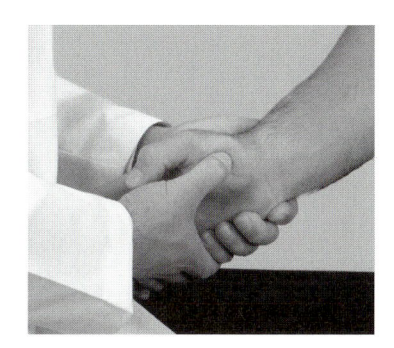

筋筋膜ストレッチ

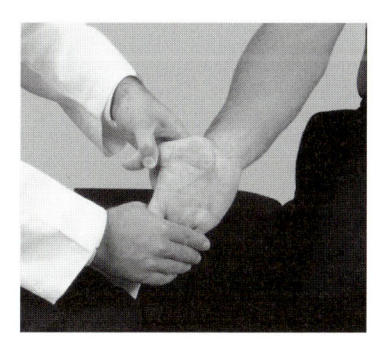

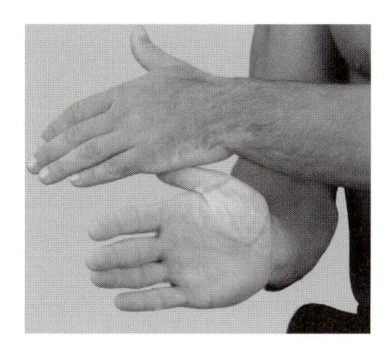

在宅運動プログラム

短母指屈筋　　　　　　　　　　　　　　FLEXOR POLLICIS BREVIS

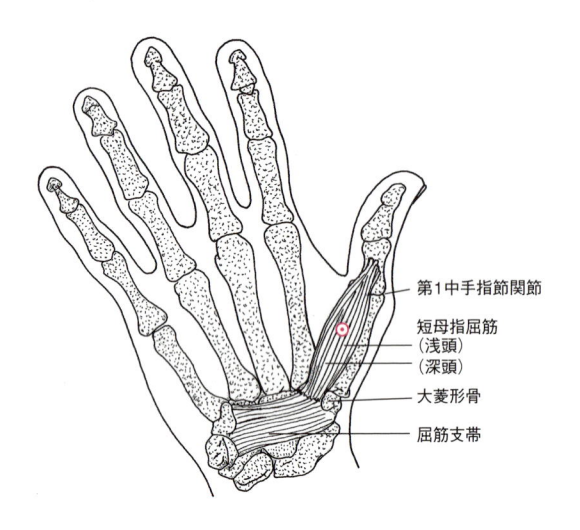

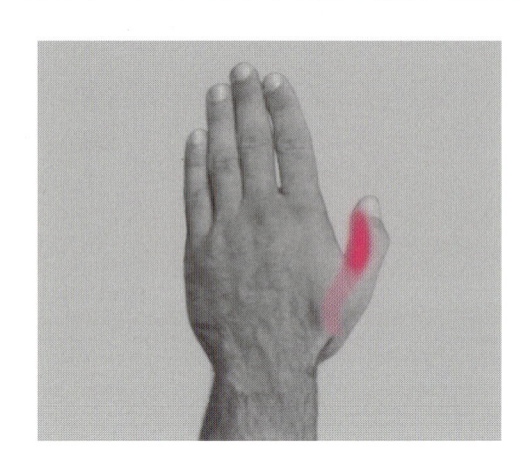

起始
浅頭 —— 大菱形骨、および屈筋支帯
深頭 —— 第1中手骨の尺側

停止
浅頭 —— 母指基節骨基部の橈側

RPP
母指掌側

TP
起始部と停止部の中間。平圧法を施す

MFS
母指の伸展

PSS
第1中手指節関節に疼痛

HEP
患者は他方の母指や指を使ってストレッチを補助しながら、上述のMFSを行う

損傷の生体力学
短母指外転筋の項を参照

臨床上の注意
"母指のばね指"発症にはすべての手掌筋が関与している可能性がある

短母指屈筋　125

トリガーポイント治療

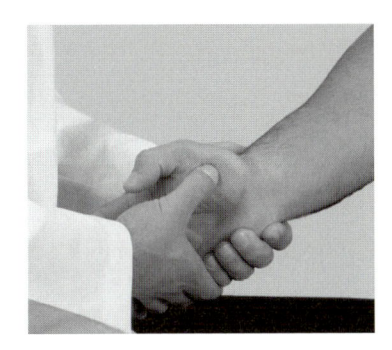

筋筋膜ストレッチ

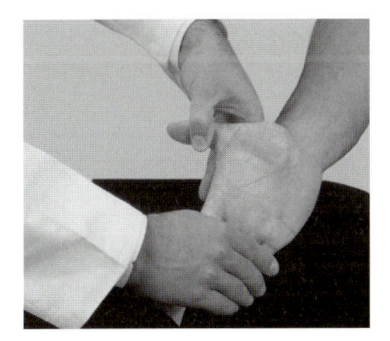

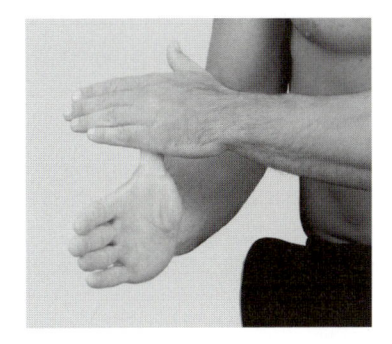

在宅運動プログラム

母指内転筋　ADDUCTOR POLLICIS

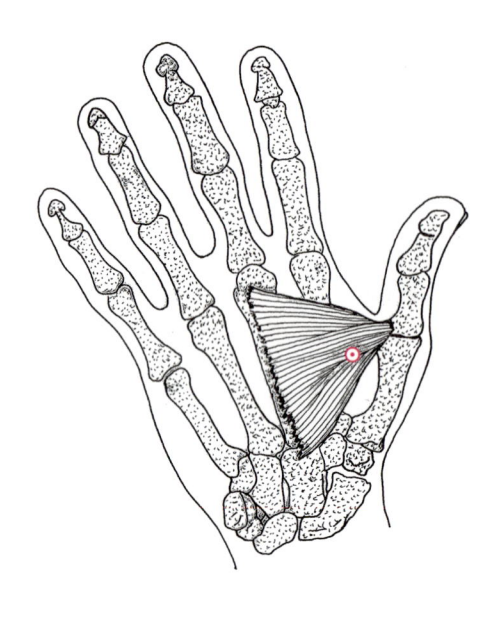

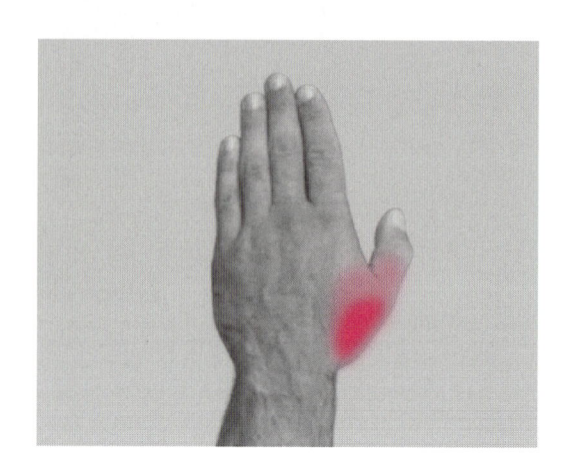

起始
第3中手骨外縁

停止
第1基節骨基部

RPP
母指掌側の橈側

TP
母指と示指の間。掌側と背側から、挟圧法を施す

MFS
母指外転を施す。掌側への外転と橈側への外転とができる

PSS
第1中手指節関節に疼痛

HEP
患者は他方の母指や指を使ってストレッチを補助しながら、上述のMFSを行う

損傷の生体力学
短母指外転筋の項を参照

臨床上の注意
"母指のばね指"発症にはすべての手掌筋が関与している可能性がある。第1背側骨間筋ではなく、間違いなく母指内転筋に挟圧法を施すように気をつけること

母指内転筋　127

トリガーポイント治療

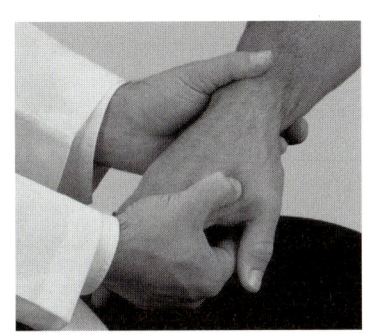

第1背側骨間筋ではなく、母指内転筋に挟圧法を施すこと

筋筋膜ストレッチ

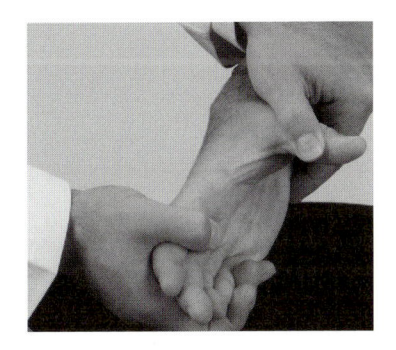

在宅運動プログラム

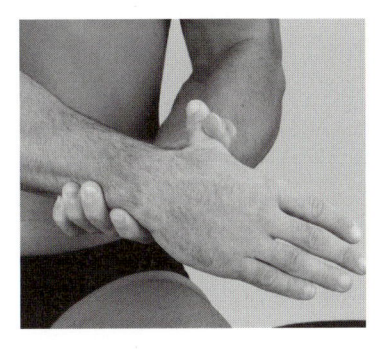

母指対立筋   OPPONENS POLLICIS

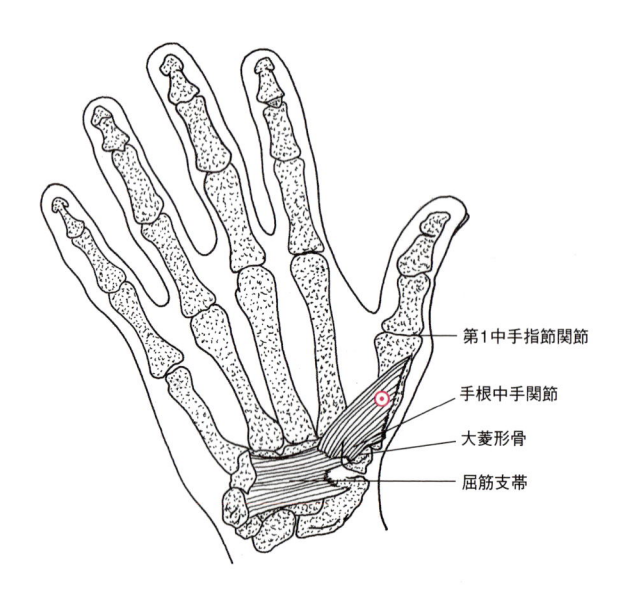

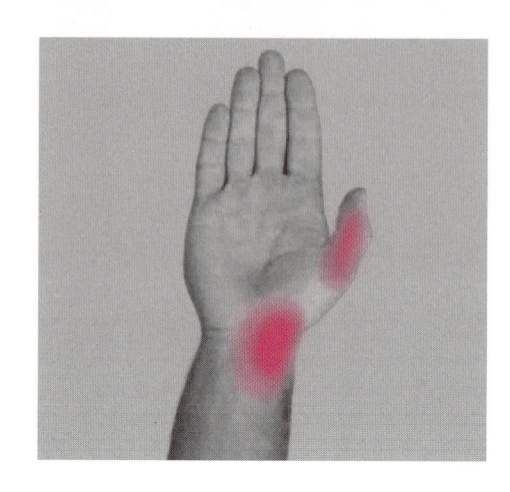

起始
大菱形骨結節、および屈筋支帯

停止
第1中手骨

RPP
筋の起始部、および停止部

TP
手根中手関節と第1中手指節関節の橈側を結ぶ線の中間点

MFS
短母指屈筋の場合と同じ

PSS
第1中手指節関節に疼痛

HEP
患者は他の母指や指を使ってストレッチを補助しながら、上述のMFSを行う

損傷の生体力学
短母指外転筋の項を参照

臨床上の注意
"母指のばね指" 発症にはすべての手掌筋が関与している可能性がある

トリガーポイント治療

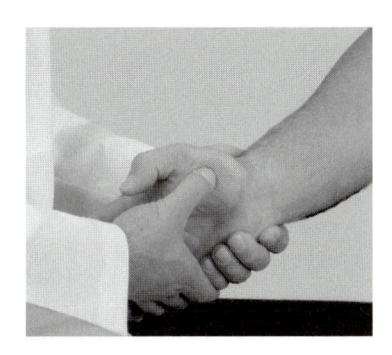

筋筋膜ストレッチ

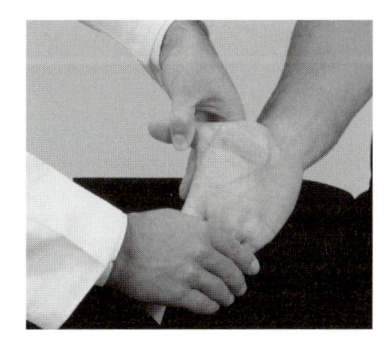

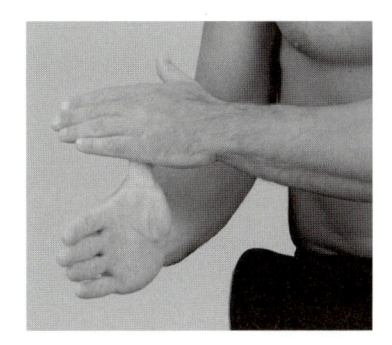

在宅運動プログラム

ABDOMINAL REGION
腹部

腹直筋　　　　　　　　　　　　　　　　　RECTUS ABDOMINIS

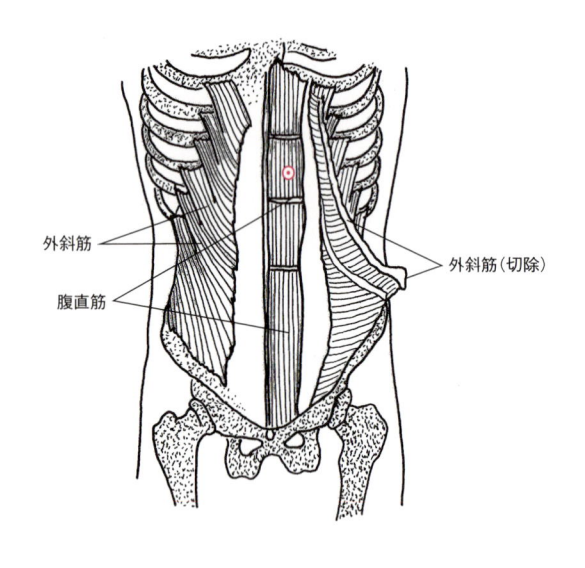

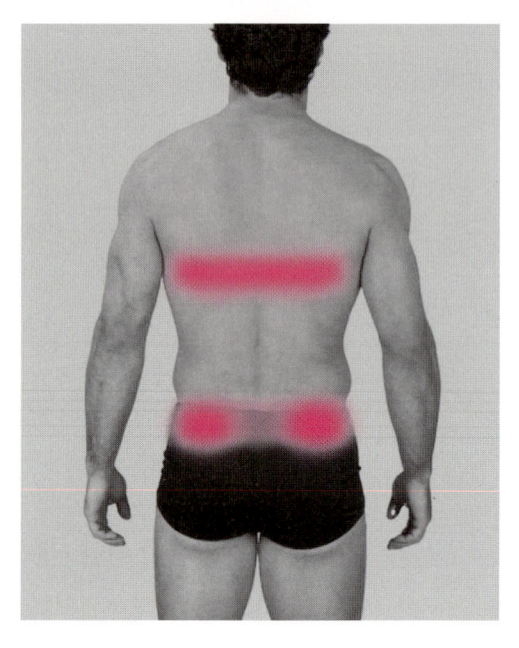

起始
恥骨稜、および恥骨結合前面の靱帯

停止
剣状突起、および第5～7肋骨の肋軟骨縁

RPP
中部胸椎、および腰椎の高さで横断的にある

TP
剣状突起の下、および外側

MFS
施術者が補助しながら、治療用ボールを用いて体幹の伸展を行う

PSS
腰部に疼痛

HEP
患者がテーブルや治療用ボールを用いて、上述のMFSを行う

損傷の生体力学
急激な負荷、重い物体の持ち上げ動作、ストレス、不適切な姿勢などで損傷する

臨床上の注意
体幹の伸展を行う際には、腰椎を傷めないように十分気をつけること

腹直筋 133

トリガーポイント治療

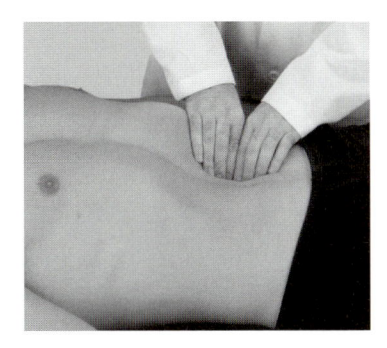

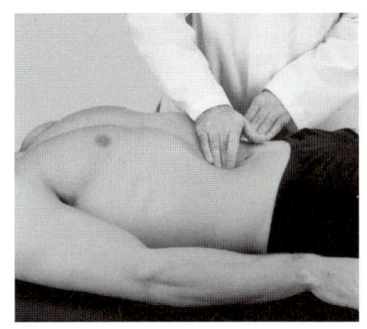

筋筋膜ストレッチ

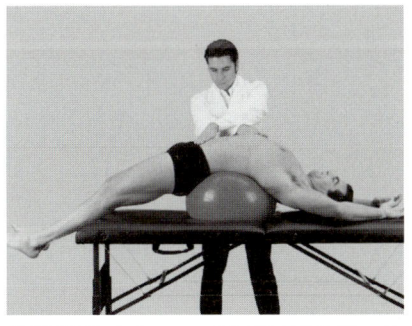

腹直筋のストレッチに治療用ボールを用いる

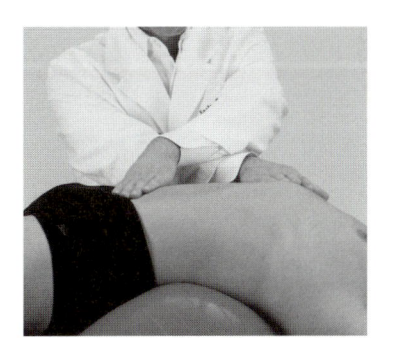

在宅運動プログラム

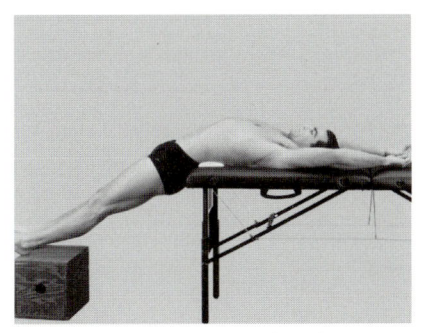

腰椎を傷めないように十分気をつけて行う

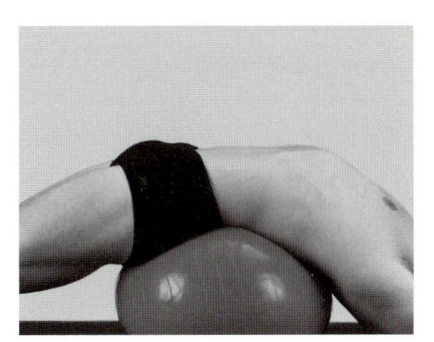

横隔膜　　　　　　　　　　　　　　　　　　　　　　DIAPHRAGM

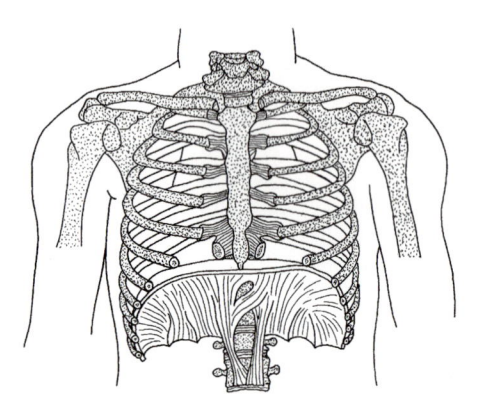

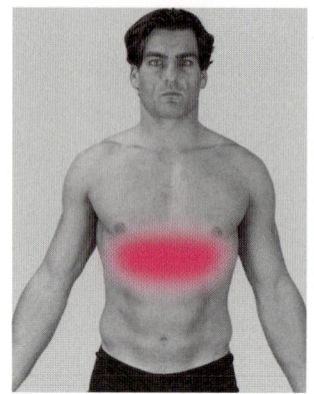

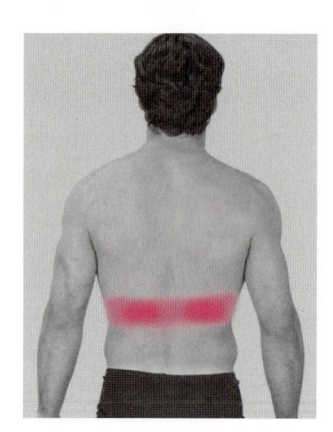

起始
筋組織が胸骨から放射状に肋骨、ないし肋軟骨に延びている以外に腰椎からも腱中心に向かって延びている

停止
下部胸椎および上部腰椎

RPP
胸痛、呼吸困難、深呼吸ができない、および腰痛

TP
胸郭下部。施術者は患者の後ろに立って、すべての指を使ってトリガーポイントの漸増加圧治療をする。息を吐き出すときに圧力を加えていく

MFS
腹筋を緩めて、深く息を吸い込む

PSS
なし

HEP
腹筋を緩めて、深呼吸をする

損傷の生体力学
長時間の浅い呼吸、長時間の咳によって損傷する

トリガーポイント治療

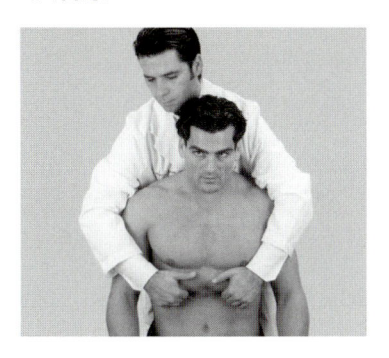

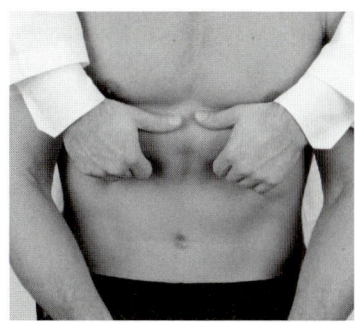

患者が息を吐くときに、施術者はトリガーポイント領域に徐々に圧力を加える

筋筋膜ストレッチと在宅運動プログラム

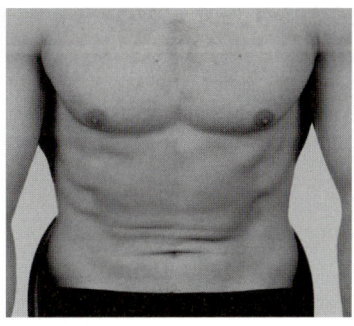

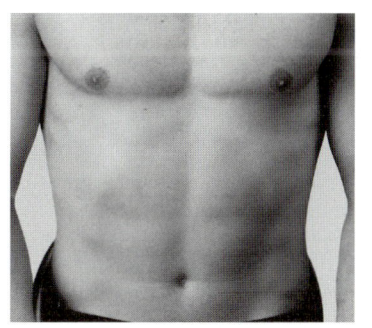

腹筋を緩めて、完全に息を吐き出し、続いて一杯に息を吸い込む

THORACOLUMBAR SPINE REGION
胸・腰椎部

大菱形筋　　　　　　　　　　　　　　　　　　RHOMBOIDEUS MAJOR

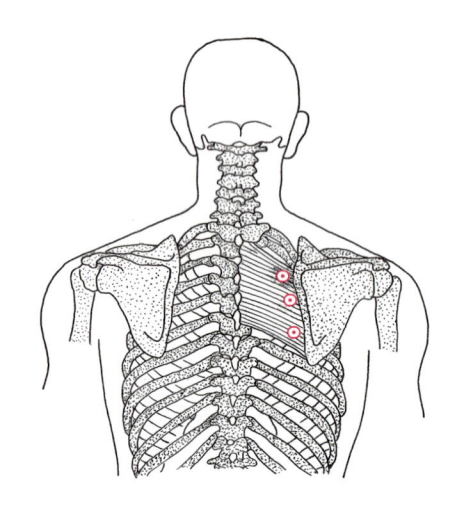

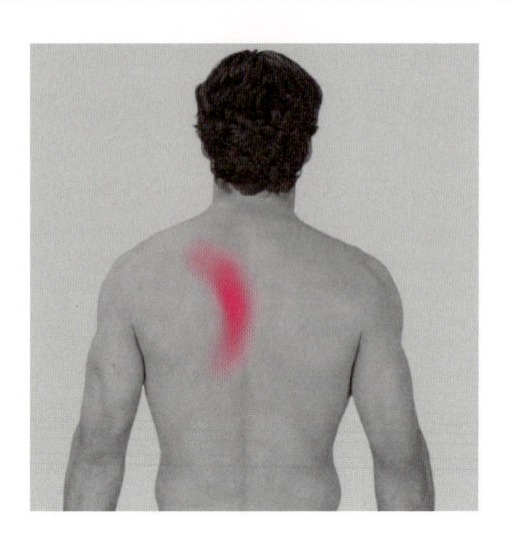

起始
第2〜5胸椎棘突起

停止
肩甲骨内側縁

RPP
肩甲骨内側縁に沿って

TP
肩甲骨内側縁の2横指内側にいくつかのトリガーポイントができることがある。平圧法を施す

MFS
患者は頚部を屈曲し、腕を交差させて椅子に座る。脚の上で腕の交差を深めながら前方へ体幹の屈曲を強めていく。施術者は肩甲骨の外転を補助する

PSS
なし

HEP
患者は腕を前方へ90度屈曲させ、体幹を後へ引いて、肩甲骨の外転を強める

損傷の生体力学
菱形筋強化のために行われる、前傾姿勢からの重量挙げで損傷する。腕を前方に伸ばし、肩甲骨を外転させた状態で前傾姿勢をとりながら長時間仕事をしても起こる。上頚部症候群は長時間菱形筋を過度に伸張させて、筋筋膜トリガーポイントの発生原因になることがある

大菱形筋　139

トリガーポイント治療

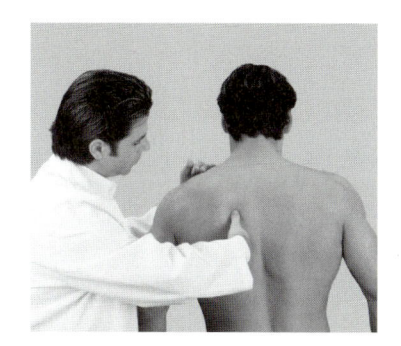

筋筋膜ストレッチ

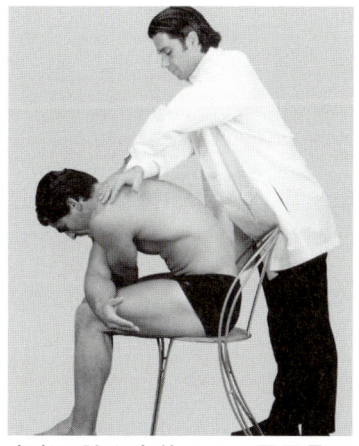

患者は腕を交差させて肩甲骨の外転を助ける

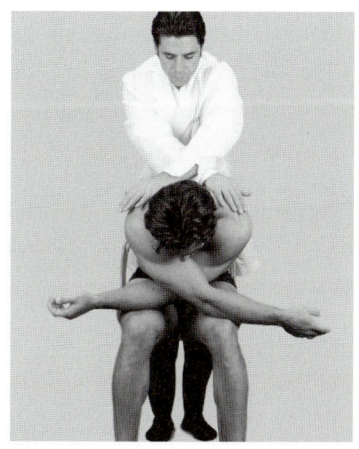

施術者は肩甲骨内縁に平圧法を施すとともに、肩甲骨を外転させるために両側へ押し広げる

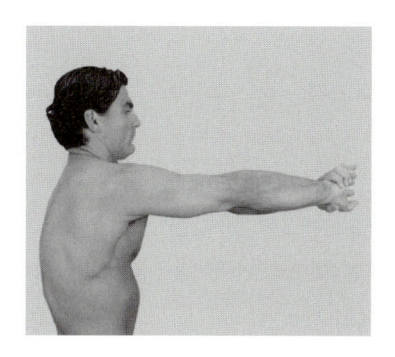

在宅運動プログラム

中部ならびに下部僧帽筋　MIDDLE AND LOWER TRAPEZIUS

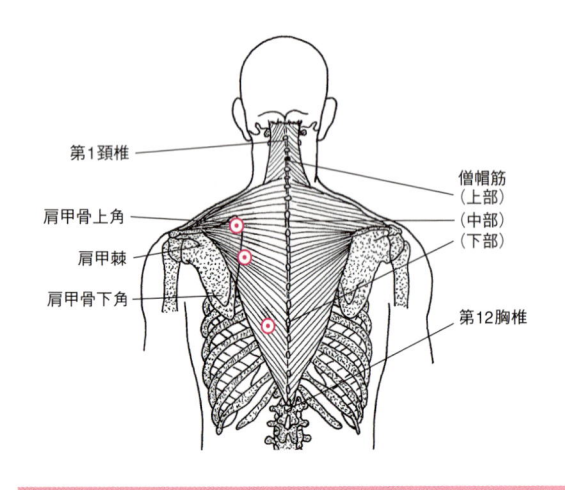

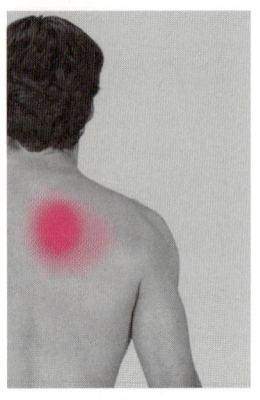

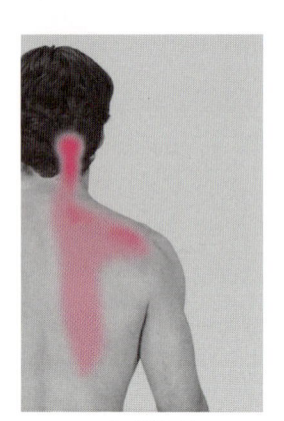

中部僧帽筋　下部僧帽筋

起始
中部────第7頚椎および上部胸椎
下部────下部胸椎

停止
中部────肩峰および肩甲棘
下部────肩甲棘

RPP
頚部後外側；肩甲骨上部および肩甲骨間部

TP
中部────肩甲棘と同レベルにある椎骨棘突起との中間
下部────肩甲骨下角を通る脊柱と直角な線上にあって、同レベルの棘突起から2横指外側

MFS
中部────患者は座位で頚部を屈曲し、腕を交差して肩甲骨を外転させる。施術者はMFSを補助する
下部────患者は座位で頚部も体幹も屈曲させ、肩関節も水平屈曲させる。施術者はMFSを補助する

PSS
なし

HEP
上述のMFSと同じ

損傷の生体力学
腕を前方へ屈曲させ続けて長時間僧帽筋を過度に伸張したり、過度に収縮した状態におくような活動や姿勢で損傷する。車を運転していて、両手で長時間ハンドルを握っていると僧帽筋が過度伸張を起こす

臨床上の注意
胸筋の緊張を伴う上頚部症候群は中部僧帽筋を長時間過度に伸張させるため、筋筋膜トリガーポイントが活動性になることがある

トリガーポイント治療

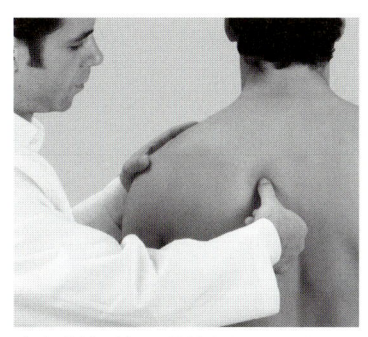

中部僧帽筋の筋筋膜トリガーポイント

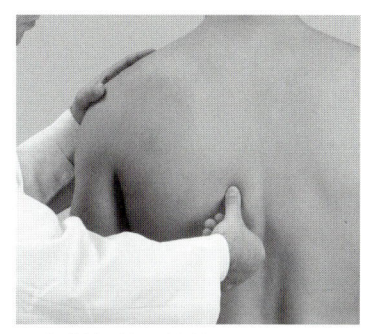

下部僧帽筋の筋筋膜トリガーポイント

筋筋膜ストレッチ

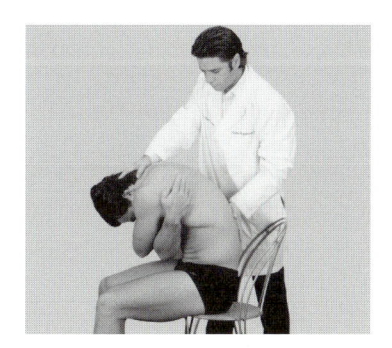

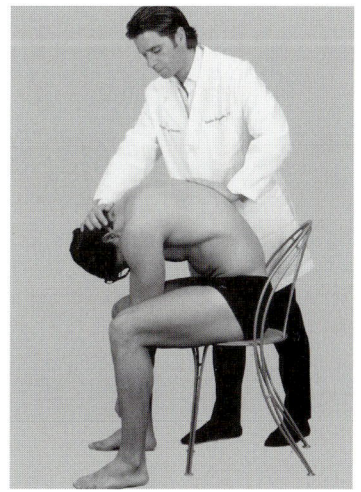

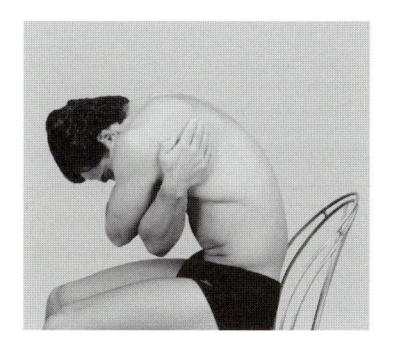

在宅運動プログラム

胸腸肋筋 ILIOCOSTALIS THORACIS

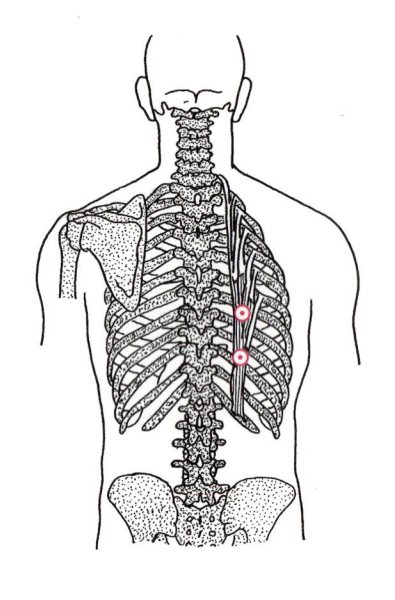

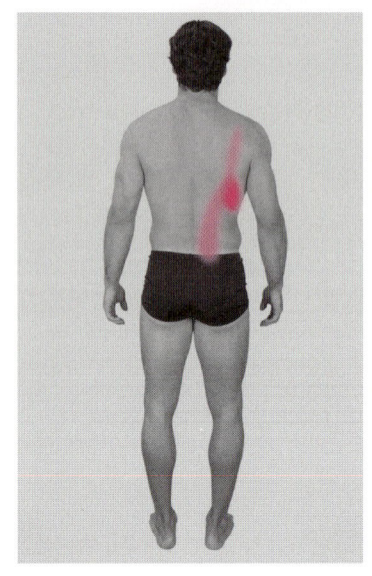

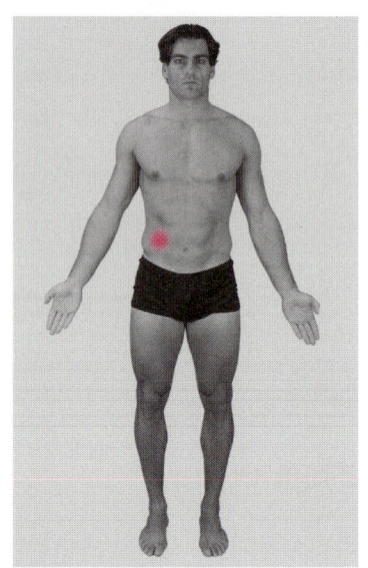

起始
下部6本の肋骨

停止
上部6本の肋骨角

RPP
筋腹に沿って、肩甲下角および同側の上腹部

TP
筋腹に沿って。平圧法を施す

MFS
患者は脚を伸ばして腰を下ろし、体幹を前屈させるとともに、腕を反対側へ伸ばす。施術者はストレッチを補助する

PSS
なし

HEP
患者は脚を伸ばして腰を下ろし、体幹を前屈させて、胸腸肋筋をストレッチする

損傷の生体力学
脊柱側弯症、脊柱後弯症、脚長差、または体幹を突然ねじったり曲げたりする動作などで損傷する

臨床上の注意
上腹部への関連痛は割合に多いので、筋筋膜トリガーポイントによるものか、内臓器官の異常からくるものかを明確に鑑別する必要がある

胸腸肋筋 143

トリガーポイント治療

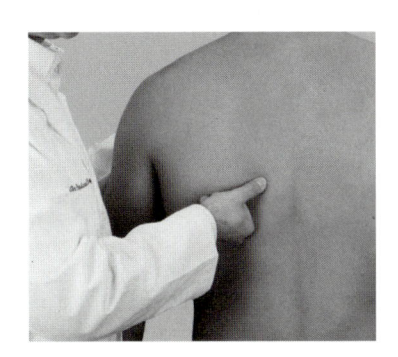

筋筋膜ストレッチ

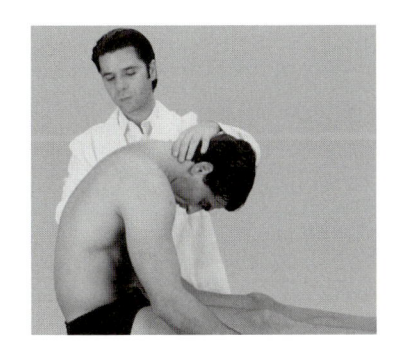

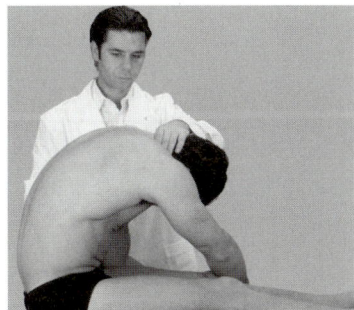

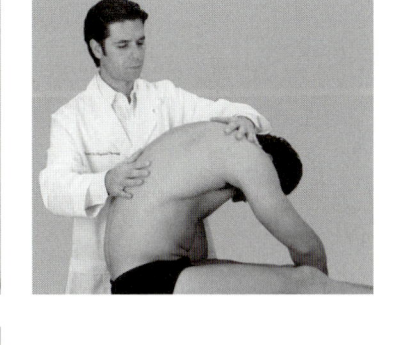

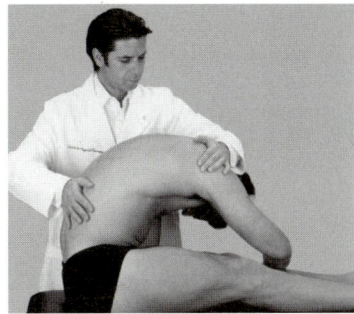

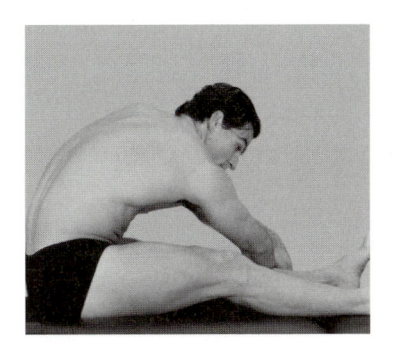

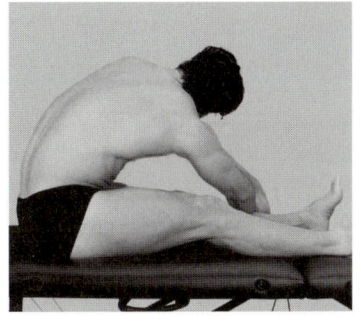

在宅運動プログラム

腰腸肋筋　ILIOCOSTALIS LUMBORUM

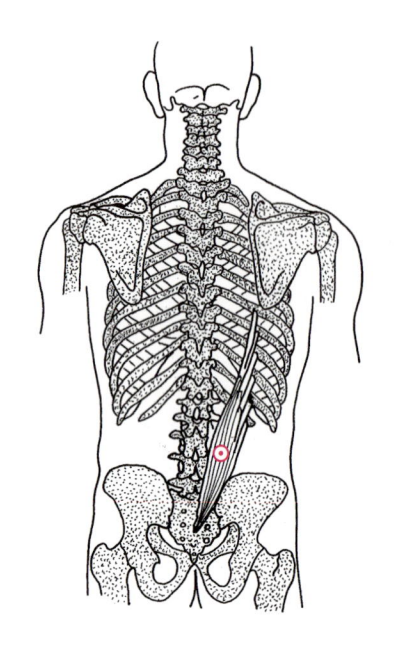

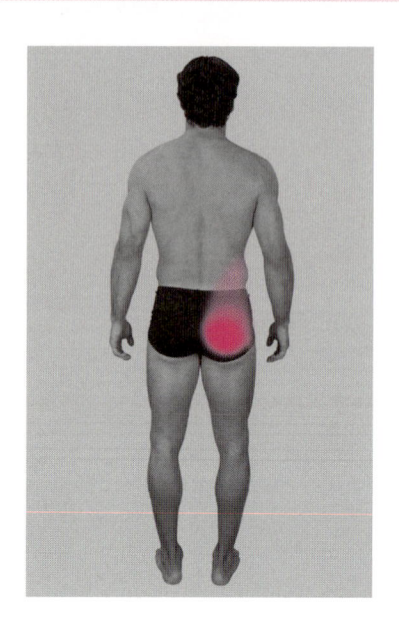

起始
腸骨稜

停止
下部6、ないし7本の肋骨角

RPP
筋腹に沿って。あるいは殿部に起こる

TP
筋腹に沿って生じる。平圧法を施す

MFS
患者は脚を伸ばして腰を下ろし、体幹を前屈させるとともに、腕を反対側へ伸ばす。施術者はストレッチを補助する

PSS
なし

HEP
患者は脚を伸ばして腰を下ろし、体幹を前屈させて、腰腸肋筋をストレッチする

損傷の生体力学
脊柱側弯症、脊柱後弯症、脚長差、または体幹を突然ねじったり曲げたりする動作などで損傷する

腰腸肋筋　145

トリガーポイント治療

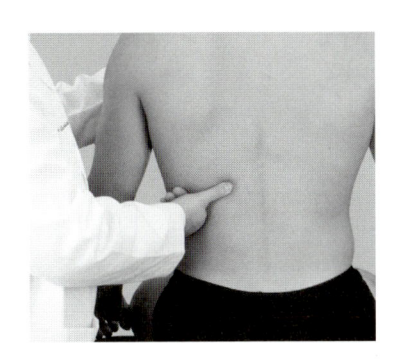

筋筋膜ストレッチ

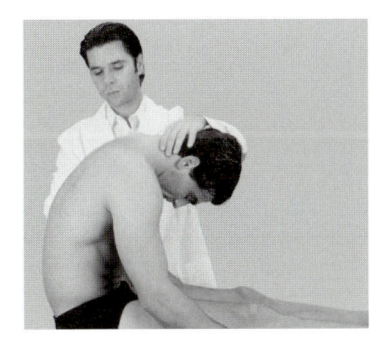

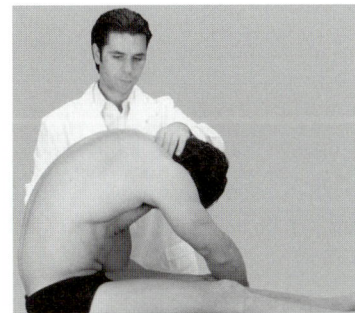

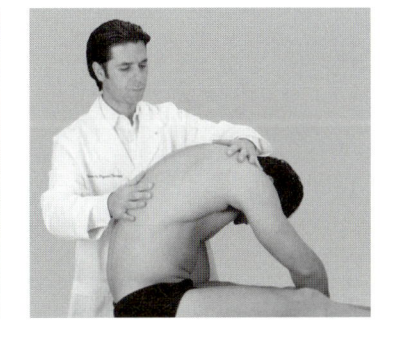

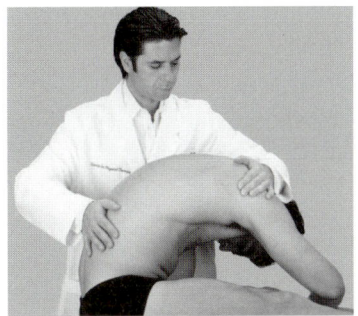

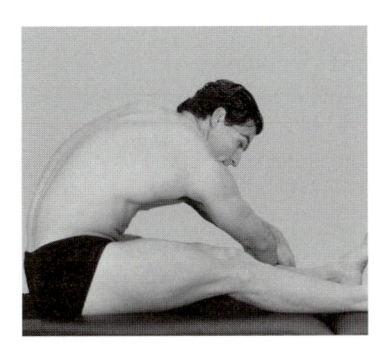

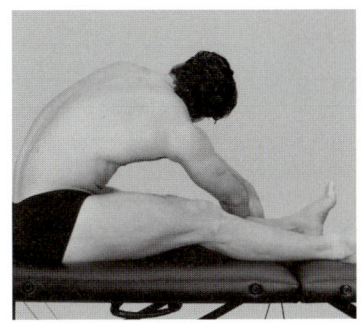

在宅運動プログラム

LUMBAR SPINE REGION
腰椎部

腰方形筋　　QUADRATUS LUMBORUM

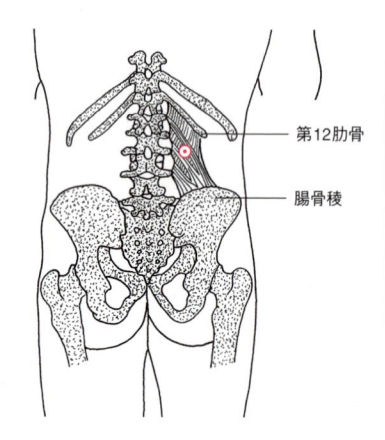

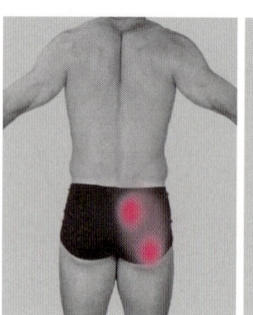

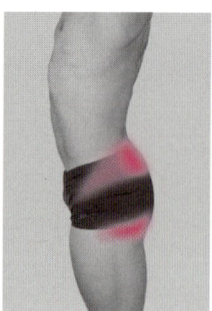

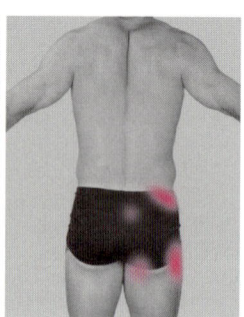

第12肋骨
腸骨稜

起始
腸腰靱帯、腸骨稜、および第2腰椎下部〜第4腰椎横突起

停止
第12肋骨、第1〜4腰椎の横突起先端

RPP
仙腸関節、下殿部、筋腹

TP
いくつかのトリガーポイント ―― 第1〜4腰椎横突起の3横指外側。平圧法で深部に加圧する

MFS
姿勢1 ―― 患者は半腹臥位の姿勢で、脚を伸展し内転させる。施術者は手で胸郭下部と腸骨稜を押さえて、両所を互いに引き離すように力を加えてストレッチする
姿勢2 ―― 患者は半背臥位の姿勢で、脚を屈曲し内転させる。施術者は同じく手掌で胸郭下部と腸骨稜を押さえて、両所を互いに引き離すように力を加えてストレッチする

PSS
腰椎棘突起部の疼痛

HEP
患者は立位で反対側へ側屈する。いくぶん屈曲を加えるとストレッチがさらにうまくいく

損傷の生体力学
床から物を持ち上げる、上体の不自然な動き、運動中にバランスを崩す、長時間または繰り返し体幹を曲げたり、ねじったりする、脚長差、側弯症などで損傷する

臨床上の注意
トリガーポイント治療の際、患者が横になったとき、胸郭が引き上げられるように患者の腕は伸展させておく。下肢は腸骨稜が下がるように伸展し、内転しておく。そして治療しない側の下に枕などの当て物をすると、治療する側が広がってトリガーポイントを探し出しやすくなる

腰方形筋　149

トリガーポイント治療

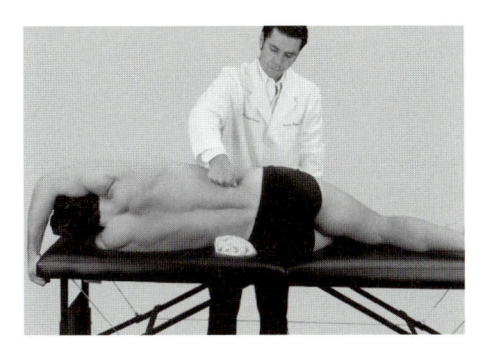

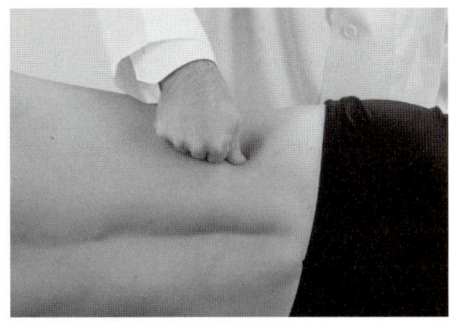

筋筋膜ストレッチ

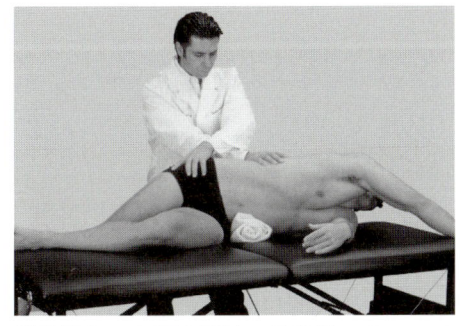

半腹臥位での腰方形筋の筋筋膜ストレッチ 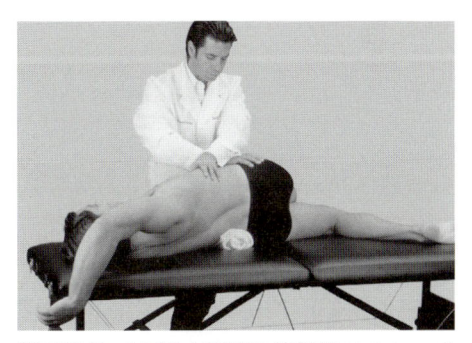　　半背臥位での腰方形筋の筋筋膜ストレッチ

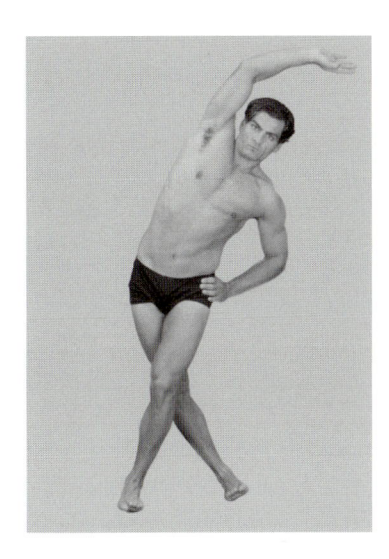

在宅運動プログラム

腸腰筋　　ILIOPSOAS

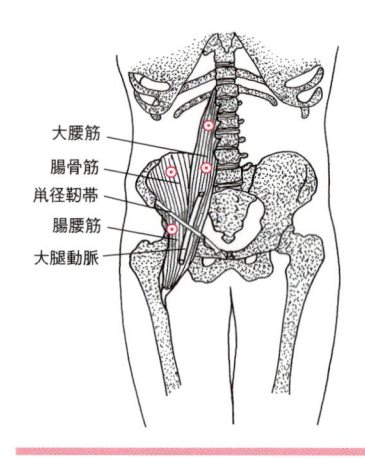

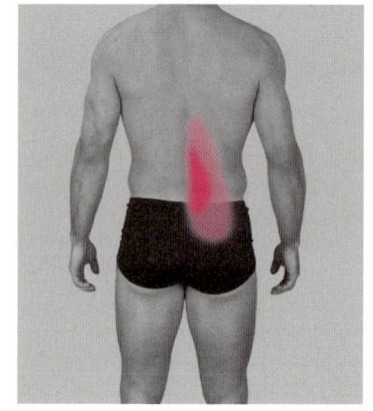

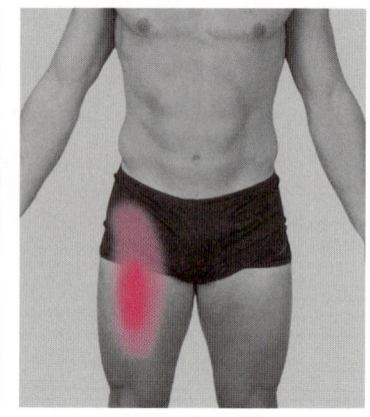

起始
大腰筋：第12胸椎・第1〜5腰椎椎体、および椎間板。腸骨筋：腸骨稜、仙骨窩および仙骨翼

停止
大腿骨小転子

RPP
腰部、大腿前部および前内側、殿部、仙腸関節

TP
大腸腰筋──大腿動脈の2横指外側で、鼠径靭帯の1横指下。母指で平圧法を行う
腸骨筋──腸骨稜前面で上前腸骨棘（ASIS）の直上。4本の指を鉤状に曲げて平圧法を行う
大腰筋腹腔内ポイント──上前腸骨棘と腸骨体の中線との間。両手を使って後内側方向に平圧法を行う。患者に股関節を屈曲してもらうと位置が確かめやすい

MFS
姿勢1──患者は背臥位になる。患側の脚はテーブル外に投げ出し、健側の脚は膝関節を屈曲して骨盤を安定させる。施術者が補助して穏やかに股関節を伸展する
姿勢2──患者は半分ひざまずき、患側の膝の下にタオルを当てて、肩関節を180度屈曲させる。施術者は患者の後ろから腰を前方へ押し出す運動を補助し、股関節を伸展させて腸腰筋をストレッチする

PSS
腰椎部に疼痛

HEP
①立位でのストレッチ：患者は立位。伸展動作の主体は股関節であって、腰椎ではないことに注意する
②ひざまずいてのストレッチ：患者は半分ひざまずいた姿勢で、前述のMFSを行う

損傷の生体力学
転倒、スポーツ外傷、極端に腰を落とした姿勢あるいは車を運転して股関節を長時間屈曲していたときやペダル操作で股関節屈筋群を繰り返し使ったときに腸腰筋が過度に収縮して損傷する。腰椎椎間板ヘルニア、脊柱側弯症、腰椎固定術なども腸腰筋にトリガーポイントを発生させることがある

臨床上の注意
腸腰筋は陰部大腿神経を絞扼し、陰嚢部あるいは陰唇部に知覚異常をもたらすことがある。また、外側大腿皮神経の絞扼にも関与して知覚異常性大腿神経痛の原因になっていることもある

腸腰筋 151

トリガーポイント治療

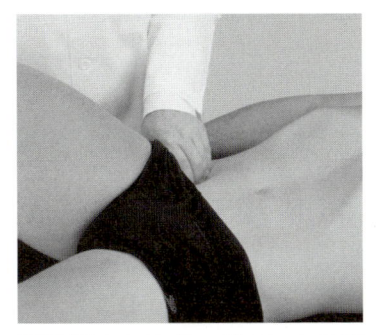

腸骨筋のトリガーポイントの平圧治療

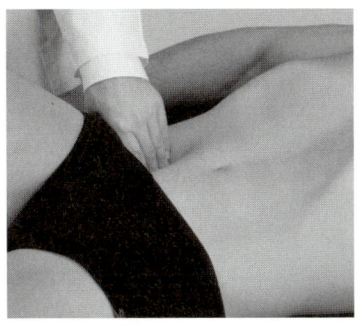

大腰筋の腹腔内トリガーポイントの平圧治療

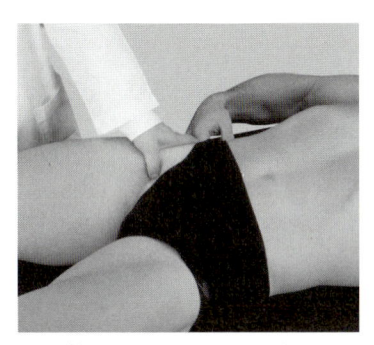

腸腰筋に共通するトリガーポイントの平圧治療

筋筋膜ストレッチ

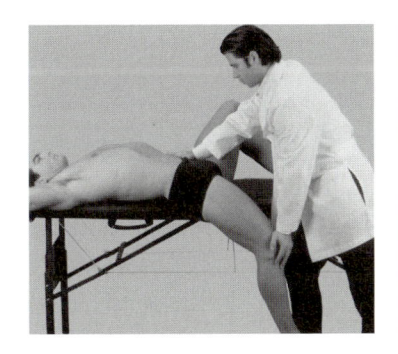

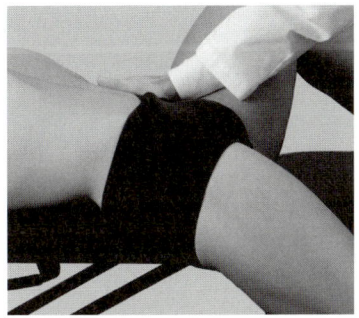

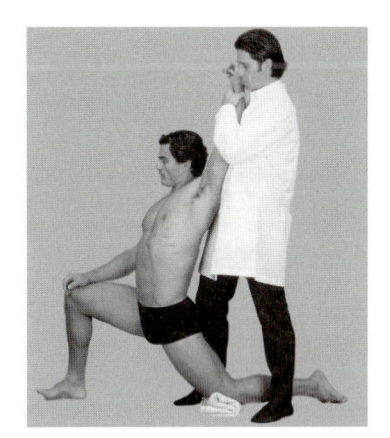

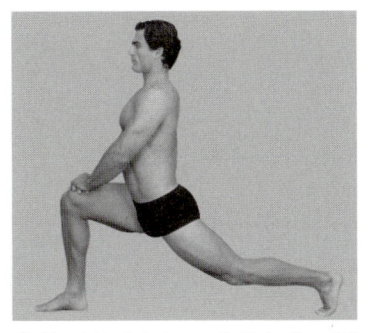

在宅運動プログラム

立位でのストレッチのとき、腰椎をまっすぐに保つ。股関節を十分伸展させるにはストレッチする側の膝関節を伸展させなければならない

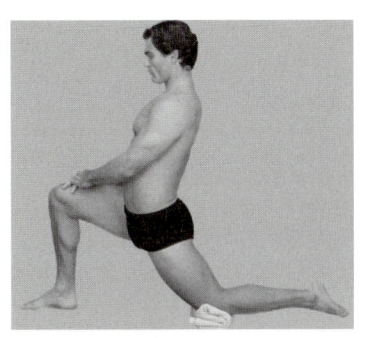

半分ひざまずいた姿勢で、骨盤を前方に押し出して腸腰筋をストレッチする

大殿筋　　　GLUTEUS MAXIMUS

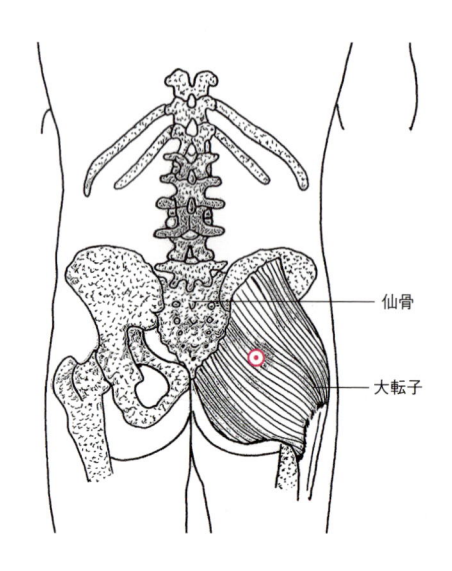

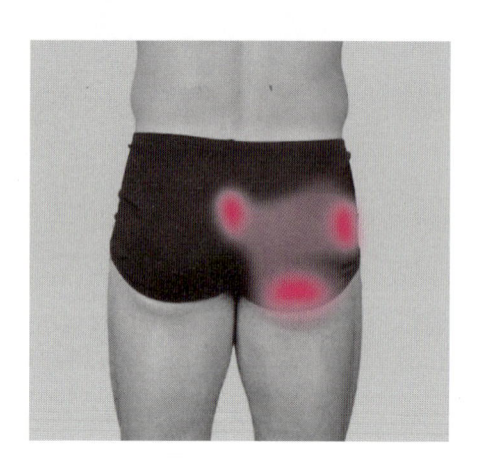

（仙骨、大転子）

起始
仙骨および腸骨稜の後面

停止
腸脛靱帯および大腿骨粗線

RPP
殿部および仙骨部

TP
大転子と仙骨との中間。平圧法を施す

MFS
股関節屈曲。施術者が動作を補助する

PSS
鼠径部に疼痛

HEP
患者は背臥位になり、両手で動作を補助しながら股関節を屈曲する

損傷の生体力学
スポーツ外傷、ならびに転倒などで大殿筋のトリガーポイントが活動性になることがある

臨床上の注意
次の中殿筋の項を参照

大殿筋　153

トリガーポイント治療

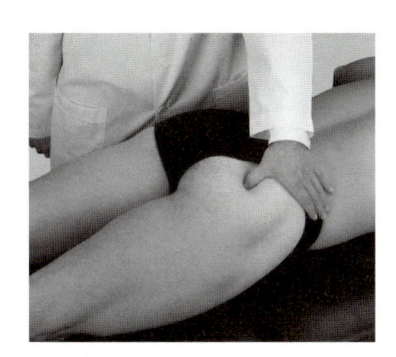

筋筋膜ストレッチ

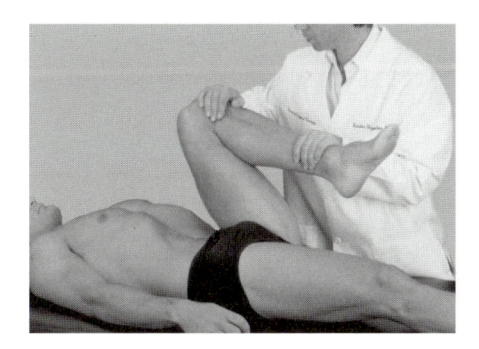

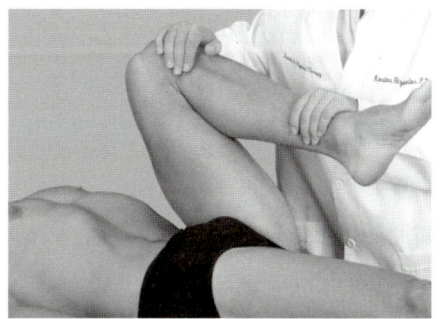

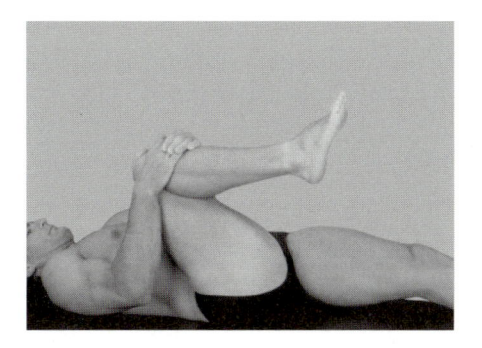

在宅運動プログラム

中殿筋　　　　　　　　　　　　　　　　　　　　　GLUTEUS MEDIUS

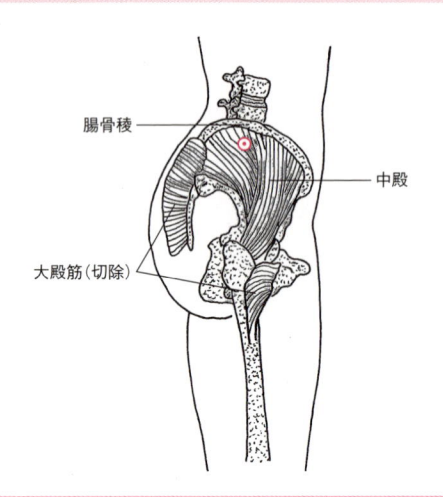

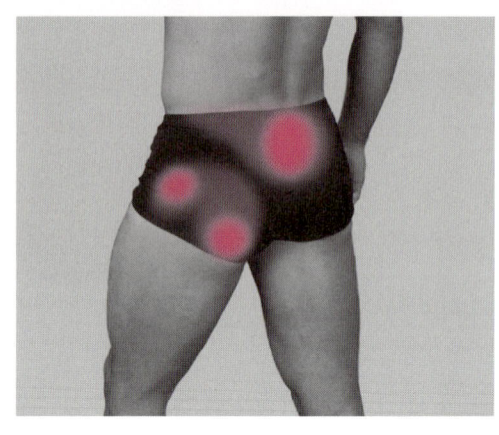

起始
腸骨稜外面

停止
大腿骨大転子

RPP
腰部、腸骨稜後面、仙骨、および殿部

TP
腸骨稜外面の中間点の2横指下

MFS
股関節の屈曲と内転。施術者が補助して行う

PSS
鼠径部に疼痛

HEP
患者は背臥位になり、患側の脚の股関節を屈曲し内転するが、自分の手を使って片方の手で屈曲を、もう片方で内転を補助しながら行う

損傷の生体力学
突然の転倒やスポーツ外傷で損傷する

臨床上の注意
モートン症候群は中殿筋の筋筋膜トリガーポイントの存在を長引かせることがある。モートン症候群の患者は第2中足骨が第1中足骨よりも長く、しかも低く沈んだ位置にある。その結果、歩行時の"蹴り出し"時点において、まず第2中足骨が地面に着き、体重がかかるときに足が回内することになる。この回内は脛骨の回旋を誘い、大腿骨の内旋と内転を伴って外反膝の様相を呈するようになる。こうなると中殿筋は繰り返し過度に伸張し、トリガーポイントを永続させる原因になる。これは矯正装具によって治すことが可能である

トリガーポイント治療

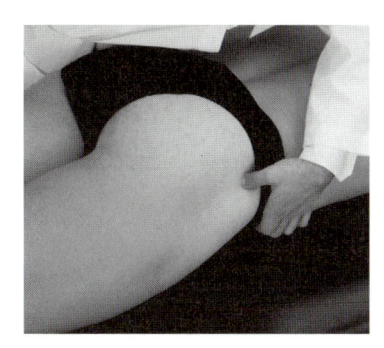

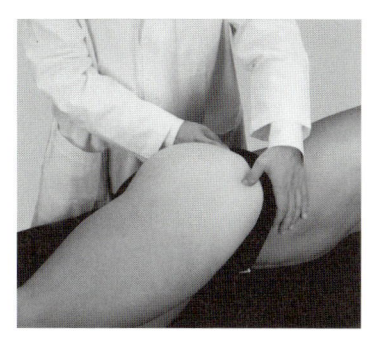

筋筋膜ストレッチ

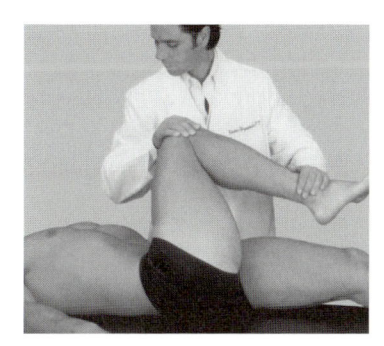

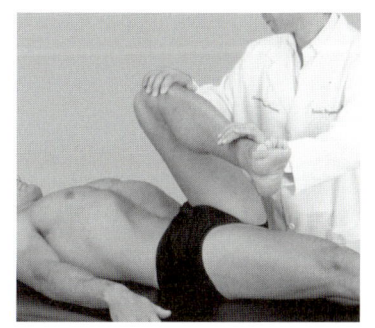

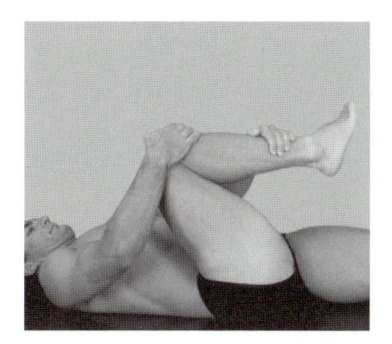

在宅運動プログラム

小殿筋　　　GLUTEUS MINIMUS

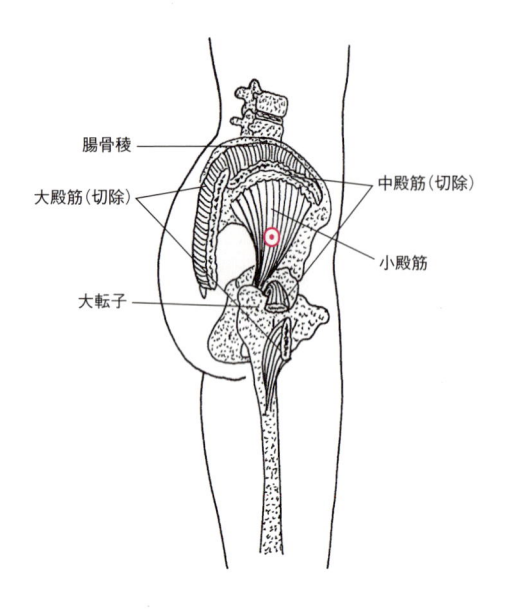

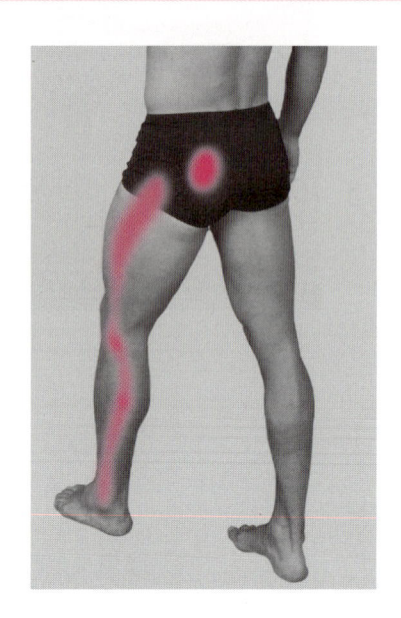

起始
腸骨外面で、前殿筋線と下殿筋線の間

停止
大腿骨大転子の前面

RPP
筋腹、大腿の外側面、膝、下腿、および踵、大腿後面、下腿後面

TP
腸骨稜の中点と大転子を結ぶ線の中間。中殿筋の線維を通して、その下に平圧法を施す

MFS
股関節屈曲、内転、および外旋を施す。施術者が補助する

PSS
なし

HEP
患者は背臥位になり、患側の股関節を屈曲、内転、そして外旋する。患者は片方の手で股関節の屈曲、内転を補助し、もう一方の手で外旋を補助する

損傷の生体力学
スポーツ外傷、転倒、物が落ちるのを防ごうとしたときなどに損傷する

トリガーポイント治療

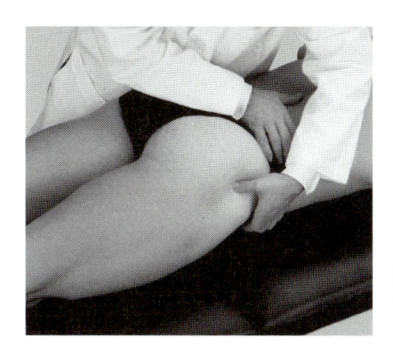

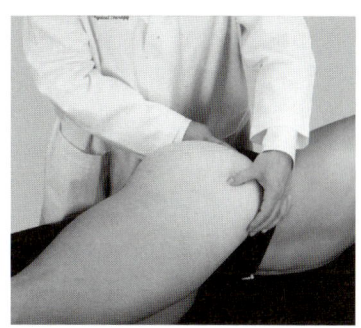

筋筋膜ストレッチ

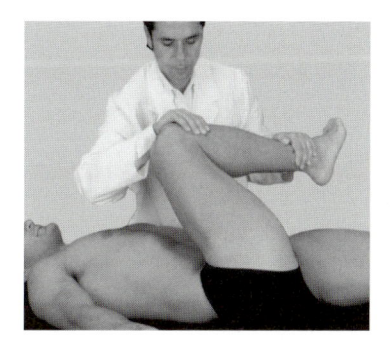

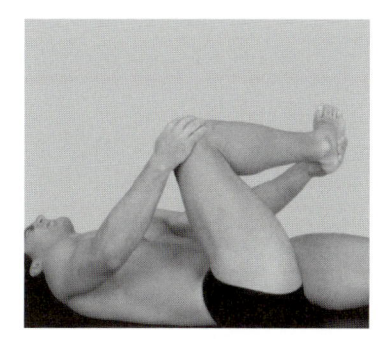

在宅運動プログラム

梨状筋   PIRIFORMIS

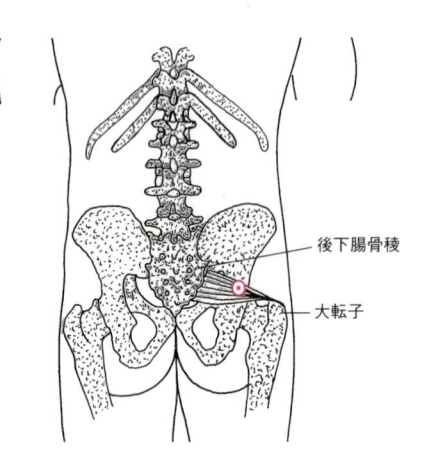

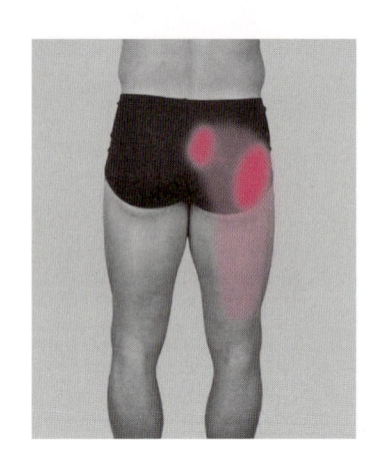

起始
仙骨前面

停止
大転子上縁

RPP
仙腸関節部、殿部外側面、大腿後部

TP
後下腸骨棘と大転子の中間点。母指または他の指を使って大殿筋の線維を通して、その下にある梨状筋に平圧法を施す

MFS
股関節屈曲（90度以上）、内転、および外旋を施す。外旋に重点をおいて行う。施術者は前述の順に運動を行わせながら補助する

PSS
なし

HEP
患者は背臥位になり、患側の股関節を90度以上屈曲させて内転および外旋させる。外旋に重点をおいて行う。患者は自分の片方の手で股関節の屈曲と内転を補助し、もう一方の手で外旋を補助する

損傷の生体力学
急激な運動、あるいは物を拾い上げたり持ち上げたりしたときにかかる急激な負荷、長時間の車の運転、スポーツ外傷などで損傷する

臨床上の注意
人口のわずかな割合（1％以下）ではあるが、坐骨神経の腓骨ならびに脛骨両神経分枝が梨状筋を貫通している例がある（解剖学的変異）。このような変異がある患者の場合、梨状筋に急性のスパズムが起こると梨状筋症候群が現れることがある。したがって、真正の梨状筋症候群なのか、それとも梨状筋の筋筋膜トリガーポイントが活動性になったものかを間違いなく鑑別する必要がある

梨状筋   *159*

トリガーポイント治療

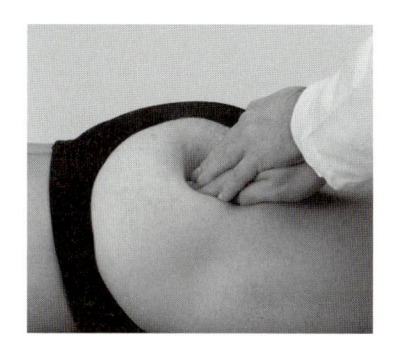

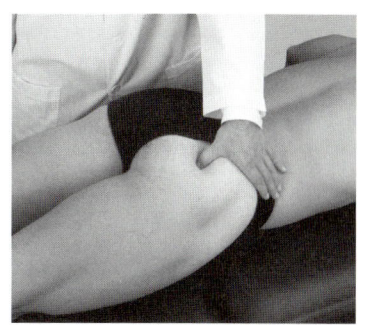

筋筋膜ストレッチ

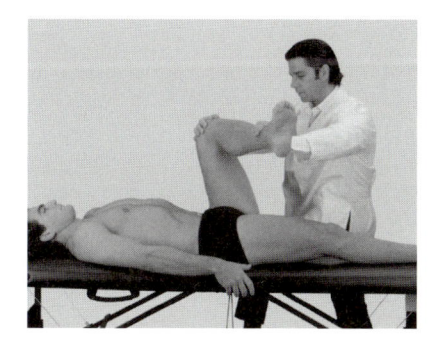

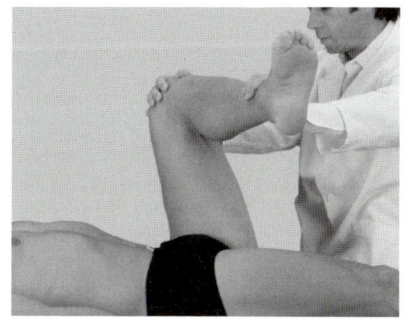

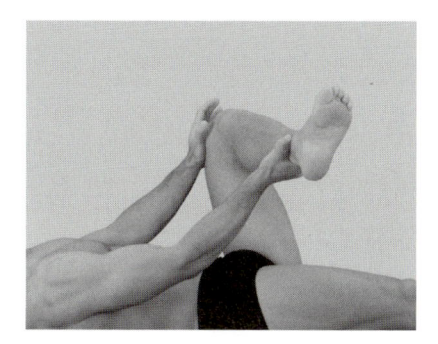

在宅運動プログラム

LOWER EXTREMITY REGION
下肢部

大内転筋　ADDUCTOR MAGNUS

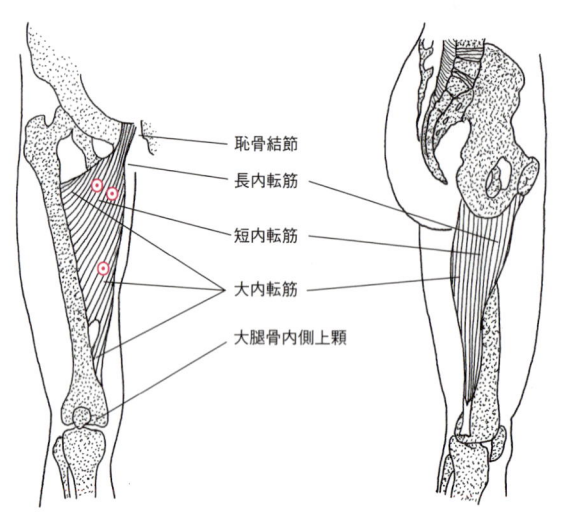

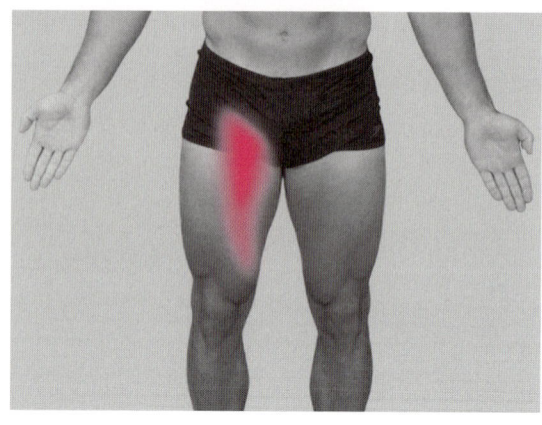

起始
恥骨下枝、坐骨枝、坐骨結節

停止
大腿骨の殿結節、粗線、内転筋結節

RPP
膝までの大腿前内側面

TP
恥骨結節と大腿骨内側上顆間の中線上。挟圧法あるいは平圧法を施す

MFS
股関節の外転、および外旋を施す

PSS
なし

HEP
患者は背臥位になり、患側の足裏で健常な脚の内側面をさするように動かす。この動作は結果的に股関節を外転、外旋させることになる

損傷の生体力学
腸腰筋の筋筋膜障害が大内転筋に随伴性トリガーポイントを生じさせることがある

臨床上の注意
腰椎部に病状がある症例において、腸腰筋の筋筋膜に異常があると腰や大腿前面に疼痛が出ることがある。多くの場合、腸腰筋を治療すればそれらの疼痛は解消するものだが、時として、大腿前面の疼痛がとれないことがあり、その場合、大内転筋を治療して初めて解決することがある

大内転筋 163

トリガーポイント治療

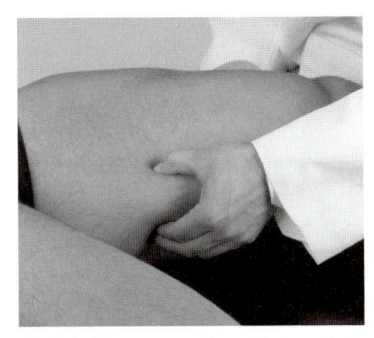

大内転筋のトリガーポイントの挟圧治療

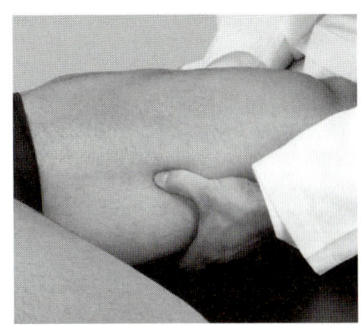

大内転筋のトリガーポイントの平圧治療

筋筋膜ストレッチ

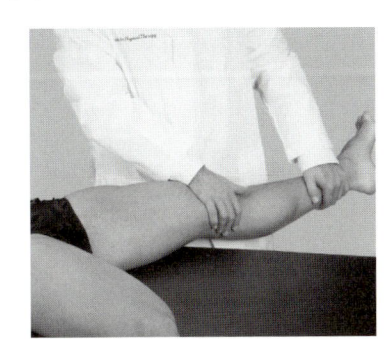

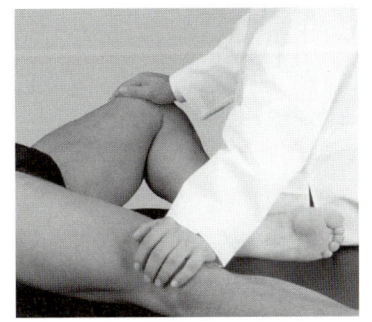

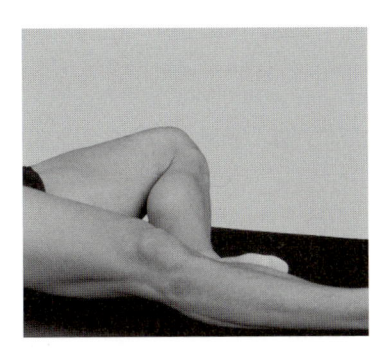

在宅運動プログラム

恥骨筋　　　　　　　　　　　　　　　　　　　PECTINEUS

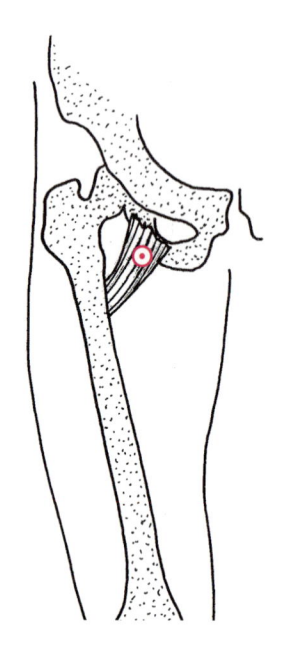

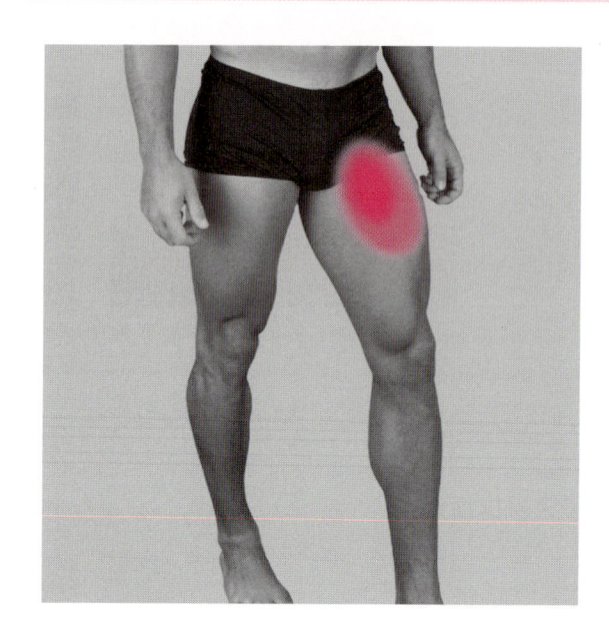

起始
恥骨上枝

停止
大腿骨小転子の下

RPP
鼠径部、および大腿上部前内側

TP
恥骨結節の1横指外側に平圧法を施す

MFS
患者は背臥位になり、施術者が股関節の外転と伸展動作を補助する

PSS
なし

HEP
患者はテーブルに腰掛ける。患側の脚の膝関節を屈曲、股関節は伸展させながら外転させる。次に立位をとり、股関節をいくらか伸展させて外転する。患者は自分の手を使って股関節を前方に穏やかに押し出して自らの運動を補助する

損傷の生体力学
突然の転倒、スポーツ外傷、オートバイの運転、乗馬などで損傷する

恥骨筋　165

トリガーポイント治療

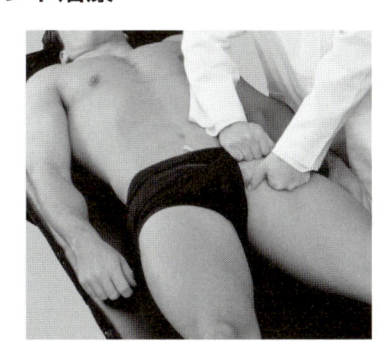

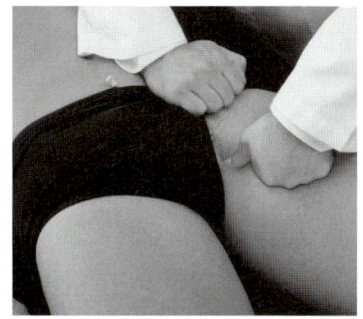

筋筋膜ストレッチ

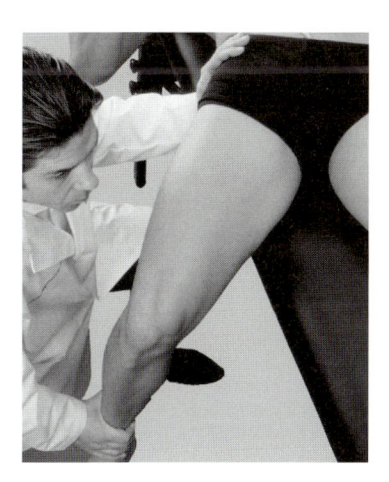

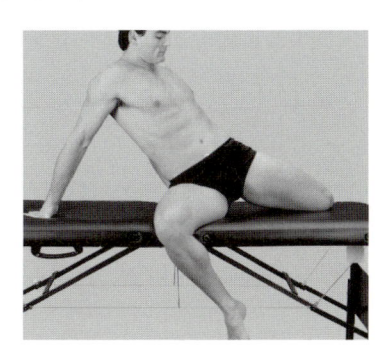

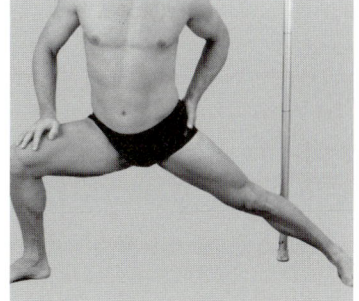

在宅運動プログラム

大腿筋膜張筋　　　　　　　　　TENSOR FASCIAE LATAE

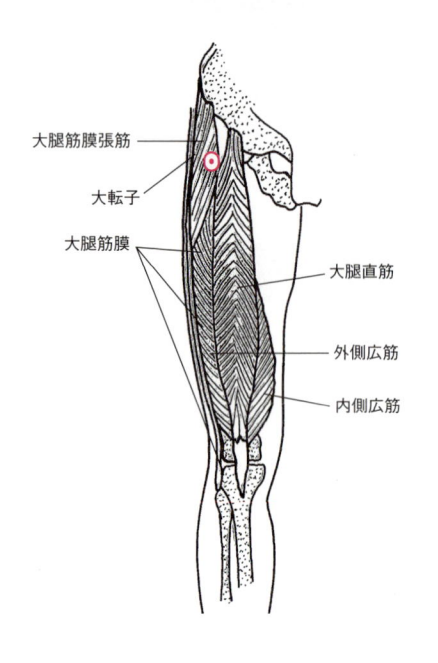

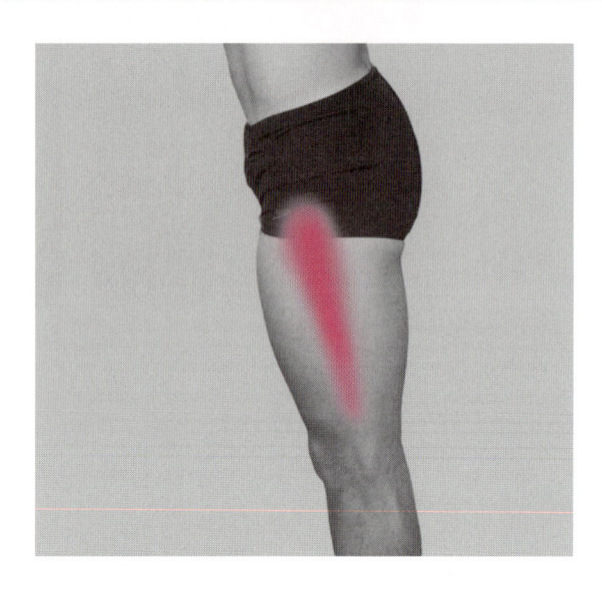

起始
上前腸骨棘、および腸骨稜外唇

停止
大腿筋膜張筋腱となって脛骨外側顆に停止

RPP
大腿の前部ならびに外側面で膝部まで広がる

TP
大腿骨大転子の3横指前

MFS
患者は患側を上にして横になり、股関節を伸展させて内転する。施術者は患者の骨盤を支えながら運動を補助する

PSS
なし

HEP
患者は立位をとり、患側の股関節を伸展させて内転する。さらに体幹を患側の外前方へ移して伸展、内転運動を強める

損傷の生体力学
スポーツ外傷（特にマラソン走者）で損傷する。長期間脚を固定していると大腿筋膜張筋が過度に収縮することがある

トリガーポイント治療

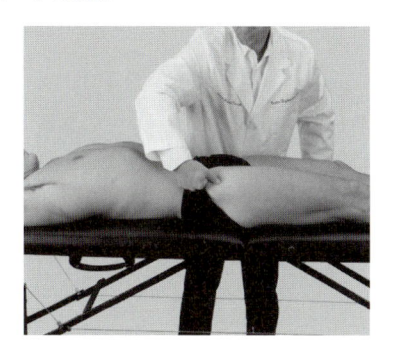

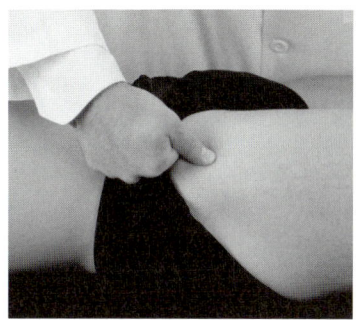

筋筋膜ストレッチ

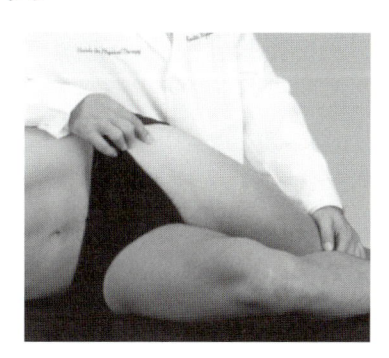

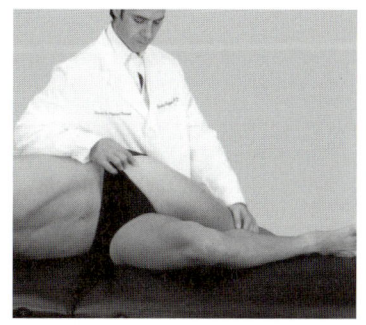

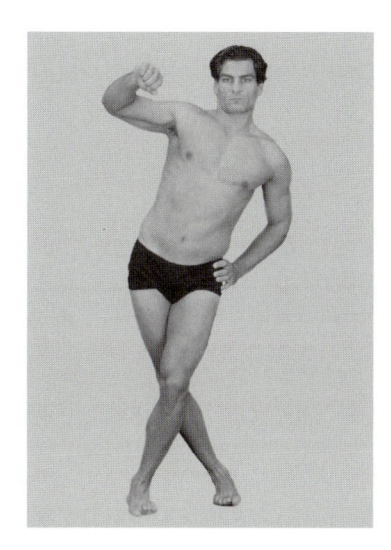

在宅運動プログラム

大腿直筋　　RECTUS FEMORIS

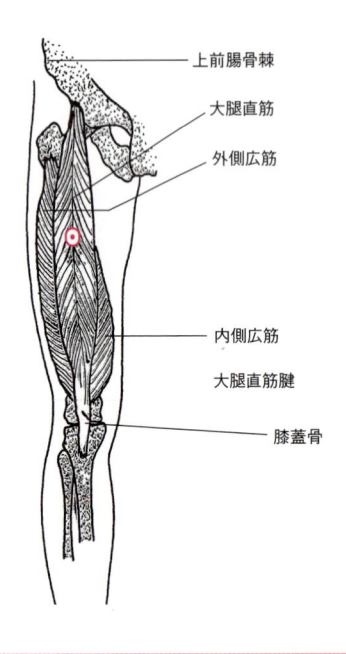

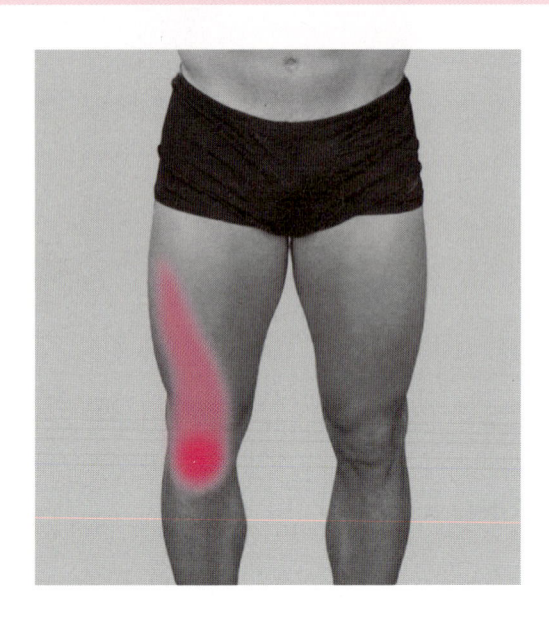

起始
下前腸骨棘

停止
膝蓋骨上縁、および四頭筋腱となって脛骨結節へ

RPP
大腿前面；膝蓋骨上部痛

TP
上前腸骨棘と膝蓋骨上縁との中間。平圧法を施す

MFS
股関節を自然にした状態、あるいは伸展させた状態で膝関節を屈曲する。患者は背臥位でも、腹臥位でも、側臥位でもよい

PSS
膝関節深部に疼痛

HEP
患者は立って、片手で足を握り、膝関節の屈曲と股関節の伸展を行う

損傷の生体力学
腸腰筋に筋筋膜障害があると大腿直筋に随伴性トリガーポイントが生じることがある

臨床上の注意
腸腰筋と大腿直筋がともに柔軟性が低下すると、膝関節の屈曲が制限されることがある

トリガーポイント治療

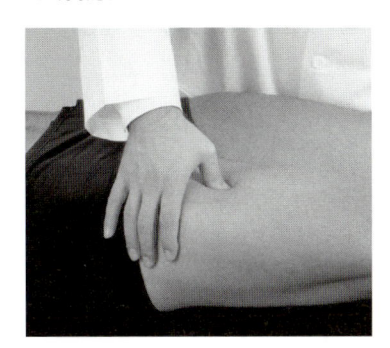

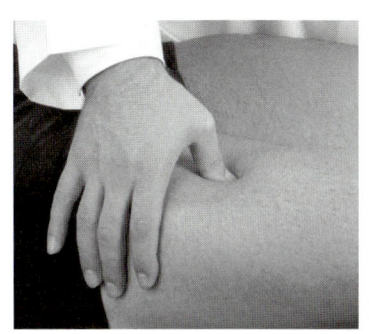

筋筋膜ストレッチ

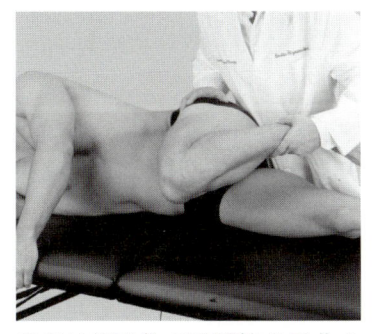

患者は側臥位で股関節を屈曲する。施術者は筋の緩んだ膨らみの部分をつかんで膝関節が完全に屈曲するように補助する

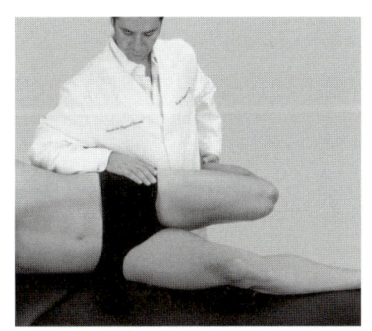

施術者は膝関節の屈曲を維持したままで股関節を伸展させていく

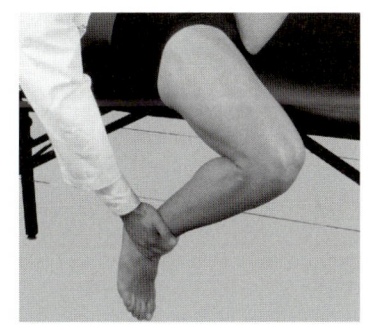

背臥位の姿勢で腸腰筋と大腿直筋を一緒にストレッチする。施術者は膝関節の屈曲を補助する

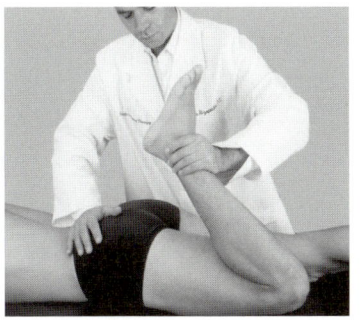

患者は腹臥位になり、施術者はストレッチを補助する

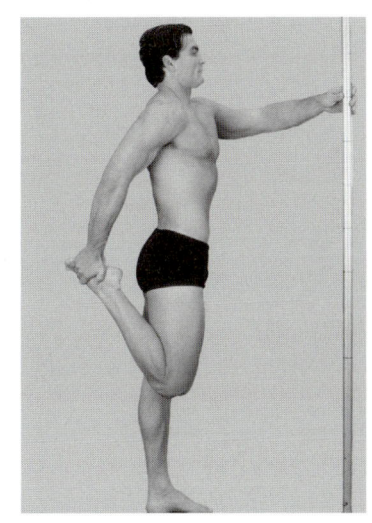

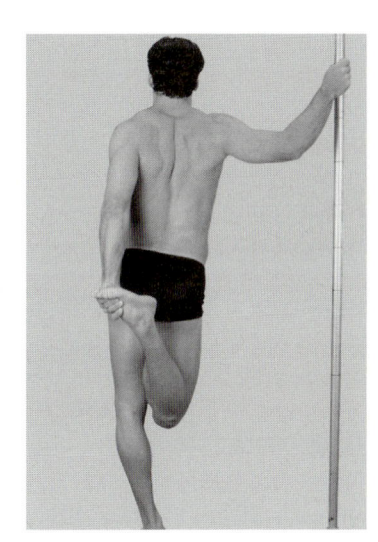

在宅運動プログラム

内側広筋　　VASTUS MEDIALIS

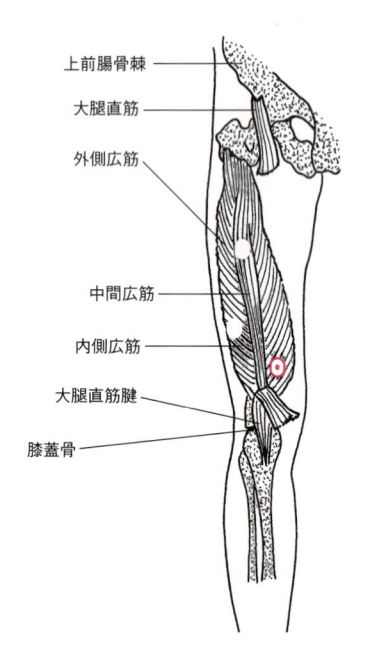

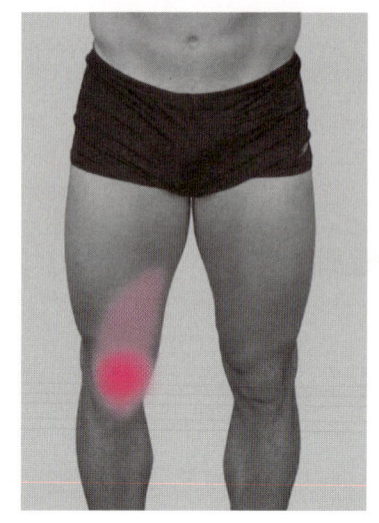

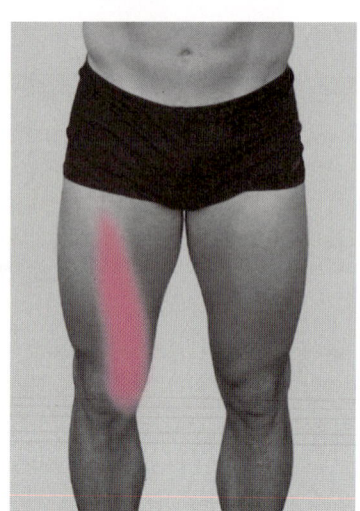

起始
大腿骨粗線中部および転子間線

停止
膝蓋骨上縁、および四頭筋腱となって脛骨結節へ

RPP
膝および大腿の内側面

TP
膝蓋骨内側上縁の上4横指のところにできる。平圧法を施す

MFS
大腿直筋と同じ

PSS
膝関節深部に疼痛

HEP
患者は立って、片手で足を握り、膝関節の屈曲と股関節の伸展を行う。ただし、脚と同側の手を用いること

損傷の生体力学
関節炎により損傷する。膝の関節鏡検査などの外科的な治療はトリガーポイント発生の原因になることがある

内側広筋　171

トリガーポイント治療

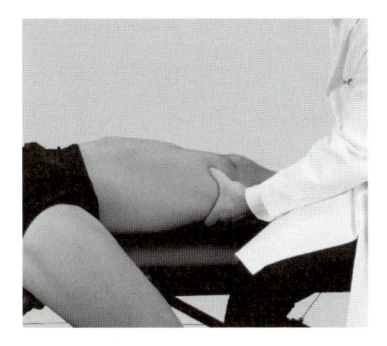

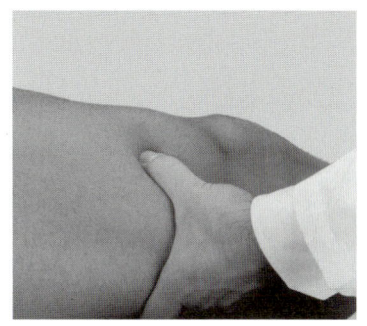

筋筋膜ストレッチ

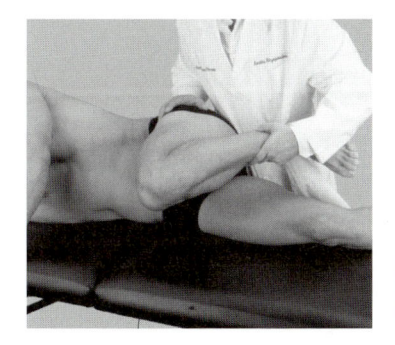

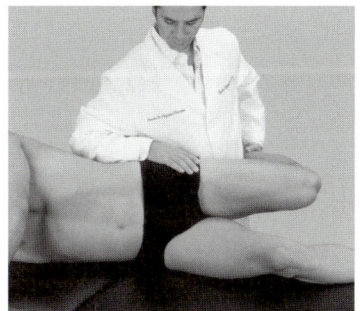

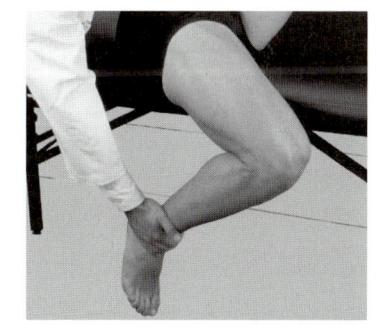

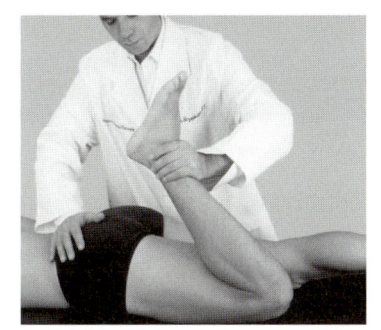

在宅運動プログラム

内側広筋のストレッチ 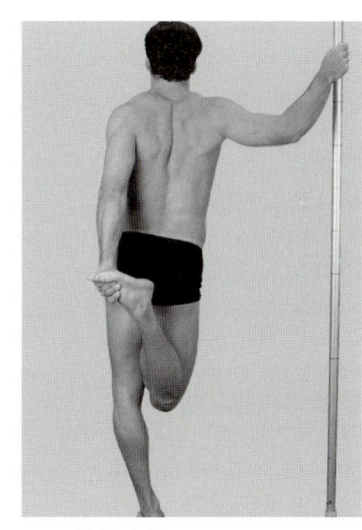　　　　外側広筋のストレッチ

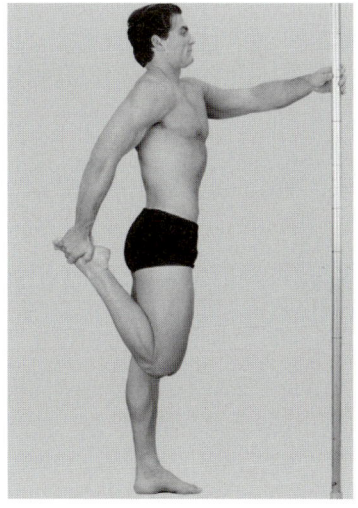

外側広筋   VASTUS LATERALIS

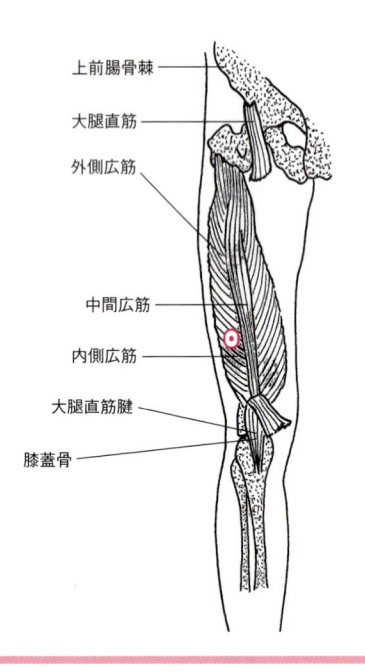

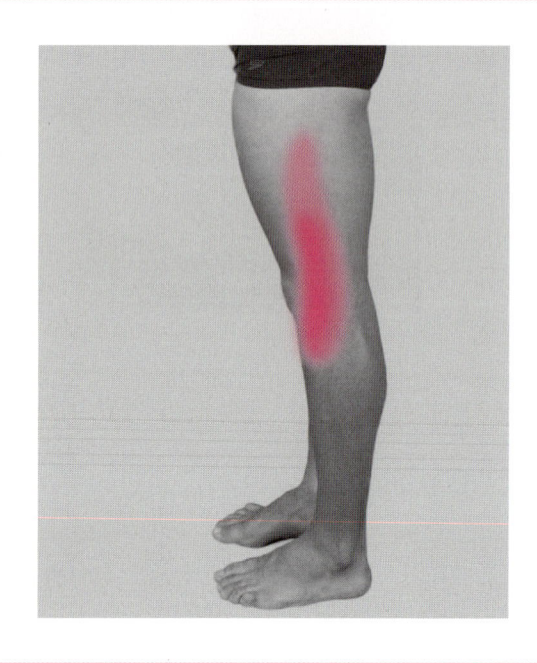

起始
大腿骨の大転子および外側粗線

停止
膝蓋骨上縁および四頭筋腱となって脛骨結節へ

RPP
膝および大腿の外側痛

TP
膝蓋骨外側上縁の5横指上

MFS
大腿直筋と同じ

PSS
膝関節深部に疼痛

HEP
患者は立って、片手で足を握り、膝関節の屈曲と股関節の伸展を行う。ただし、脚と反対側の手を用いること

損傷の生体力学
スキーなどでのスポーツ外傷、膝関節の固定などで損傷する

臨床上の注意
臨床家が陥りやすい共通の落とし穴は、外側広筋ではなく誤って腸脛靱帯を触診してしまうことである

外側広筋　173

トリガーポイント治療

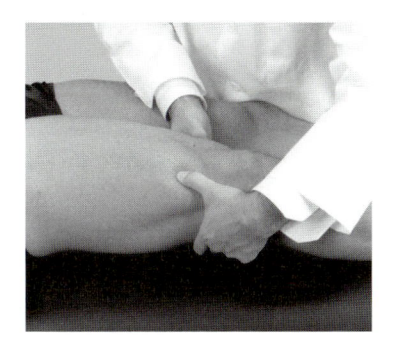

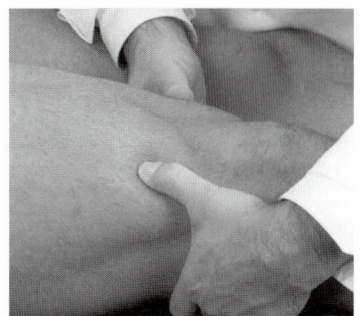

筋筋膜ストレッチ

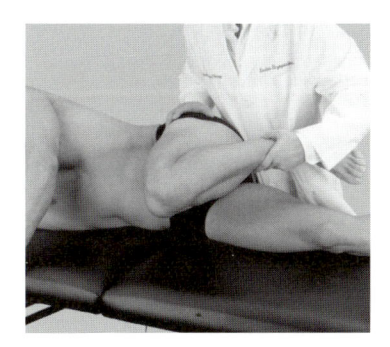

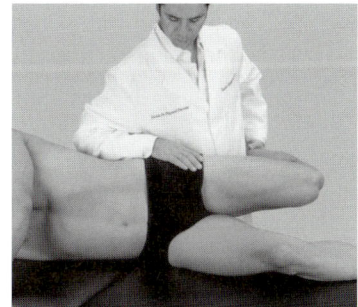

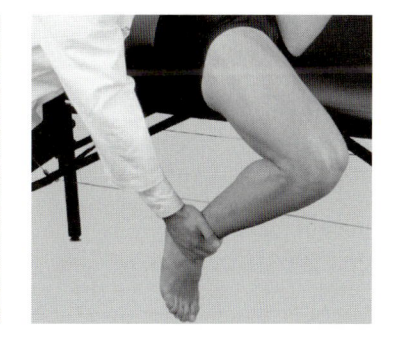

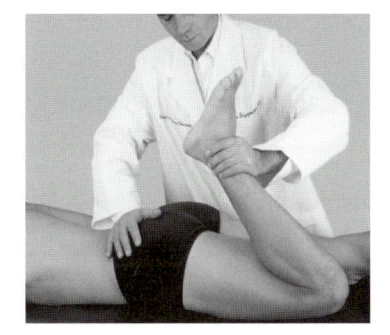

在宅運動プログラム

内側広筋のストレッチ 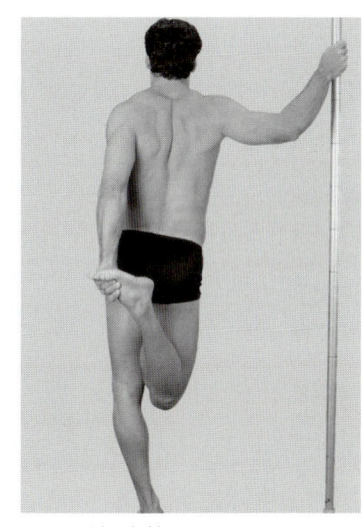　　　外側広筋のストレッチ

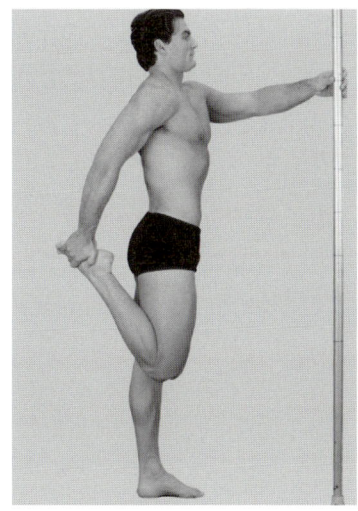

中間広筋　　　　　　　　　　　　　　　　　　　　VASTUS INTERMEDIUS

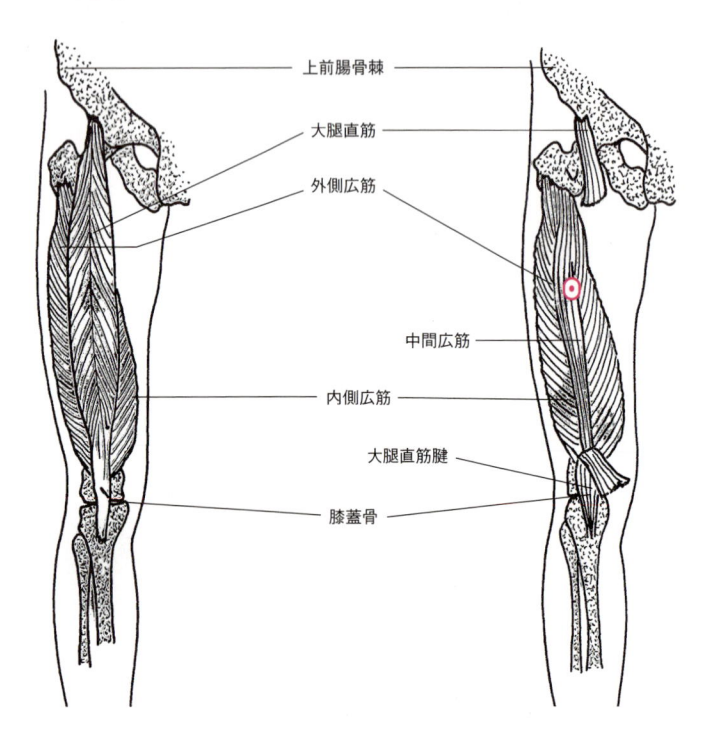

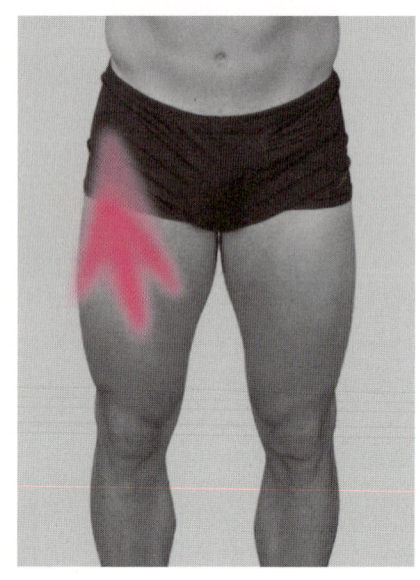

起始
大腿骨体前外側面

停止
膝蓋骨上縁、および四頭筋腱となって脛骨結節へ

RPP
大腿前部

TP
上前腸骨棘と膝蓋骨上縁との中間で、大腿直筋のトリガーポイントの下

MFS
大腿直筋と同じ

PSS
膝関節深部に疼痛

HEP
患者は立って、片手で足を握り、膝関節の屈曲と股関節の伸展を行う

損傷の生体力学
大腿直筋に筋筋膜障害があると中間広筋に随伴性トリガーポイントが発生することがある

トリガーポイント治療

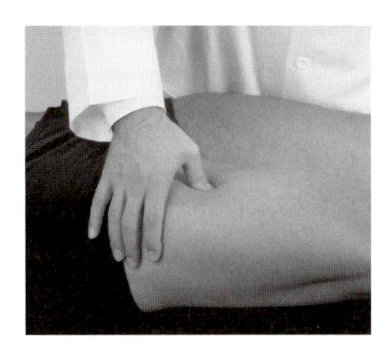

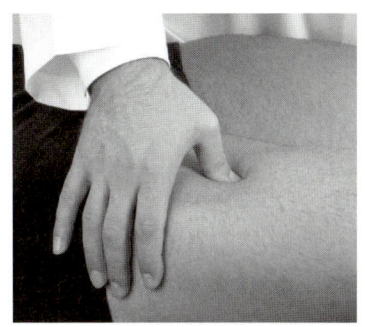

筋筋膜ストレッチ

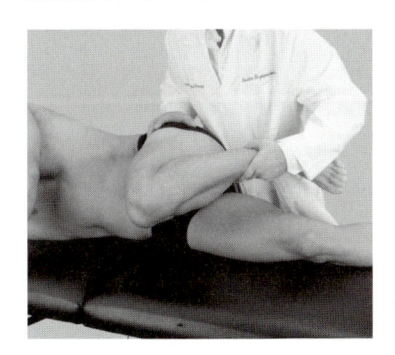

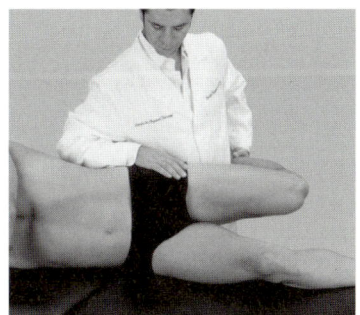

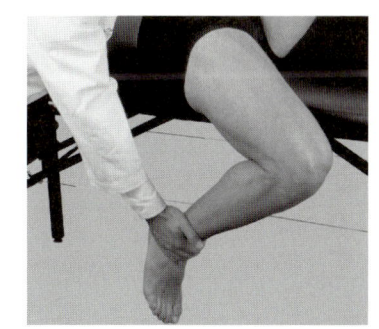

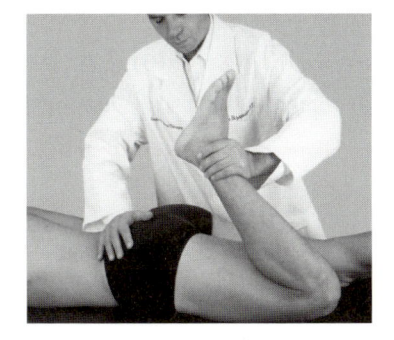

在宅運動プログラム

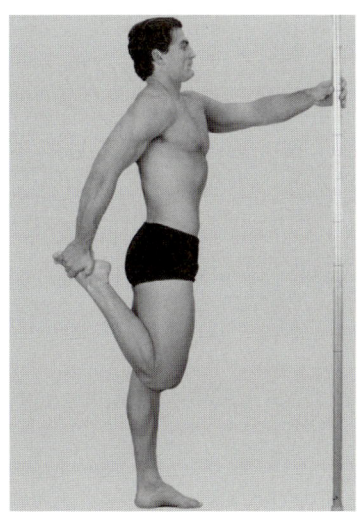

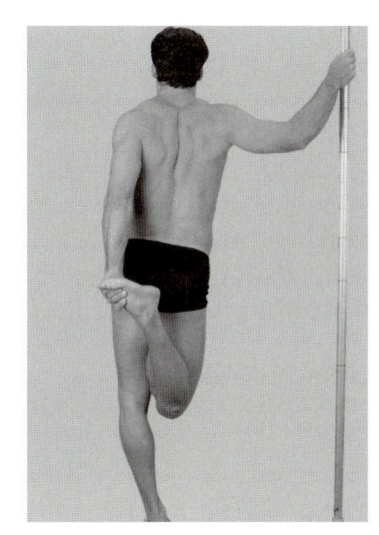

大腿二頭筋（長頭および短頭） BICEPS FEMORIS (LONG AND SHORT HEADS)

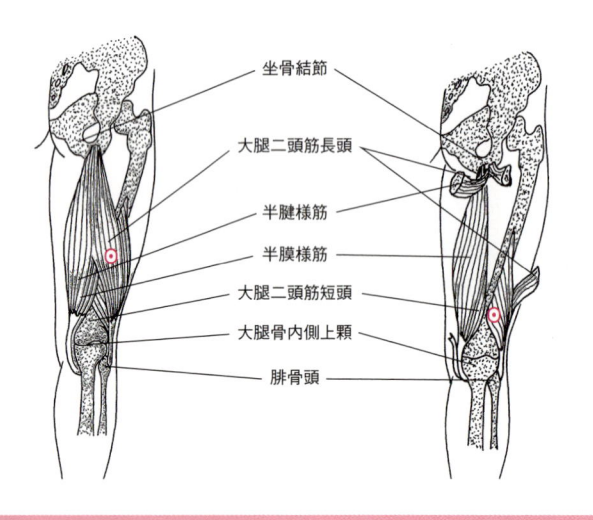

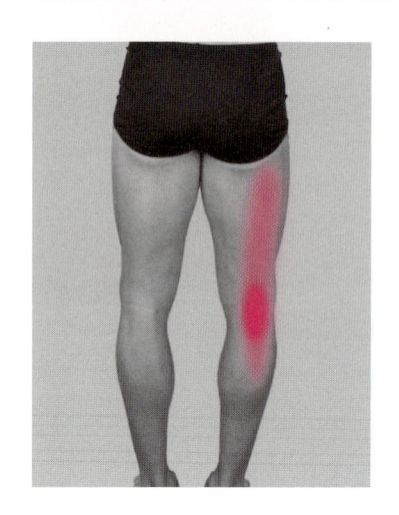

起始
大腿二頭筋長頭────坐骨結節
大腿二頭筋短頭────粗線および大腿骨の外側上顆

停止
大腿二頭筋────腓骨頭

RPP
大腿後外側、膝関節後面

TP
長頭────坐骨結節と腓骨頭との中間
短頭────腓骨頭の4横指上で、長頭腱寄り（内側寄り）

MFS
患者は背臥位になり膝関節は伸展させておく。施術者が補助して股関節屈曲－外転－外旋から股関節屈曲－内転－内旋へともっていく

PSS
腰部痛および膝関節深部に疼痛

HEP
患者は立って、患側の足をテーブルに乗せて股関節を屈曲するとともに膝関節を伸展する。さらに、上半身を前傾してストレッチを強化する

損傷の生体力学
スポーツ活動などでの直接的損傷で起こる。長時間の座位、ベッドでの安静は大腿二頭筋を過度に収縮させてトリガーポイント発生の原因になることがある

臨床上の注意
ハムストリングおよび腓腹筋の筋筋膜障害により膝関節の伸展が7度以上制限されることがある

大腿二頭筋（長頭および短頭） 177

トリガーポイント治療

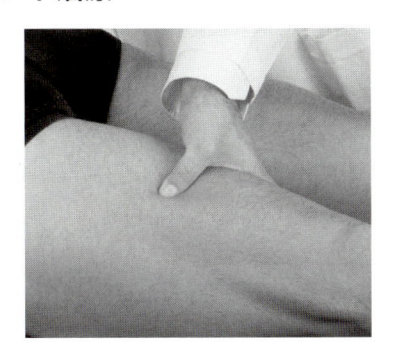

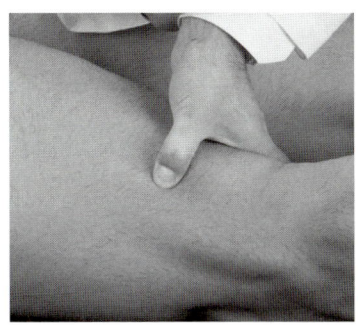

筋筋膜ストレッチ

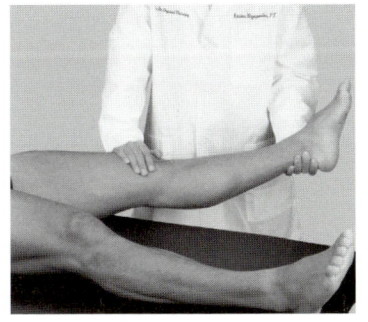

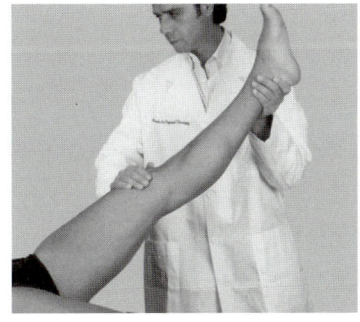

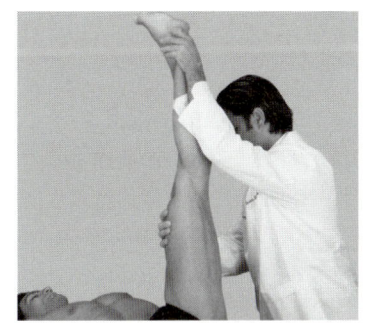

十分にストレッチするために、施術者が補助しながら股関節屈曲ー外転ー外旋から股関節屈曲ー内転ー内旋へともっていく

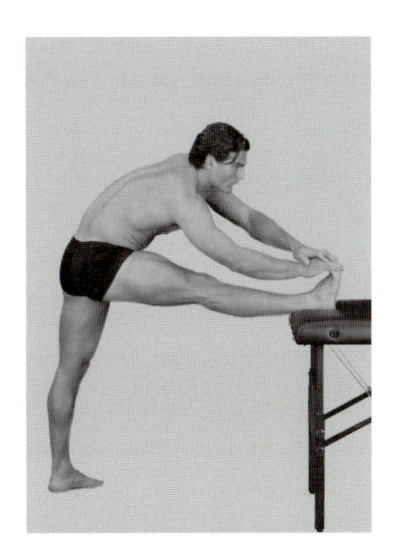

在宅運動プログラム

半腱様筋および半膜様筋　SEMITENDINOSUS AND SEMIMEMBRANOSUS

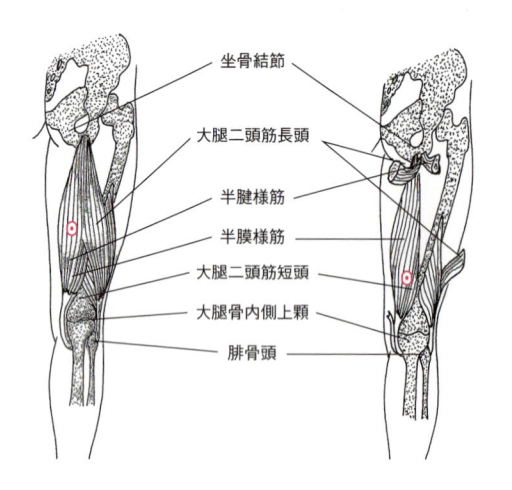

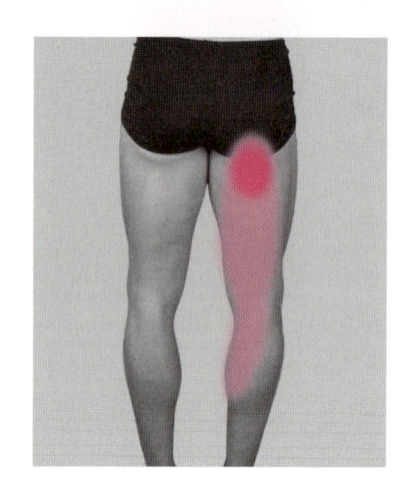

起始
坐骨結節

停止
半腱様筋──脛骨内側顆
半膜様筋──脛骨内側顆の後面

RPP
大腿後面

TP
半腱様筋──坐骨結節と大腿骨内側上顆との中間
半膜様筋──半腱様筋と大腿二頭筋長頭が作るV字の頂点の長頭内側

MFS
患者は背臥位になり、膝関節を伸展する。施術者は補助しながら股関節屈曲－外転－外旋から股関節屈曲－内転－内旋へともっていく

PSS
腰部に疼痛

HEP
患者は立って、患側の足をテーブルに乗せて股関節を屈曲するとともに膝関節を伸展する。さらに、上半身を前傾してストレッチを強化する

損傷の生体力学
スポーツ活動などでの直接的損傷で起こる。長時間の座位、ベッドでの安静は半腱様筋ならびに半膜様筋を過度に収縮させてトリガーポイント発生の原因になることがある

臨床上の注意
ハムストリングおよび腓腹筋の筋筋膜障害により膝関節の伸展が7度以上制限されることがある

トリガーポイント治療

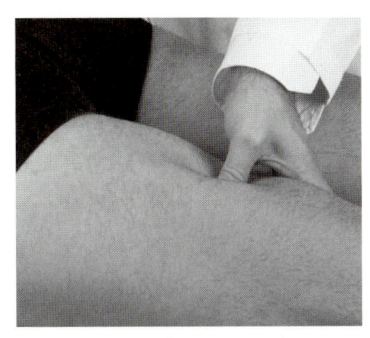

半腱様筋の筋筋膜トリガーポイント

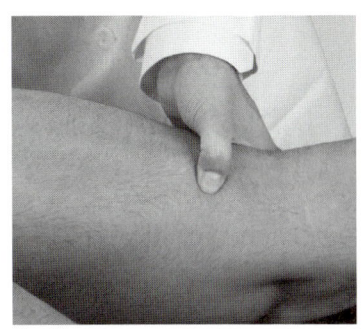

半膜様筋の筋筋膜トリガーポイント

筋筋膜ストレッチ

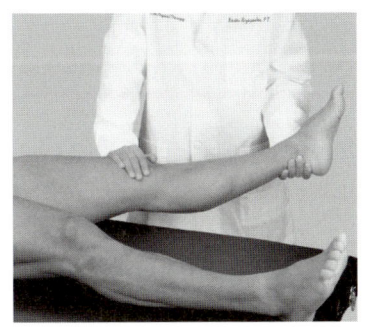

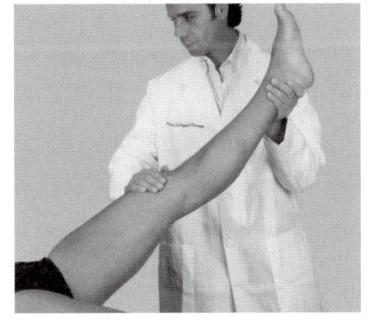

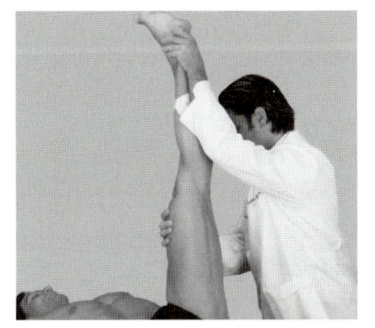

十分にストレッチするために、施術者は補助しながら股関節屈曲―外転―外旋から股関節屈曲―内転―内旋へともっていく

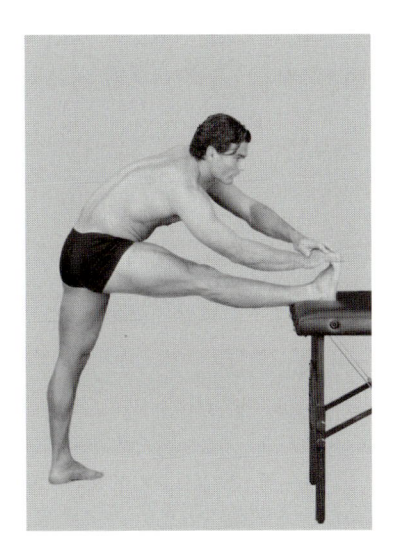

在宅運動プログラム

膝窩筋　　　　　　　　　　　　　　　　　　　POPLITEUS

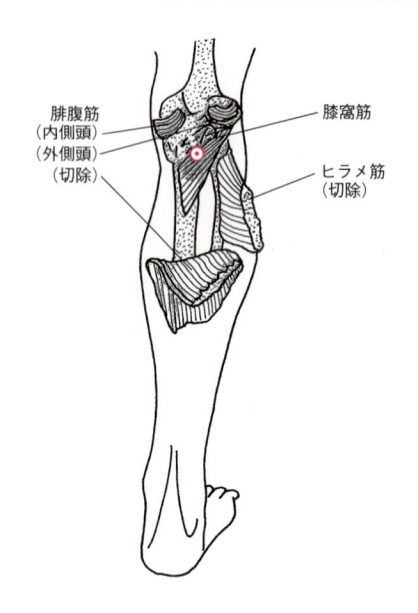

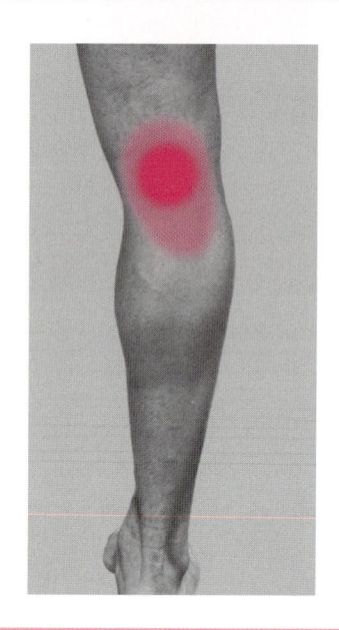

起始
大腿骨外側上顆

停止
脛骨後面

RPP
膝関節部全体、特に膝窩部

TP
膝窩横紋の中線の2横指下で、かつ1横指内側、脛骨の直後に生じる。平圧法を施す。患者の姿勢は背臥位でも、腹臥位でもよい

MFS
患者は床に腰を下ろして、膝関節を完全に伸展させる。施術者は踵をつかんで足関節を背屈させる。それによって脛骨が回旋する

PSS
膝関節深部に疼痛

HEP
前述のMFSと同じ。患者はタオルを使ってストレッチを補助する

損傷の生体力学
膝関節の固定、外科手術、スポーツ外傷などで損傷する

臨床上の注意
膝窩筋に筋筋膜障害があると膝関節の伸展が制限されるが、7度以内である

膝窩筋 181

トリガーポイント治療

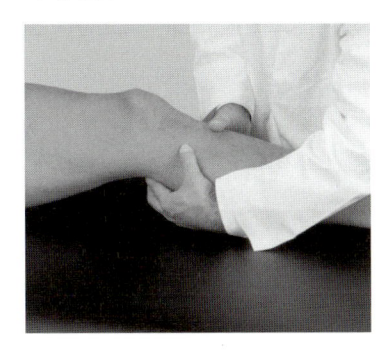

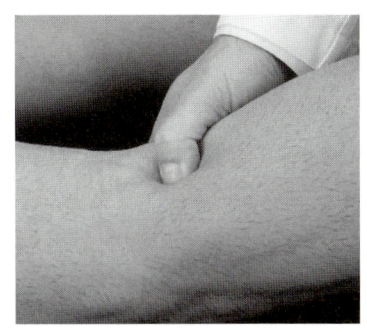

筋筋膜ストレッチ

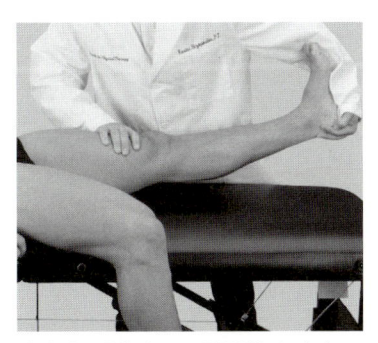

施術者が補助して膝関節を完全に伸展させて足関節の背屈を行う

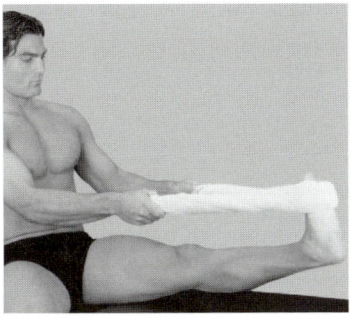

在宅運動プログラム

脚をテーブル面から離すと膝関節はさらに伸展する

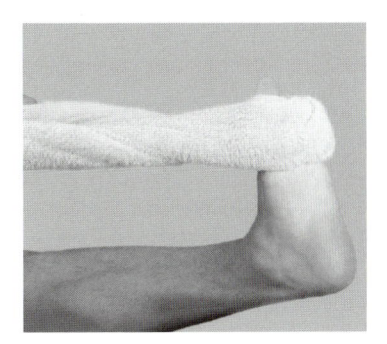

腓腹筋　　GASTROCNEMIUS

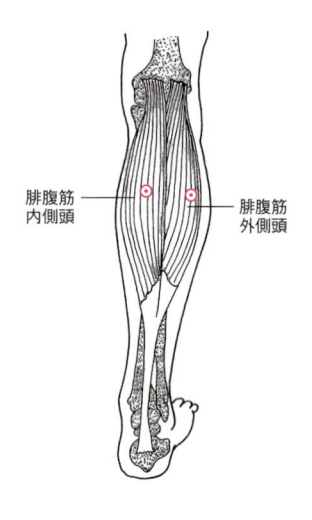

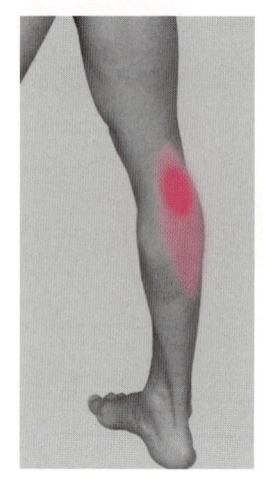

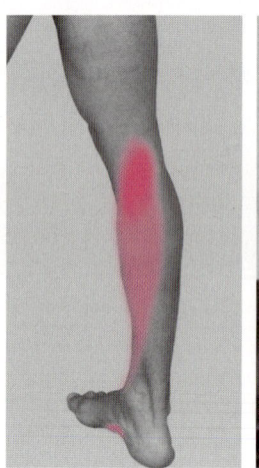

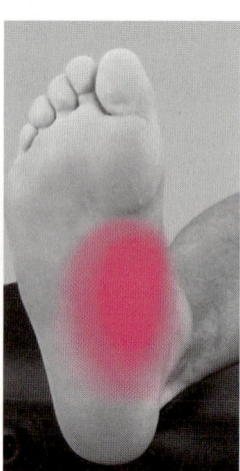

起始
外側頭 —— 大腿骨外側上顆
内側頭 —— 大腿骨内側上顆

停止
膝窩、大腿後部下3分の1、筋腹に沿って、アキレス腱部、踵と足

RPP
筋腹、アキレス腱、足底

TP
外側頭 —— 膝窩横紋外側の5横指下
内側頭 —— 膝窩横紋内側の5横指下

MFS
施術者が補助して膝関節を完全に伸展させて足関節の背屈を行う

PSS
膝関節前部に疼痛

HEP
患者は壁に向かって立つ。ストレッチする方の足を他方の足の後において体幹を前傾させ、膝関節を伸展させて足関節を背屈する

損傷の生体力学
上り坂を登る動作、足関節骨折後の固定などで損傷する

臨床上の注意
アキレス腱炎の場合、ヒラメ筋や後脛骨筋とともに腓腹筋も治療する必要がある。足底筋膜炎の場合も、腓腹筋の筋筋膜障害が関与している可能性があるので、適切な筋の治療が必要である

腓腹筋　183

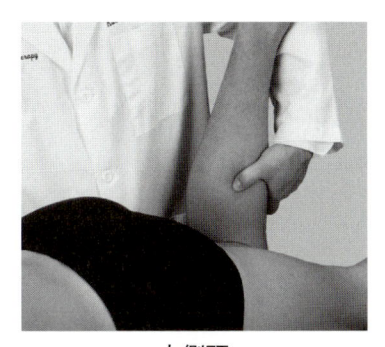

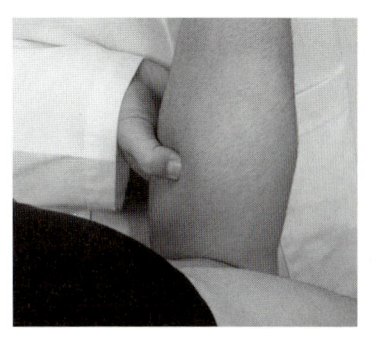

トリガーポイント治療

内側頭　　　　　　　　外側頭

筋筋膜ストレッチ

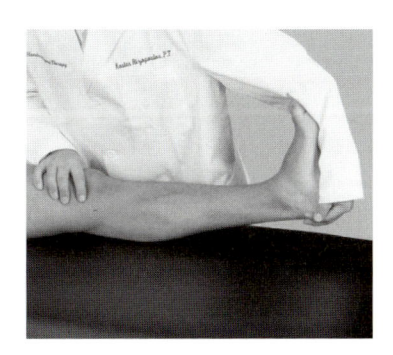

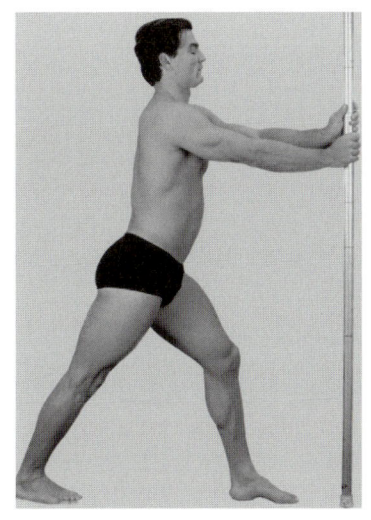

在宅運動プログラム

ストレッチしている側の膝関節
を十分伸展させる

ヒラメ筋　SOLEUS

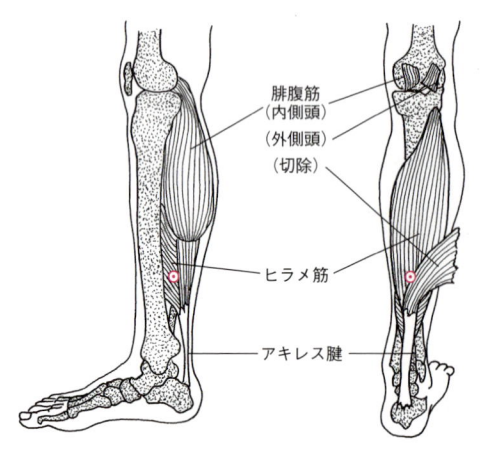

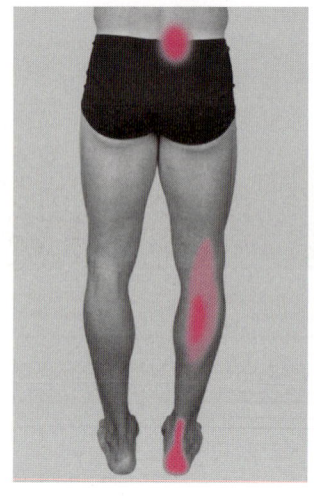

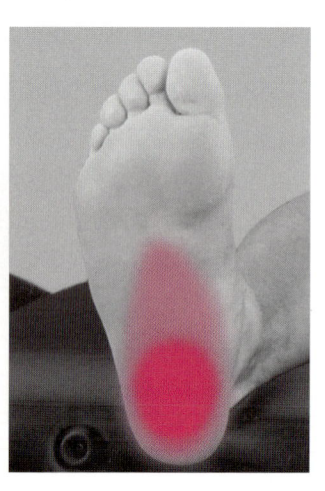

起始
腓骨頭と腓骨体上部および脛骨内縁

停止
アキレス腱となって踵骨へ

RPP
アキレス腱、踵骨、筋腹、仙腸関節部

TP
内果の5横指上で3横指後

MFS
施術者は補助しながら膝関節を屈曲させて足関節を背屈する

PSS
足関節前面に疼痛

HEP
患者は壁に向かって立ち、ストレッチする方の足を他方の足の少し後に置く。膝関節を屈曲させたまま体幹を前傾させて足関節を背屈させる

損傷の生体力学
上り坂を登る動作、足関節部骨折後の固定などで損傷する

臨床上の注意
アキレス腱炎の場合、ヒラメ筋や後脛骨筋とともに腓腹筋も治療する必要がある。足載せ台を不適切に用いるとヒラメ筋腱弓を圧迫することがある。それにより脛骨動・静脈、脛骨神経が圧迫されて下腿の感覚が失われる。足底筋膜炎の場合も、ヒラメ筋の筋筋膜障害が関与している可能性があるので、適切な筋の治療が必要である

ヒラメ筋　185

トリガーポイント治療

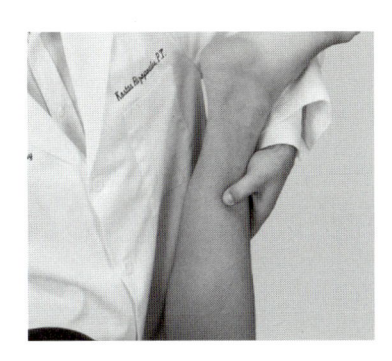

筋筋膜ストレッチ

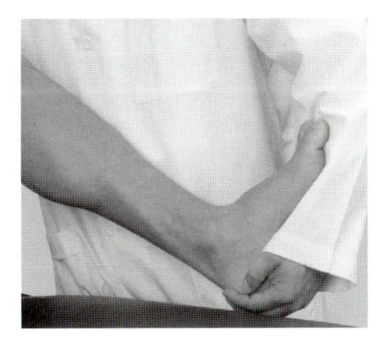

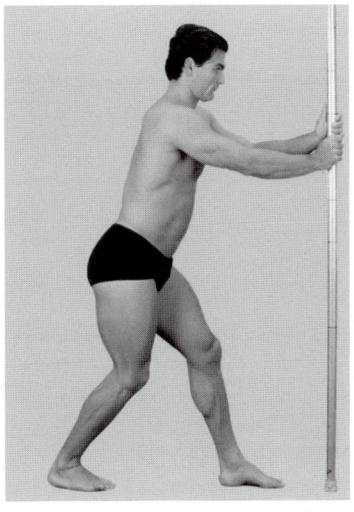

在宅運動プログラム

ストレッチしている側の膝関節を屈曲させる

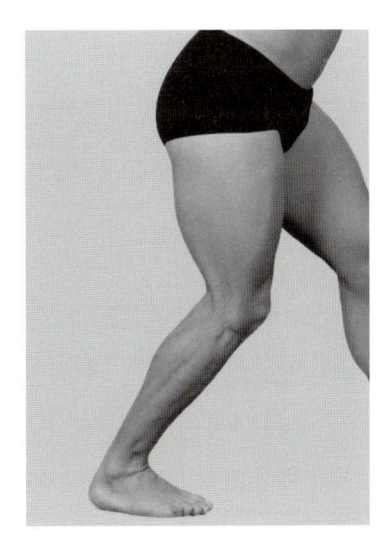

前脛骨筋　　　　　　　　　　　　　　　　TIBIALIS ANTERIOR

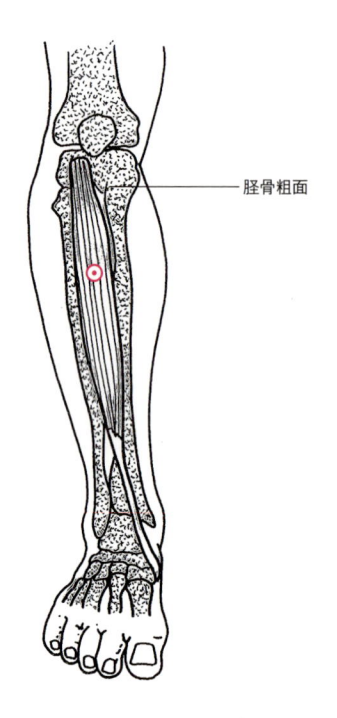

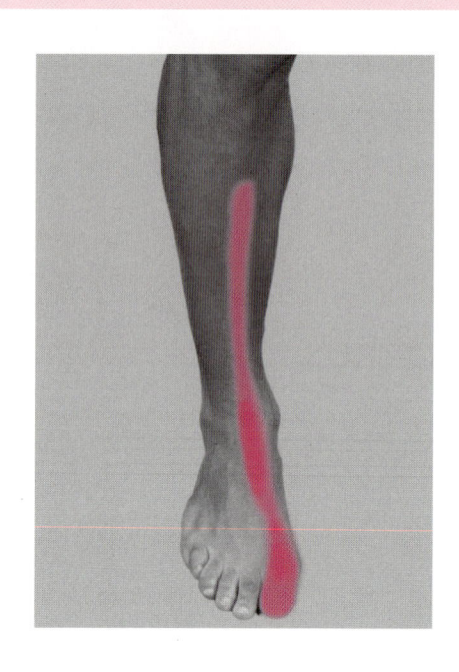

脛骨粗面

起始
脛骨外側顆および脛骨外側面の上半分

停止
第1中足骨と楔状骨の骨底

RPP
足関節および母指の前・内側面

TP
脛骨粗面の4横指下で、脛骨稜の外側から1横指

MFS
足の底屈および回外を施す

PSS
足の回外の際、外側果部に疼痛

HEP
患者は腰掛けて、自らの手を使ってストレッチを補助する

損傷の生体力学
でこぼこ道を歩いたり、上り坂を登ったりする動作などで損傷する

前脛骨筋　187

トリガーポイント治療

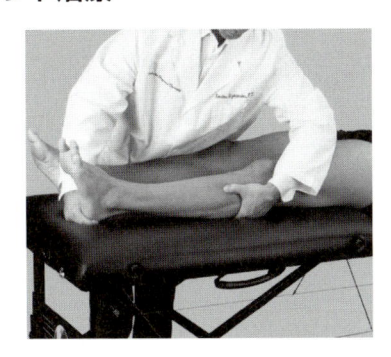

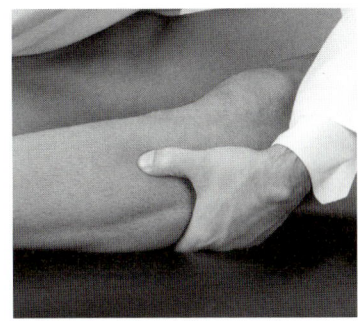

筋筋膜ストレッチ

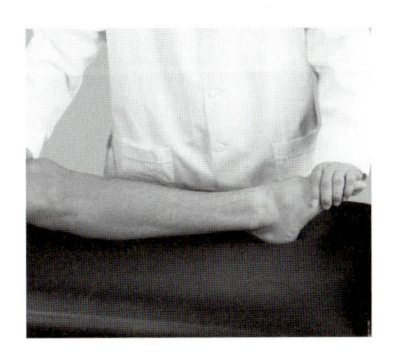

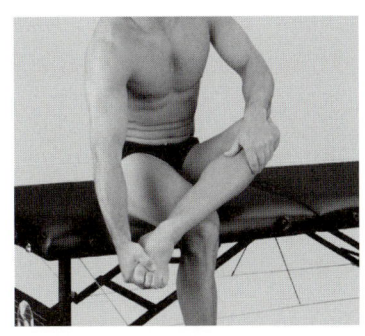

在宅運動プログラム

患者は自らの手を使って足の底屈および回外運動を強化する

後脛骨筋　　　　　　　　　　　　　　　　　　　　　TIBIALIS POSTERIOR

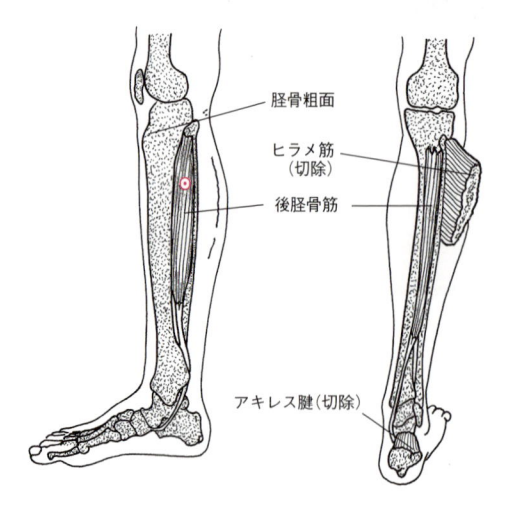

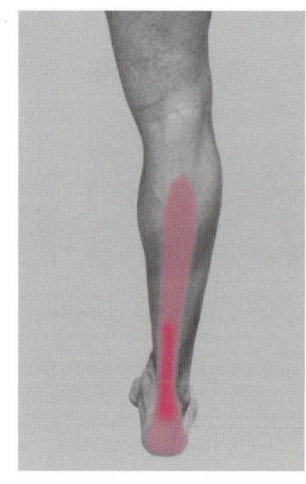

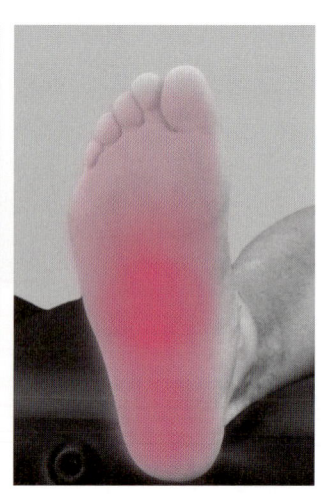

起始
脛骨後面および腓骨内面の上から3分の2

停止
舟状骨、立方骨ならびに楔状骨の粗面

RPP
下腿後面、アキレス腱、踵、後脛骨筋の筋腹沿い。時として、この筋はシンスプリント（脛骨過労性骨障害痛）の原因になることがある

TP
脛骨粗面の5横指下で、脛骨内縁の1横指内側

MFS
施術者が補助しながら、膝関節を屈曲させ、足関節を背屈、回外させる

PSS
足関節前部に疼痛

HEP
患者は壁に向かって立つ。ストレッチする方の足を他方の足の少し後に置き、体幹を前外側へ傾けて、膝関節を屈曲させたまま足関節を背屈、回外させる

損傷の生体力学
でこぼこのグランドでジョギングやランニングをすると損傷する。過度の足の回内運動でトリガーポイントが活動性になる

臨床上の注意
アキレス腱炎の場合、ヒラメ筋や後脛骨筋とともに腓腹筋も治療する必要がある。マラソンランナーにはシンスプリントが見られることがある。症状が悪化した慢性の踵骨骨棘の場合も後脛骨筋を治療するとよい。この筋が硬くなり筋筋膜障害を起こすと、踵骨の回転軸が変化して、新しく別の部分に圧力がかかるようになる

トリガーポイント治療

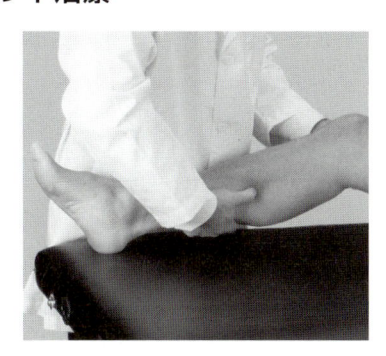

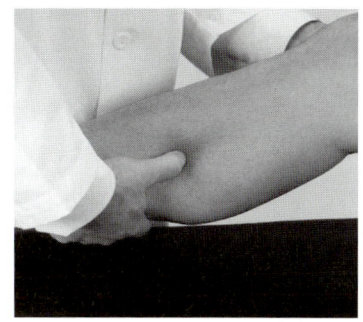

筋筋膜ストレッチ

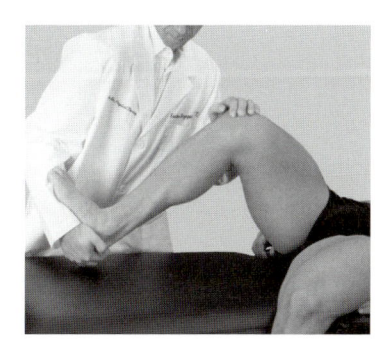

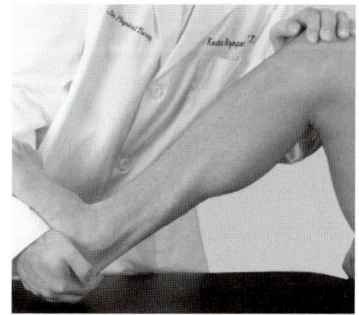

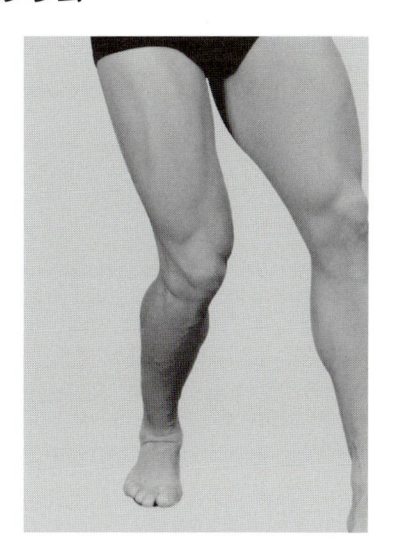

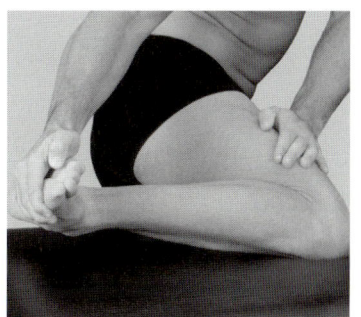

在宅運動プログラム

長腓骨筋　　　　　　　　　　　　　　　　　　PERONEUS LONGUS

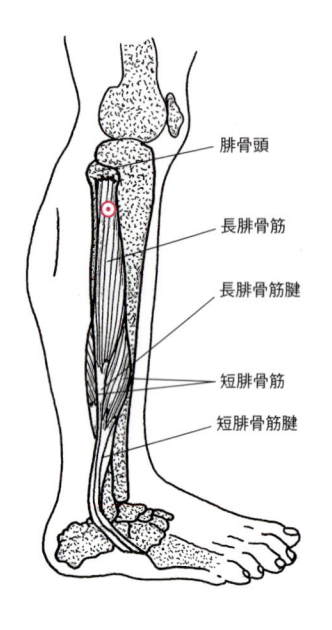

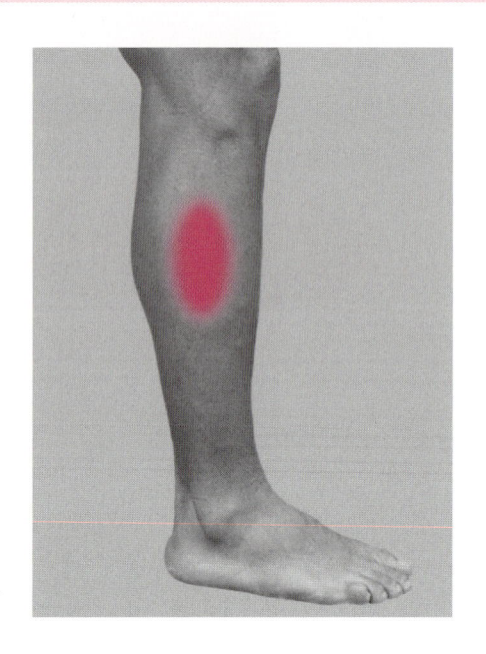

起始
腓骨頭および腓骨外側の上から3分の2

停止
第1中足骨および内側楔状骨の骨底

RPP
筋腹に沿った下腿側面

TP
腓骨頭の3横指下にできる。平圧法を施す

MFS
足関節の背屈と回内

PSS
足関節の前内側部に疼痛

HEP
MFSに同じ

損傷の生体力学
足関節部骨折後の長期固定、ハイヒール使用、扁平足などで損傷する

臨床上の注意
腓骨頭頚部は総腓骨神経の通路に当たるので施術者は触れないこと

長腓骨筋 191

トリガーポイント治療

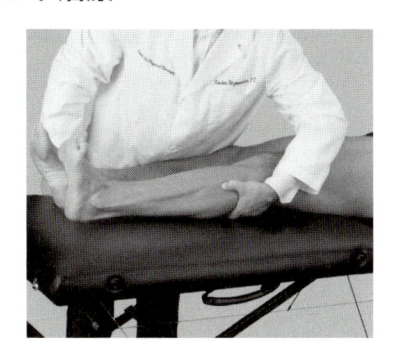

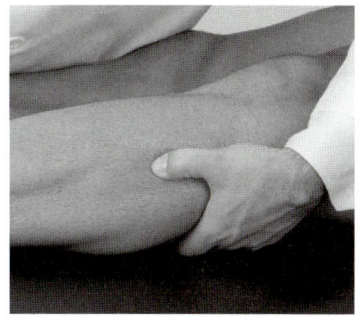

筋筋膜ストレッチ

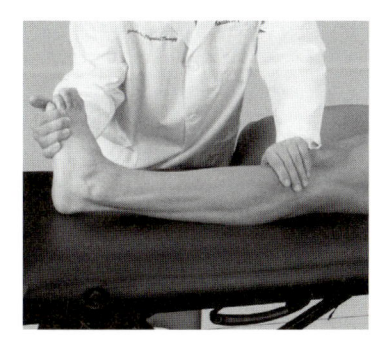

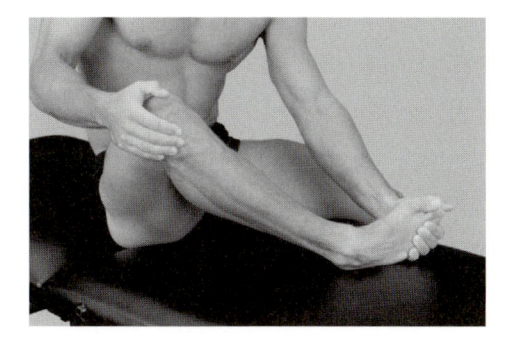

在宅運動プログラム

短腓骨筋　　　　　　　　　　　　　　　PERONEUS BREVIS

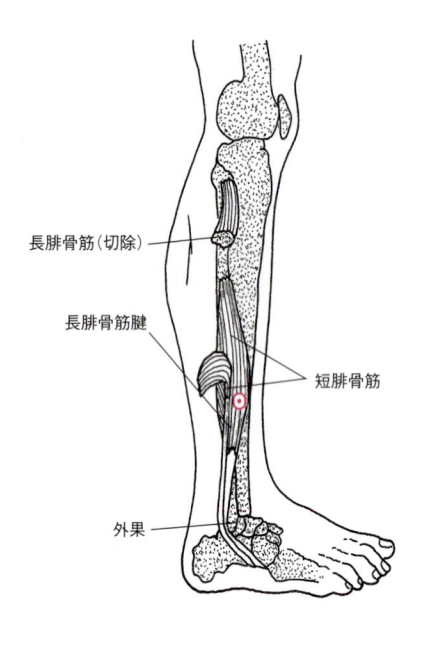

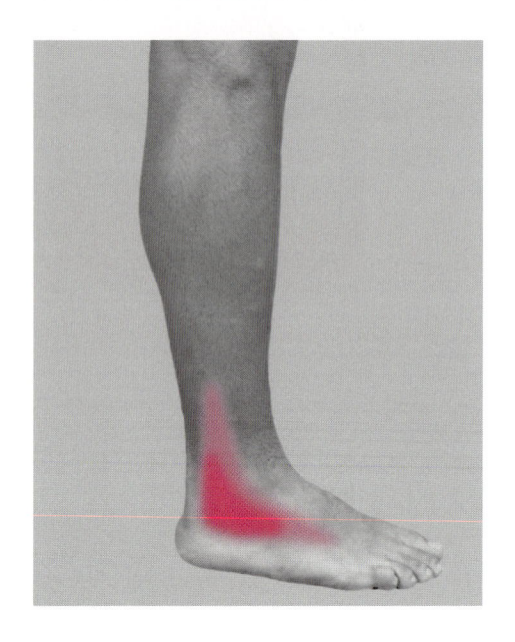

起始
腓骨の下3分の2

停止
第5中足骨基部

RPP
外果、足の外側

TP
外果の5横指上および長腓骨筋腱前面

MFS
足関節の背屈と回内を施す。施術者が関節運動を補助する

PSS
足関節前内側部に疼痛

HEP
MFSに同じ。患者は手を使って運動を補助する

損傷の生体力学
足関節部骨折後の長期固定、ハイヒール使用、扁平足などで損傷する

臨床上の注意
トリガーポイントは長腓骨筋腱の下にあるので、施術者は母指を腱の下に這わせて触診する必要がある

トリガーポイント治療

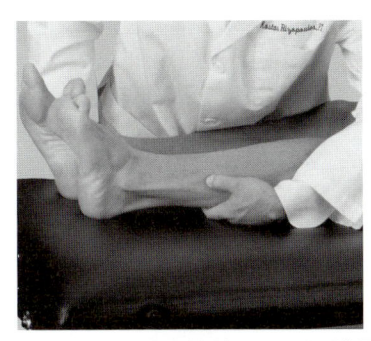

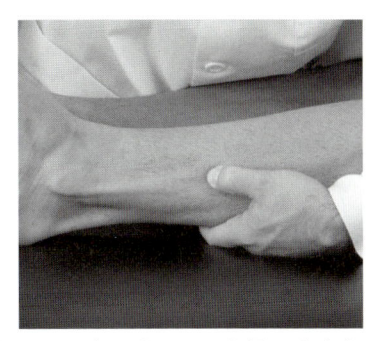

施術者は長腓骨筋腱の下に短腓骨のトリガーポイントを探し出す必要がある

筋筋膜ストレッチ

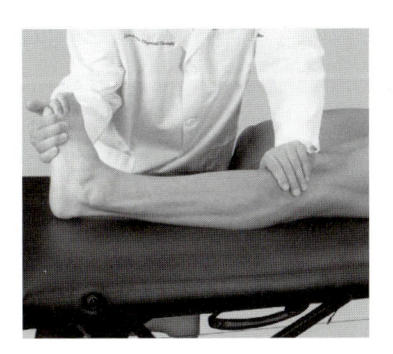

在宅運動プログラム

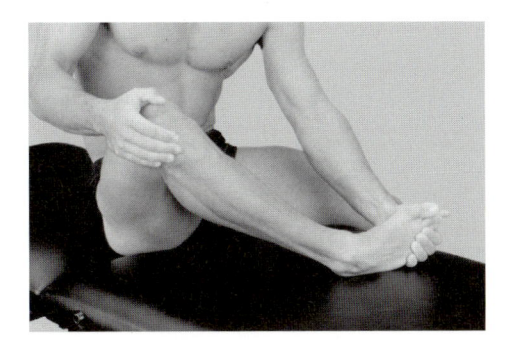

第3腓骨筋　　　　　　　　　　　　　　　PERONEUS TERTIUS

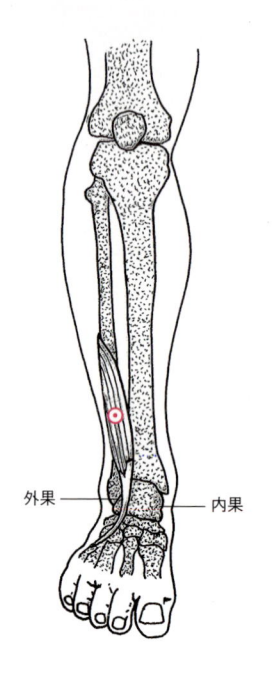

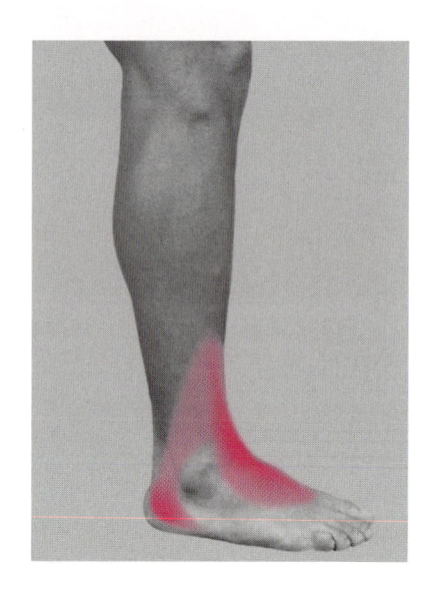

外果　　内果

起始
腓骨の下3分の1

停止
第5中足骨近位骨幹部背側面

RPP
外果前部および踵の外側

TP
内外両果を結ぶ線の5横指上で、脛骨の2横指外側。平圧法を施す

MFS
施術者が補助して足関節の底屈と回内を行う。注意：第3腓骨筋腱は外果の前を通過している

PSS
アキレス腱部に疼痛

HEP
MFSに同じ。患者は自らの手を使ってストレッチを補助する

損傷の生体力学
他の腓骨筋に同じ

第3腓骨筋　195

トリガーポイント治療

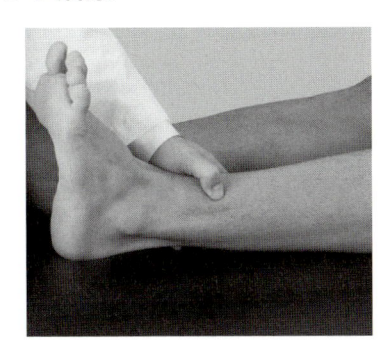

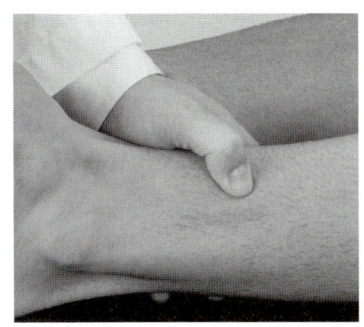

筋筋膜ストレッチ

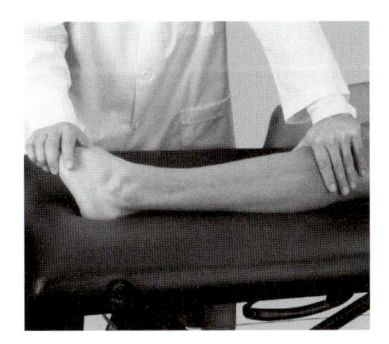

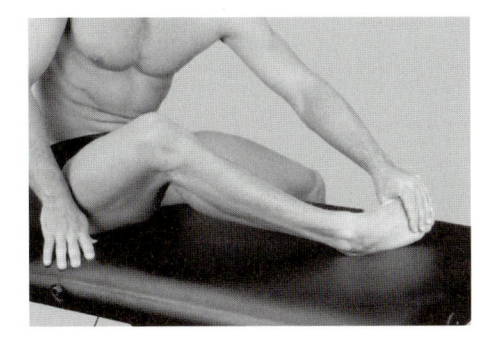

在宅運動プログラム

短指伸筋 EXTENSOR DIGITORUM BREVIS

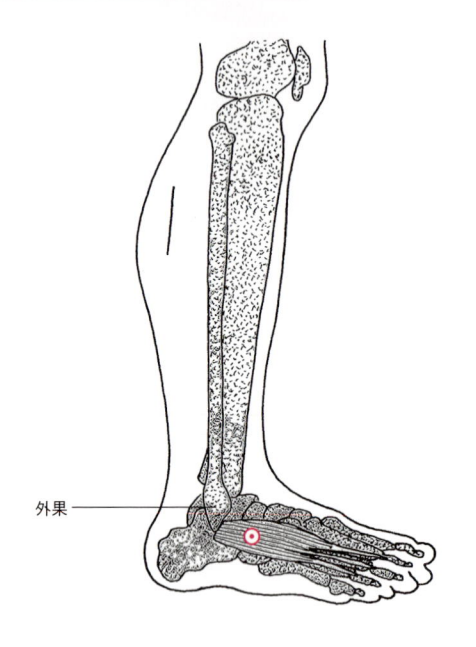

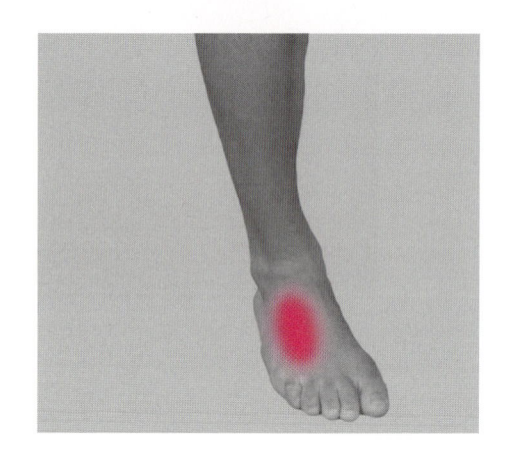

外果

起始
踵骨上外側面

停止
第2、3、4指の長指伸筋腱

RPP
足背

TP
足の外縁に平行に、外果の3横指前

MFS
足指の底屈を施す。施術者が補助してストレッチを行う

PSS
なし

HEP
MFSに同じ。患者は自らの手を使ってストレッチを補助する

損傷の生体力学
長期間の固定、きつい靴の使用などで損傷する

短指伸筋　197

トリガーポイント治療

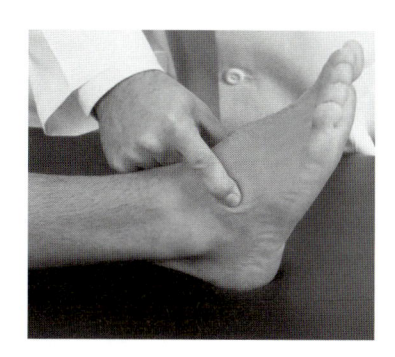

筋筋膜ストレッチ

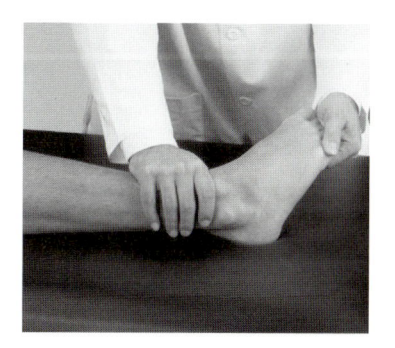

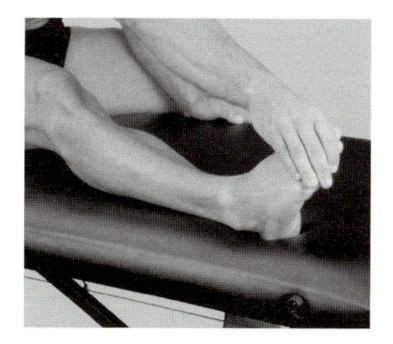

在宅運動プログラム

短母指屈筋　　　FLEXOR HALLUCIS BREVIS

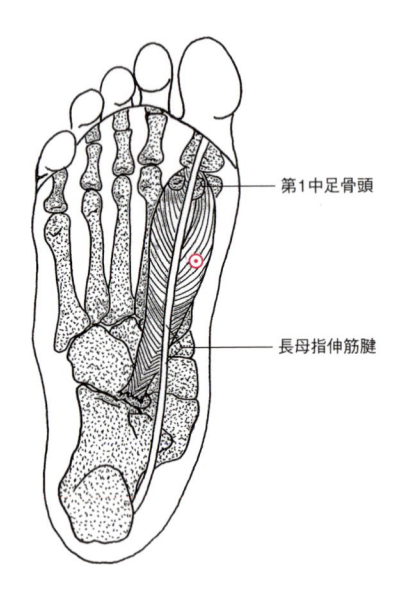

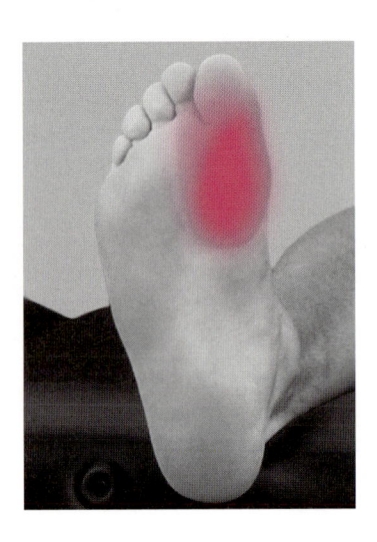

第1中足骨頭
長母指伸筋腱

起始
立方骨および楔状骨

停止
母指基節骨基部

RPP
母指の表裏両面

TP
第1中足骨頭の2横指下

MFS
母指の伸展。施術者がストレッチを補助する

PSS
なし

HEP
MFSに同じ。患者は自らの手を使ってストレッチを補助する

損傷の生体力学
母指内転筋に同じ

短母指屈筋　199

トリガーポイント治療

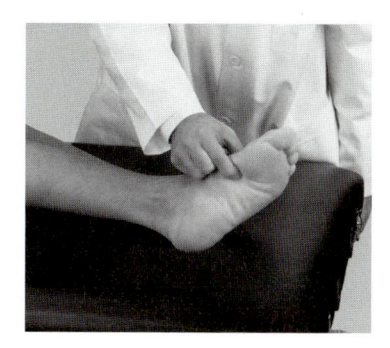

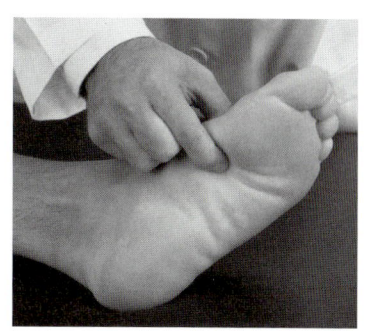

筋筋膜ストレッチ

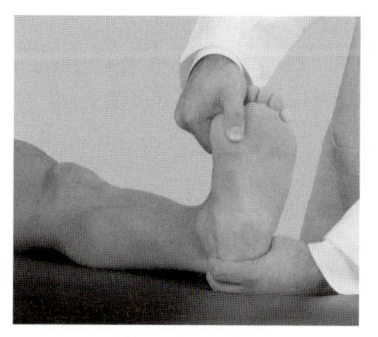

施術者は第1中足骨頭をつかんで、母指の伸展を補助する

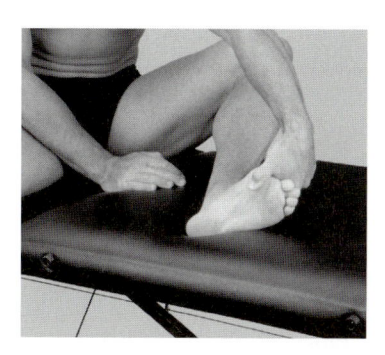

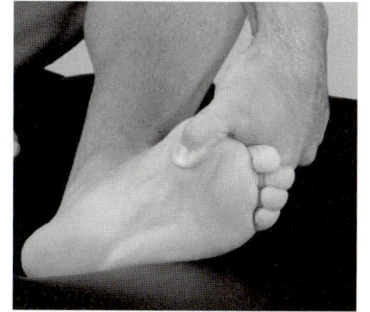

在宅運動プログラム

短指屈筋　　　　　　　　　　　　　　　FLEXOR DIGITORUM BREVIS

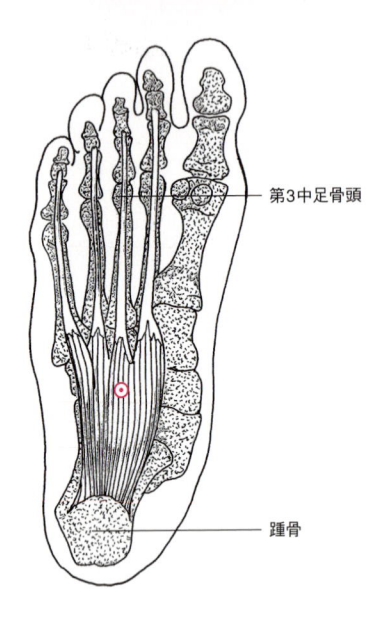

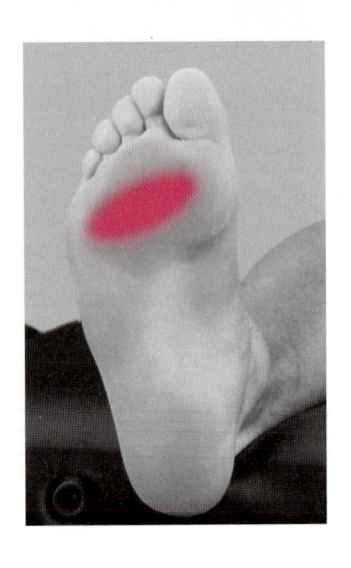

第3中足骨頭
踵骨

起始
踵骨および足底腱膜

停止
外側4指の中節骨両側

RPP
第2～4中足骨頭部

TP
第3中足骨頭と踵骨との中間

MFS
4指の伸展。施術者は踵骨をつかんで安定させておいて、指のストレッチを行う

PSS
なし

HEP
MFSに同じ。患者は一方の手で踵骨を固定しながら、他方の手でストレッチを行う

損傷の生体力学
母指内転筋に同じ

トリガーポイント治療

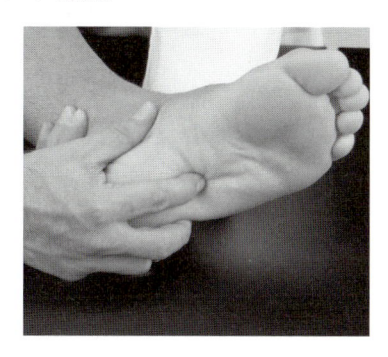

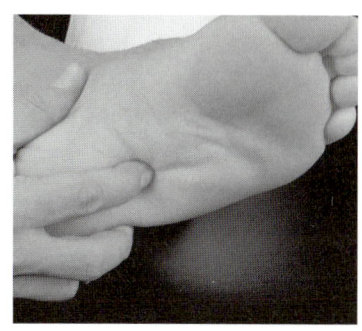

筋筋膜ストレッチ

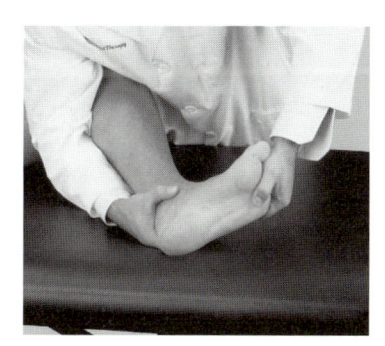

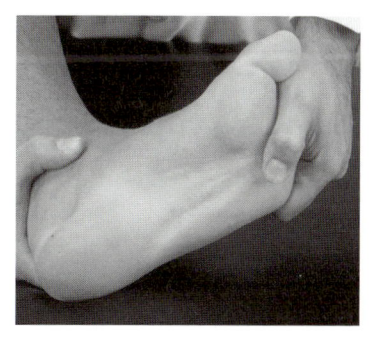

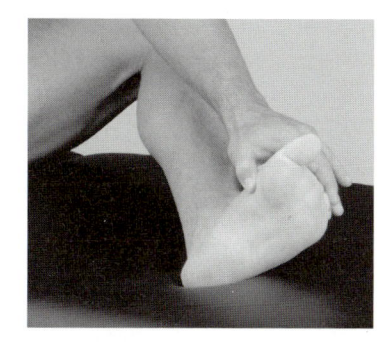

在宅運動プログラム

足底方形筋　　　　　　　　　　　　　　QUADRATUS PLANTAE

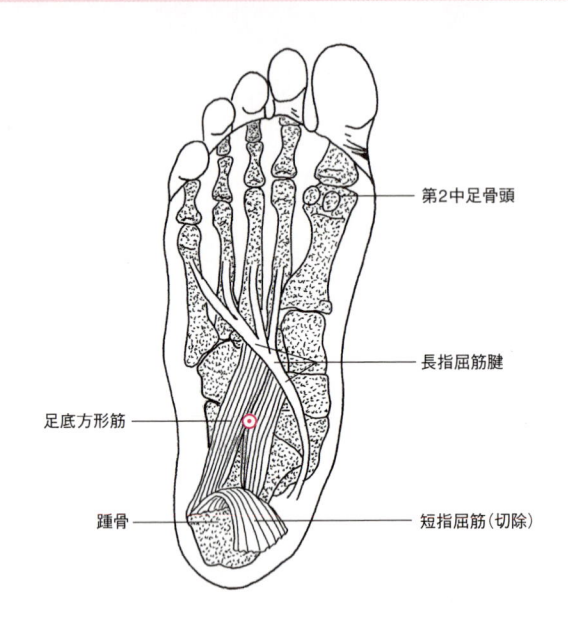

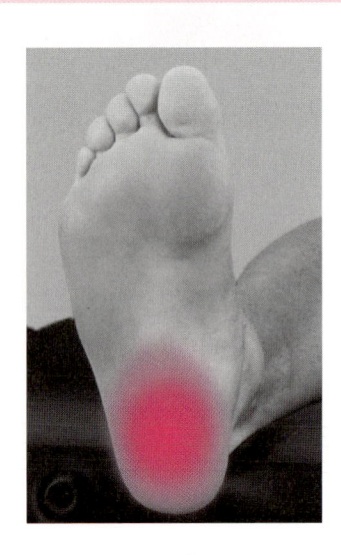

起始
内側頭 —— 踵骨内側
外側頭 —— 踵骨外側

停止
長指屈筋腱に合流

RPP
踵の底面

TP
踵骨と第2中足骨頭を結ぶ線上で、踵骨から3分の1のところ

MFS
4本指の伸展を施す。施術者は一方の手で踵骨を固定しながら、他方の手でストレッチを行う

PSS
なし

HEP
患者自身でMFSと同じことを行う

損傷の生体力学
足指の運動制限や長期の固定などで損傷する

トリガーポイント治療

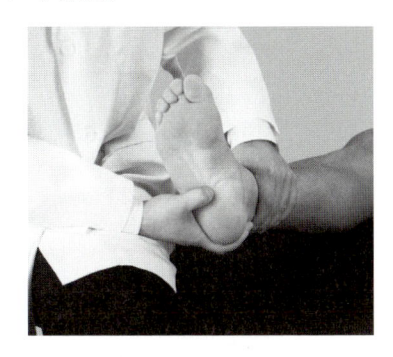

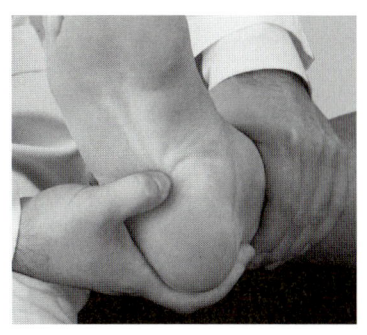

筋筋膜ストレッチ

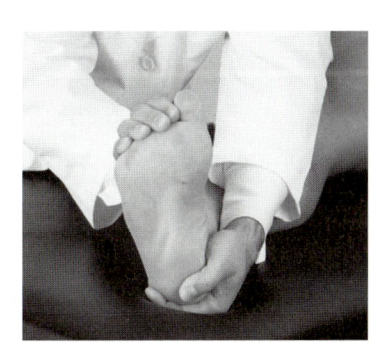

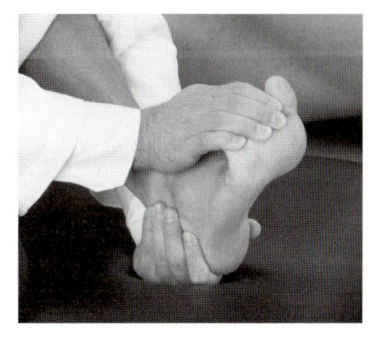

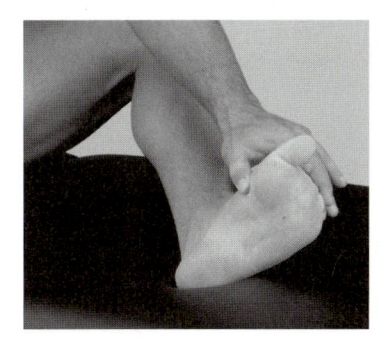

在宅運動プログラム

母指内転筋　　　ADDUCTOR HALLUCIS

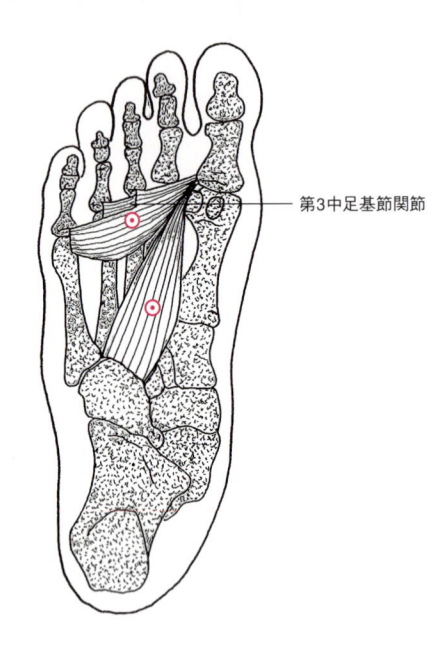

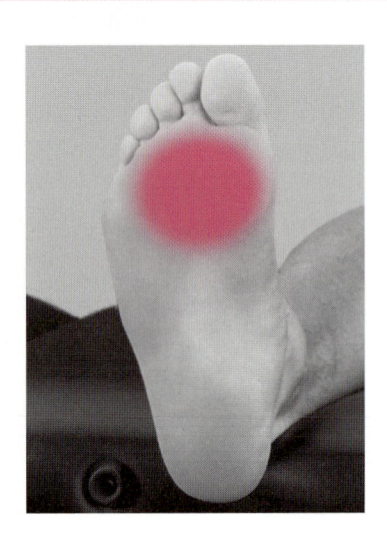

第3中足基節関節

起始
第2～4中足骨（斜頭）および第3～5中足基節関節（横頭）

停止
母指基節骨

RPP
前部足底

TP
筋腹の上方。トリガーポイントの発生は稀である

MFS
施術者は第2～5中足骨を固定しておいて、母指を伸展ならびに外転させる

PSS
なし

HEP
患者自身でMFSと同じことを行う

損傷の生体力学
足指の運動制限や長期の固定などで損傷する

トリガーポイント治療

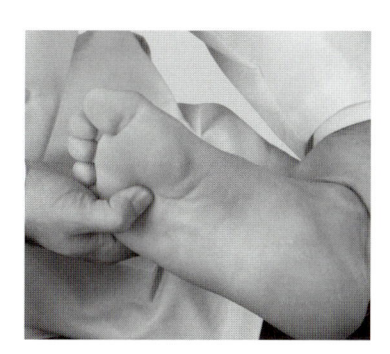

筋筋膜ストレッチ

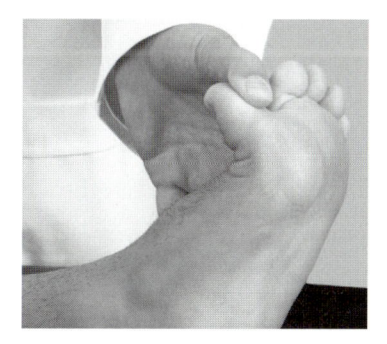

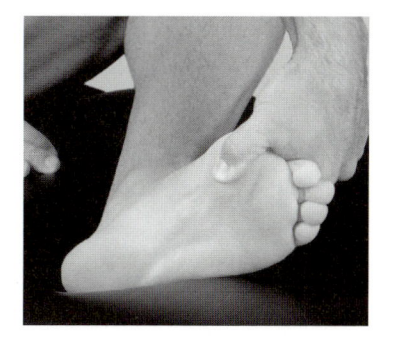

在宅運動プログラム

謝　辞

　本書の謝辞にあたり、お世話になったすべての方の名前を挙げることができないことは大変辛いものである。最初に、われわれが進むべき道を見出すことに貢献してくださった方々に感謝申し上げる。われわれが今日あるのはわれわれの両親のお蔭である。前向きなサポートをしてくれたBonnieとTom、本書の写真のモデルになってくれたGeorge Mousisにも感謝する。また、Christine SalmonならびにWessel Oosthuizenの励ましと手助けや、特に出版期限に追われていたときの代診に感謝する。

　この仕事ができるようにわれわれを育ててくれた、Apostolos Dumas教授やPanagiotis Giokaris教授をはじめReuben Ingber、Arthur Nelson、Claudette Lefebvre、Karel Lewit、Vladimir Janda、Rick Nielsen、John Upledgerの各博士など、多くの恩師に感謝している。また故Doris Berryman博士は忘れることができない。これからもわれわれを見守ってくださることだろう。さらに、筋筋膜機能障害に関係する分野で貢献された、Janet Travell、David Simons、Robert Gerwin、Mary Maloney、Robert Bennett、Chan Gunn、C. Hong、James Frictonの各博士をはじめ、多くの方々に心からの尊敬と感謝を捧げる。これらの方々の多くにはお会いしたことはないが、長年の知己のように思われる。

　SLACK社のJohn Bond、Amy Drummond、Jennifer Stewart、Carrie Kotlar諸氏、この仕事の重要性を信じて期限に間に合うように一生懸命働いてくださったキングフィッシュ・スタジオのNick Fasnachtさんにも心から感謝する。

　この本を書いたことはわれわれにとって大きな喜びである。われわれは理学療法士であることを誇りに思うと同時に、自分たちの技術や意見、臨床経験、専門知識などを患者や同僚たちと分かち合う機会が持てたことを誇りに思う。われわれはプロとしての生活をさらなる研究や教育、徒手療法、特に筋筋膜療法に捧げるつもりである。これまでの波乱に満ちた行程の中で同僚、学生、友人、協力者、なかでも特に患者の皆さんが示してくださった寛容、支援、激励に感謝したいと思う。

著者について

Dimitrios Kostopoulos　理学療法士、博士、Hands-On Physical Therapyの共同創立者。ニューヨーク大学で博士号と修士号を取得、現在もユタ州のロッキーマウンテン大学で臨床電気生理学について、2つ目の科学博士の学位取得に鋭意努力中。彼は手技療法のさまざまな分野で広範な訓練や教育の経験をもつが、マニピュレーションのみならずトリガーポイント、筋筋膜療法、神経筋膜療法に力点を置いている。元ニューヨーク市ドブス・フェリのマーシー大学の教員であり、疼痛管理米国アカデミーの資格をもち、米国理学療法協会（APTA）のメンバーである。

Konstantine Rizopoulos　理学療法士、FABS、Hands-On Physical Therapyの共同創立者。ギリシャのアセンズ大学で学士号を取得、さらに大学院で手技療法に関する研究を行う。彼は手技療法の分野で広範な経験があり、特に筋筋膜療法およびトリガーポイント療法、また、それらの療法を神経科あるいは小児科の患者に適用した経験をもっている。APTAのメンバーであり、米国背部協会（American Back Society）の評議員、ギリシャ医学協会のメンバーでもある。

Dimitrios KostopoulosとKonstantine Rizopoulosの二人は、トリガーポイント、筋筋膜療法、神経筋膜療法、固有受容知覚療法などのさまざまなテクニックを統合した包括的治療法の開発者である。アメリカ合衆国ならびにヨーロッパで継続的養成コースを設けて指導をしている。

著者による継続的養成プログラムに関する情報、その他の詳しい情報は下記の所で得ることができる；
Hands-On Physical Therapy, PC
32-70 31st Street
Astoria, NY 11106
1-888-767-5003
（718）626-2699
www.hands-on-pt.com

訳者あとがき

　本書はすでに刊行されている著者らのビデオ「トリガーポイントと筋筋膜療法」で紹介されている、トリガーポイントの阻血性漸増圧迫法と筋筋膜ストレッチおよび在宅運動プログラムの方法を、より具体的にまとめたものである。臨床面ではトリガーポイントの出現する筋の解剖からはじまり、関連痛のパターン、トリガーポイントの出現部位、筋筋膜ストレッチの方法、ストレッチ陽性反応、在宅運動プログラム、損傷の生体力学、その他の臨床上の緒注意がコンパクトにまとめられている。その実際の手技もわかりやすい写真で紹介するなど、よくまとまった内容になっている。

　本書の基礎医学的な面では、神経と筋の生理学からトリガーポイントの成因までをコンパクトにまとめ、各章では簡単な試験問題も用意されており、段階的に理解を深めるような工夫もされている。その内容はTravellとSimonsのトリガーポイント・マニュアルの見解を大幅に取り入れているが、臨床面で強調されている阻血性漸増圧迫法と筋筋膜ストレッチの機序や臨床上のメリットを裏付けるエビデンスはまだみられない。トリガーポイントに関連した筋痛・筋力低下・可動域制限の治療法として、すでにさまざまな手技・方法が知られているが、本書で紹介されている方法が、より優れた方法として確立されるためには、臨床での経験からエビデンスとして確立する作業が求められている。

　臨床面での特徴としては損傷の生体力学の項目は、トリガーポイントの成因を探る上で重要な考えである。またストレッチ陽性反応もストレッチの程度・強さを決める指標として有用とされている。

　臨床においてトリガーポイントと直面されている治療家にとっては、コンパクトにまとめられた本書は大いに役立つものと考えている。

　最後に、本書の翻訳にあたり絶大なご協力をいただいた中村行雄氏と伊藤譲氏に大いに感謝する。また、医道の日本社の山口智史氏にも大いにお世話になった。厚くお礼申し上げる。

2002年7月　明治鍼灸大学生理学教室教授

川喜田　健司

●訳注一覧

訳注1：4ページ
　脳の可塑性という観点からは正しいが、慢性痛の原因を大脳皮質のみに求めることは現在の一般的な考えではない。

訳注2：7ページ
　トリガーポイントを運動終板部とする仮説にはまだ問題がある。そのひとつはトリガーポイントが筋以外の組織にも存在することを説明できないことである。

訳注3：8ページ
　トリガーポイント針刺入法（dry needling）と鍼療法の違いが強調されているが、鍼療法の機序にトリガーポイントの不活性化が含まれている可能性は否定できない点は留意されるべきである。

訳注4：27ページ
　LTRが複数の筋線維の局所的脱分極によって生じるという表現は誤りであり、限られた筋線維群の脱分極によって収縮する現象を意味している。

訳注5：31ページ
　交感神経と侵害受容性の求心性神経との間にクロストークが見つかっているが、直接的なものではない。

訳注6：31ページ
　その可能性を秘めているものの、それを積極的に支持しているものではない。

INDEX

〈和文索引〉

あ
青あざ　53
アクチン　11
足載せ台　184
阿是穴　7
アセチルコリン　14
アセチルコリン・エステラーゼ　15
アプレー・スクラッチテスト　86
暗帯　13

い
イオン浸透法　41
医原性持続要因　49

う
運動単位　14

え
エチルクロライド　44
エネルギー危機仮説　20

お
横行小管　13
温パック　41

か
解剖学的変異　158
確認基準　38
活性局所　31
活動性トリガーポイント　33
可動域制限　28
感作　31
感作物質　22
患者の疼痛再現　27, 38
緩徐なストレッチ　46
関節炎　170
関節鏡検査　170
γ－筋紡錘　44
関連痛　31
関連痛パターン　25, 38

き
挟圧法　42
局所性筋筋膜症候群　37

局所単収縮反応　27, 38
局所疼痛　25
筋エネルギー法　43
禁忌　53
筋筋膜解放法　43
筋筋膜機能障害　37
筋筋膜症候群　37
筋筋膜ストレッチ　43
筋筋膜性疼痛症候群　37
筋筋膜トリガーポイント症候群　37
筋原線維　13
筋硬症　3
筋小胞体　13
筋節　13
筋線維症　3
緊張－対抗緊張法　43
筋痛　3
筋肉リウマチ　3
筋紡錘　19
筋紡錘仮説　19
筋力強化　45
筋力の低下　28
筋力の不均衡　19, 49

く
首振り運動　15
クマジン　53

け
結合織炎　3
結節　27

こ
呼吸法　44
抗凝固薬　53
硬膜下血腫　53
骨粗しょう症　53
固有受容トレーニング　45

さ
サーボ機構　44
在宅運動プログラム　46

索状硬結　19, 27, 38
三連構造　13

し
死後硬直　16
持続要因　49
シナプス小胞　14
収縮－弛緩法　43
収縮蛋白質　11
収束－促通　31
収束－投射　31
終板　14
終板機能障害　20
終板電位　15
終末槽　13
シンスプリント　188
診断法　39

す
水素イオン　25
随伴性トリガーポイント　33, 174
睡眠障害　27
ストレッチ陽性サイン　4, 28, 44
スパズム　19
"スプレー＆ストレッチ"法　44

せ
生体フィードバック系　44
咳　134
脊柱後弯症　144
脊柱側弯症　144
セロトニン　25
潜在性トリガーポイント　33
漸増加圧法　42, 43

そ
相反抑制　43
阻血性圧迫　33, 46
損傷の生体力学　4, 35

た
タイチン　11
脱毛　27

ち
知覚異常　150
中心トリガーポイント　33
超音波　41
調節蛋白質　11
跳躍伝導　15

つ
ツボ　7

て
低レベル・レーザー療法　41
テニス肘　104, 106
電気刺激　41

と
等尺性収縮後リラクゼーション（法）　43, 100
動脈硬化症　53
動脈瘤　53
トリガーポイント　7
トリガーポイント針刺入法　7, 43, 51
トリガーポイント注射　43
トリガーポイント療法　42
鳥肌　26
トロポニン　11
トロポミオシン　11

な
長さ－張力曲線　28

に
ニコチン性コリン受容体　15
ニューロパチー仮説　20

ね
ネブリン　13

は
発赤　26
ばね指　110, 122, 124, 126, 128
鍼療法　7
瘢痕組織仮説　20

ひ
微小終板電位　15
ヒスタミン　22
必須基準　38

ふ
フィラメント滑走説　15
浮腫　26
付属トリガーポイント　33
物理療法　41
ブラジキニン　22
フルオリメタン　44
プロカイン　43
プロスタグランジン　22
プロスタグランジンE　25
プロスタサイクリン　41
分枝　31

へ
平圧法 42
ヘパリン 53
ほ
蜂巣炎 26
ボツリヌス毒素A 19, 43
ま
マッチ棒テスト 26
マラソン 166
み
ミオシン 11
耳鳴り 26
め
明帯 13
めまい 26
も
モートン症候群 154
り
立毛反射 26
リドカイン 43
リラックス 44
れ
連結橋 16

〈欧文索引〉

A
ACh 14
AChE 15
active loci 31
ATP 11, 16
A帯 13
B
Bonica 4
C
contract-relax technique 43
cross bridge 16
D
dry needling 7
dryneedling technique 51
E
endplate 14
F
Froriep 3
G
Gerwin 4
Gowers 3
Gunn 20
H
Hong 4, 31
Hubbard 3, 19
Huxley 15
I
I帯 13
J
Janda 3
L
Lewit 3, 51
M
massage 43
motor unit 14
muscle energy technique 43
myofascial dysfunction 37
myofascial pain syndrome 37
myofascial release technique 43
myofascial stretching (MFS) 43
myofascial syndrome 37
P
positive stretching sign (PSS) 4, 28, 29, 44
postisometric relaxation 43
R
reciprocal inhibition 43
regional myofascial syndrome 37
RPP 38
S
Simons 3
strain-counterstrain technique 43
T
Travell 3
Z
Z膜 13

訳者略歴

川喜田　健司（かわきた　けんじ）

1950年	名古屋に生まれる
1973年	名古屋大学理学部　卒業
1990年	明治鍼灸大学生理学教室　教授
	明治鍼灸大学大学院　教授（兼担）
2008年	明治国際医療大学（名称変更）教授
	明治国際医療大学大学院　教授（兼担）
2015年	明治国際医療大学　特任教授　現在にいたる

学会活動	
全日本鍼灸学会	参与　元研究部長
日本疼痛学会	理事
日本生理学会	評議員
日本ウマ科学会	
他多数	

主な研究テーマ　鍼灸刺激のポリモーダル受容器仮説
　　　　　　　　トリガーポイントの生成機序の解明
　　　　　　　　顔の表情による乗馬療法の臨床評価　他

トリガーポイントと筋筋膜療法マニュアル

2002年8月20日　初版第1刷発行
2018年2月10日　初版第14刷発行

著　者	Dimitrios Kostopoulos & Konstantine Rizopoulos
訳　者	川喜田　健司
発　行　者	戸部慎一郎
発　行　所	株式会社　医道の日本社

〒237-0068　神奈川県横須賀市追浜本町1-105
電話　（046）865-2161
FAX　（046）865-2707

2002©Ido-no-Nippon-sha, Inc.
印刷　横山印刷株式会社
ISBN978-4-7529-3064-8　C3047

医道の日本社のDVD

トリガーポイントと筋筋膜療法

主演：Dimitrios Kostopoulos & Konstantine Rizopoulos
監訳：川喜田健司（明治国際医療大学生理学教室教授）
約110分　価格12,000円（税別）

「トリガーポイントと筋筋膜療法」の最新モデルがDVDになった！

KostopoulosとRizopoulosが提唱する「トリガーポイントと筋筋膜療法」はTravell、Simonsによるトリガーポイントテクニックと、Jandaによる固有受容および筋肉バランスの原理を応用した、新しい総合的なアプローチである。本ビデオでは、38の筋肉を取り上げ、それぞれの筋肉の解剖学的構造、関連痛について説明したうえで、トリガーポイントテクニック、筋筋膜ストレッチ、ホームエクササイズの実際をわかりやすく解説している。

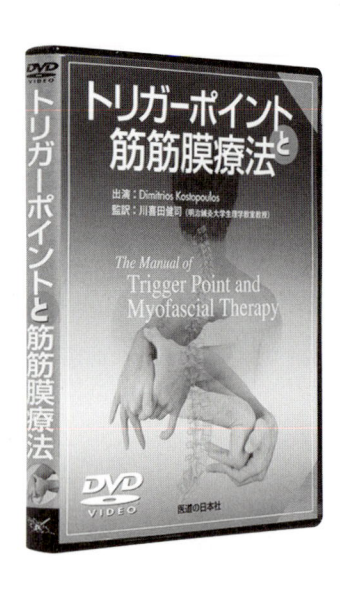

■主な内容

[理論篇]
トリガーポイントと筋筋膜療法の理論／トリガーポイントと筋筋膜療法のテクニック／触診エクササイズ

[実践篇]
胸鎖乳突筋、斜角筋、後頭下筋、上部僧帽筋、肩甲挙筋、菱形筋、中部僧帽筋、胸腸肋筋、腰腸肋筋、広背筋、大円筋、肩甲下筋、棘上筋、棘下筋、大胸筋、上腕二頭筋、腕橈骨筋、回外筋、円回内筋、尺側手根屈筋、橈側手根屈筋、母指球筋、腸腰筋、腰方形筋、殿筋、梨状筋、大腿筋膜張筋、大腿直筋、中間広筋、内側広筋、外側広筋、半腱様筋、半膜様筋、膝窩筋、前脛骨筋、後脛骨筋、腓腹筋、ヒラメ筋

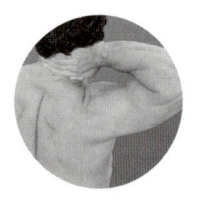

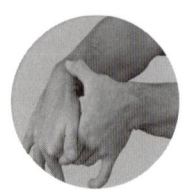

フリーダイヤル　0120-2161-02

医道の日本社
本　　社　〒237-0068 神奈川県横須賀市追浜本町1-105　TEL0468-65-2161　FAX0468-65-2707
新宿支店　〒160-0022 東京都新宿区新宿2-1-11 御苑スカイビル　TEL03-3341-3470　FAX03-3341-6045

好評書とDVD

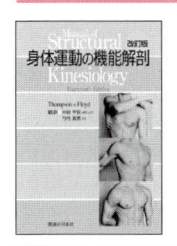

身体運動の機能解剖 改訂版
初心者向けのベーシックな解剖テキスト

著：C.W.Thompson
　　R.T.Floyd
訳：中村 千秋 MPE , ATC
　　竹内 真希 ATC
B5判 304頁（2色刷り）
定価：本体4,300円＋税

1948年にアメリカで発刊されて以来、時代の必要に応じて幾度となく改訂されながら、50年以上にわたって支持されてきた「身体運動の機能解剖」。20世紀のアメリカスポーツ界と共に歩んできた本書が今回、大幅に加筆され、一部イラストも美しく修正された。アスレティック・トレーナー、ストレングス＆コンディショニング・コーチ、理学療法士、体育指導者、体力改善や維持に携わる人々のテキストに最適の一冊。

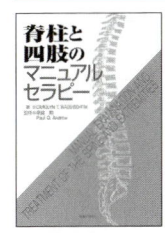

脊柱と四肢のマニュアルセラピー

著：C. T. Wadsworth
監修：奈良 勲
　　　Paul D. Andrew
B5判 314頁
定価：本体4,800円＋税

整形外科的徒手療法（OMT）の中でもモビリゼーション・テクニックはすでに徒手療法を行うセラピストにはよく知られた手技ではあるが、果たして手技そのものが正確に理解され、日常の臨床に活かされているだろうか。障害に際して、いつ、何を目的として、どのようなテクニックを用いるか。各部位の解剖・生体力学・機能に基づいて、徒手療法を行うための問診・視診・触診、検査、そして適切なテクニックがこの一冊でわかる。

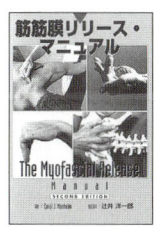

筋筋膜リリース・マニュアル

著：Carol J. Manheim
監訳：辻井 洋一郎
B5判 224頁
定価：本体5,000円＋税

本書で紹介する筋筋膜治療法とは、「筋筋膜系を介して機械的、神経的、精神心理学的な適応能力を促進すること」と定義される。「筋筋膜リリース」の手技は、緊張した組織の最大のリラクゼーションを得るための、ストレッチング・テクニックの一種である。特殊な使い方、力をいれる方向など、そのリリース・テクニックのすべてを、マイオセラピーで有名な辻井洋一郎氏が翻訳、日本に初めて紹介する。

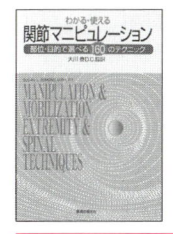

わかる・使える関節マニピュレーション
部位・目的で選べる160のテクニック

著：Susan L. Edmond
監訳：大川 泰
B5判 280頁
定価：本体5,000円＋税

関節マニピュレーション（モビリゼーション、筋エネルギーを含む）とは関節の痛みをとり、柔軟性を増す徒手テクニックで、腰椎椎間板ヘルニア、四十、五十肩、テニス肘、ゴルフ肘などに効果がある。またカイロプラクティックよりも安全で習得しやすい。本書はそのテクニックを一人でも学べるように構成されている。

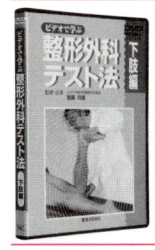

DVD ビデオで学ぶ 整形外科テスト法 －下肢編－

監修・出演：斉藤 明義
分数：約82分
定価：12,000円＋税

鍼灸師・あマ指師、柔道整復師、理学療法士、スポーツトレーナーにとっては必携の『写真で学ぶ整形外科テスト法』が学生同士で学習できるようにビデオになった。日常臨床でよく使用される下肢のテスト法—股関節、膝関節、足関節をまとめ、この3つの関節について触診のしかた、関節可動域の測定法、各テスト法の具体的な方法、どの組織がどのように損傷されるのかなどを解剖図やX線写真、MRI写真を入れてわかりやすく説明してある。

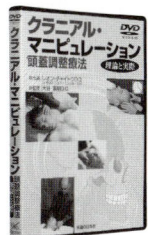

DVD クラニアル・マニピュレーション －理論と実際－
頭蓋調整療法

出演：L.Chaitow D.O.
（イギリス・ウエストミンスター大学主任講師）
監修：大谷 素明D.C.
分数：約37分
定価：8,000円＋税

クラニアル・マニピュレーションとは、頭蓋の縫合部分やその周りの軟部組織を含む構造的なコンポーネントを調整することで各種症状にアプローチするテクニックである。本ビデオでは、頭蓋に関する問題を理解し治療するための頭蓋テクニックを紹介し、頭蓋の解剖学的構造、頭蓋骨の触診と代表点の確認の方法、治療方法であるエクササイズ、さらに静脈洞リンパドレナージュの治療方法まで、初心者でもわかるようにやさしく解説している。

フリーダイヤル　0120-2161-02

医道の日本社
本　社　〒237-0068　神奈川県横須賀市追浜本町1-105　TEL:0468-65-2161　FAX:0468-65-2707
新宿支店　〒160-0022　東京都新宿区新宿2-1-11　御苑スカイビル　TEL:03-3341-3470　FAX:03-3341-6045

好評書とDVD

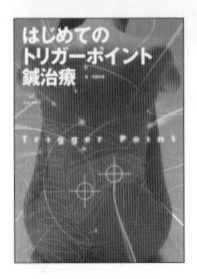

はじめてのトリガーポイント鍼治療

著：伊藤和憲
B5判 351頁
定価：本体3,800＋税

本書では、トリガーポイント（TP）を検出するための基礎的な知識を丁寧に解説したうえ、腰部、膝部、頚部、肩部の痛みと関係している代表的な筋肉を取り上げ、各筋の解剖学的な知識とともに治療すべきTPを明確に図式化した。拡大写真や筋の断面図などにより、治療部位を視覚的にも特定しやすいよう工夫し、現場で即実践できる構成になっている。

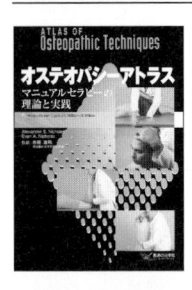

オステオパシーアトラス　マニュアルセラピーの理論と実践

著：アレクサンダー S. ニコラス／エヴァン A. ニコラス
監訳：赤坂清和
B5判 502頁
定価：本体6,000＋税

マッスルエナジーテクニックや靱帯張力バランス、リンパ手技、ファシリテイティッド・ポジショナル・リリースなどオステオパシーで用いられるほとんどすべての手技を網羅し、手技の手順は1000枚以上のカラー写真を用いて解説している。また、写真上の矢印と注釈に従えば、読者は手技を容易に理解できる。骨格筋の構造検査、可動性検査、触診検査、脊柱と骨盤の分節間検査など、読者が症状の診断基準と治療手技を関連付けられるようになっている。

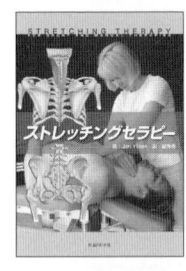

ストレッチングセラピー

著：Jari Ylinen
訳：泉秀幸
B5判 315頁
定価：本体4,500＋税

第1部の「理論編」では解剖学、生理学から方法論、安全性、研究のエビデンスまでストレッチングに関連するあらゆる知識を包括的に網羅。そして、第2部の「テクニック編」ではビジュアル的に優れた各筋のイラストとテクニックの写真が収録されている。ストレッチングを行う、またはこれから取り入れようとする、すべての施術家にとって必須のマニュアル本が誕生！

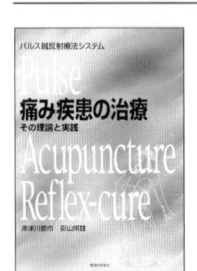

パルス鍼反射治療法システム
痛み疾患の治療　その理論と実践

著：澤津川勝市　影山照雄
B5判 172頁
定価：本体3,429＋税

『医道の日本』誌で好評連載中の「パルス鍼反射療法システム」に加筆修正し、さらに臨床に即した実践書とした。従来の低周波治療法と違い、経絡・経穴理論に拠って疾患と対応する経絡の遠隔部の要穴を使って治療するパルス鍼反射療法（PAR-c）システム。4000症例以上にもおよぶ研究の集大成であるパルス鍼反射システムは、毎日の臨床に即つながる安全で効果の高い治療法である。

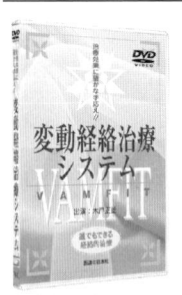

DVD 治療効果に確かな手応え！
変動経絡治療システム VAMFIT

出演：木戸正雄
分数：118分
定価：本体12,000＋税

経絡治療の診断法として欠かせない脈診に自信がない人でも、主訴に関連する変動経絡（異常のある経絡）を的確に検索して経絡治療を施せるのが、変動経絡治療システム＜VAMFIT＞。脈診による診断の確認もできるので、修得まで何年もかかった経絡治療が、初心者でも簡単にできる！

フリーダイヤル　0120-2161-02

医道の日本社
本　社　〒237-0068　神奈川県横須賀市追浜本町1-105　TEL:046-865-2161　FAX:046-865-2707
新宿支店　〒160-0022　東京都新宿区新宿2-1-11　御苑スカイビル　TEL:03-3341-3470　FAX:03-3341-6045